〈病い〉のスペクトル

精神医学と人類学の遭遇

下地明友 著

Ψ
金剛出版

〈病い〉のスペクトル

精神医学と人類学の遭遇

目次

〈病い〉のスペクトル

精神医学と人類学の遭遇

［はじめに］身体と経験の人類学——場所論的転回[1]、人類史論的転回[2]、生命論的臨床誌

1 不思議さに満ちた世界を生きる——ポリフォニー、対話原理、身体、場所

「臨床のリアリティ」とは——脳科学的なものであれ意味論的なものであれ、客体的なものであれ主体的なものであれ、物質的なものであれ観念的なものであれ、機械的なものであれ霊的なものであれ——〈自然という実在系の世界内存在としての人間の実存の仕方そのものの姿であり振る舞いの位相〉である、と仮定してみよう[3]。臨床リアリティとは何か。それは、多義的な「苦悩」をめぐる未知性と危険性に関わるもので、単純化と複雑化の両面性を有しながら、その姿は可視化と不可視化のあいだにある「不思議な」関係性の場所である。その場所は、自然の系とレジリアンス（自然治癒力）をめぐって展開するフィールドのことである。そのリアリティとは「何か」という初源の問いを発する〈わたし〉は、すでに、当の臨床リアリティの内部に位置していながら、表現するやいなやあたかも外部にいるかのような位置に立つ、という〈躓き〉の言葉で表現せざるをえないパラドクス的存在となっている。あるいは問いは、臨床リアリティそのものから発せられ、その問いに応答することを迫られる〈わたし〉は、その臨床リアリティにすでに参与しているものなのである。その「初期」は、脳自身が自らの脳を対象化するというパラドクス

とも連関していると同時に、臨床の関係のなかに、身体的に情緒的にコミットしているということに連関している。現実の関係性の二律背反性の多重化を自覚しつつ味わう姿勢が、臨床のパフォーマンスの姿ではないか。その意味で、精神医療・精神医学を「臨床リアリティをつねに問いつづける精神医療・精神医学」と呼ぼう。しかし、ここで実は、臨床のリアリティとは、人間の苦痛や苦悩の経験に特化した場ではなく、人間の経験そのもの、身体化の様相を射程に含むものであることを明記しておかなければならない。

臨床のリアリティは実に不思議な場所ではないであろうか。身体と身体が接続する場所であり、間身体性の場所だが、既存の医学の概念では捉えるにはあまりにも限定的なもので、過去の痕跡を徴候として創出する未来形として、新たに新種の概念を創出してゆくこと、そのことがこれからの臨床の道行きではなかろうか。この論集には、新種の概念語が播種されていることに気づくことだろう。この意味で、精神医療の場は「不思議の場所の精神医学」あるいは「つねに新しい概念が創出される場所の精神医療」と呼んでもよい。

臨床の現在という関係性の複雑性に対する実存の振る舞いには、「驚き」と「不思議さ」の感覚がつねにともなっている。複雑性の表現とその伝達がさらに多重化する。臨床のすがたは、複雑性と深奥性をはらんでいる。しかし時に臨床の複雑性に対する迂回策をとらねばならない場合がある。そのひとつに思考経済の原則にかなう道具的合理性の方法が案出されてきた。だが、道具的合理性の整流が、あるとき奔流へと変貌するとき、個別の臨床的状況において、様々な有害性や予測しがたい問題を排出する。ありうべき臨床科学は、自然の実在にかかわる「複雑系」というタイトルの書物であると仮定すれば、現今の診断体系はその書物のひとつの物語のささやかな一章の断片にすぎないのである。この意味で、精神医療や精神医学を「複雑系の精神医学」と呼ぼう。

　医学の本質は、研究の場において探求されるのみではなく、現実には個々の臨床の場（フィールド）において、病いの診断と治療をめぐりつつ、患者と治療者との関係性の中でくりひろげられる、細やかな臨床の対話のなかの「いまここ」で、つねに深くしみじみと、問われている「何ものか」である。〈あなた〉と〈わたし〉は、すでに、同一のトポス（臨床空間）に参入し、応答可能性（レスポンシビリティ）をめぐって相対している相互対話的関係にある。医療の世界は、病いに応答するためのシステムである。症状は、個体が病態に応答するためのシステムの表情である。恒常性（ホメオスタシス）は、受動／能動的に病いに反応するための身体のシステムである。〈病い－診断－治療〉というセットは、人類の苦痛や苦悩に対する応答可能性の網状組織に内在している。繰り返せば、この意味で、精神医療・医学は、「〈あなた〉と〈わたし〉は、すでに、同一のトポス（臨床空間）に参入し、応答可能性（レスポンシビリティ）をめぐって相対している相互対話的関係の場」である、と呼ぼう。

　医学の本質は、「いまここ（フィールド）」でこそ問われている。個別のローカルな場（フィールド）において、臨床的対話の転回につれて、応答可能性が開かれることが、臨床の意味（センス）であり、方向（センス）であり、感覚（センス）である。応答可能性の道行きにおいて、臨床のセンスが発見される。この意味で精神医学は「センスの精神医学」であり、「フィールド精神医療・医学」である。

　ミクロのリアルな臨床的転回は、自然科学と「語り」、合理性と非合理性、生物学と救済論などのあいだにおける結合－分離の臨床ドラマとして変化（へんげ）する。それはまた定式化と脱定式化の永続的な過程でもある。診断分類システムとして新訂されたＤＳＭ－５にもそれは刻印されている。ある時代の診断・治療体系は、その時代のひとつの星座（コンステレーション）である。

臨床的現実は、医学の高度化する技術による道具的合理性と生活世界のあいだで転回する一種の時代的ドラマだとも言える。それはある限定的な世界的段階における、衝突と和解が交錯する動的遷移である。遷移であるがゆえに、言葉による固定と新たな創発的な転回が綾なす流転である。臨床的現実は、言語的固定と創発的転回が織りなす二重らせん構造を成している。固定（静止）と創発は、個別の臨床の場の文脈内で生起する。空間的表象と時間的表象が交錯する。交錯する場を把捉すること。臨床の生きた現在は、あたかもポリフォニーのように反響している。臨床の生きている場は、その臨床の場に関与する人々の声のポリフォニーの奏でる場であるが、それは把捉するや否や流転する。流転しつつ臨床する。臨床は流転する。この意味で、「ポリフォニーの精神医学」と呼ぼう。

精神医療の世界は、多様な人類的世界のなかのひとつの領域だ、と仮定してみる。この世界を表象するには、方法を編集しなければならない。端的に「脳」と「意識」（あるいは言葉）、無意識と意識、あるいは唯脳論と唯言論、ハイテク化とメタファー化などの二極を仮定法化し、その「あいだ」における相互作用しつつ変貌する過程とみなすことも、あるいはみなさないこともできるだろう。あるいは、「物質」と「意識（観念）」という由緒ある課題にもつなげてもいい。臨床の現在において、病いの「不思議さ」「わからなさ」「不確実さ」「偶発性」をめぐり、縦横無尽に、浅く、時には深く、自覚‐無自覚の循環に翻弄されながら、眼前の病いの意味に互いに向き合う。この意味で、「不思議さと不確実さに満ちた精神医療・医学」と呼ぼう。

物質とは何か。観念とは何か。その問いかけは、脳という「物質の世界」と精神という「意味の世界」として、脳の病態と意識の病態との問題は、現前する臨床の現実のさなかに、つねに問われている。その問いかけは、個別の臨床関係のなかでなされる個別の対話の持続のなかにおいて、すでになされている。患者の脳の病態と意識の病態は、それらの病態に直面する医師や家族や人々の脳と意識に関わっている。あるいは多様な脳と意識の群れ同士のポリフォニー。これらの問題は、臨床の現在において、関与者それぞれの臨床対話のなかで、本来は主旋律とならねばならないが、ほとんどの場合には、捨てられている。

観念、これも臨床の暗黙の前提となっているが、臨床では、脳の病態としての意義しか与えられていない。実際は、治療者やケア提供者自身の「観念」が重要な「対象」なのである。観念は感情と複雑に絡む。観念については、一九八四年、神経生物学者のマトゥラーナとバレーラが著書『知恵の樹』で、オートポイエーシスの概念とともに詳論している。進化プロセスを適者生存の視点ではなく〈ナチュラル・ドリフト〉(natural drift) として捉えている。「観念」という概念は、精神医学の領域の多様な表現の裏に暗黙の〈何か〉として、ひとつの盲点として、潜行しつづけている。

臨床の「現実」とは何か。「現実」と「現実という言葉」のあいだに、裂け目が生じる。その裂け目において何かが起きるだろう。これは初期としての「事件」として考察される。事件（切断点、特異点あるいはカタストローフ）は思考の初期であると。「臨床」というものは意味＝感覚＝方向（センス）を担っている。つねに、苦悩とその解消、乗り越えの意味、回復の意味、癒しの意味を発見する場である。「ひとつの視点」によって完結することはないポリフォニックな臨床的現実に内在しつつ、臨床空間関与者たちは、多数の声たちの対話原理に基づいて、コミットしつづけていかねばならない。この意味で、医療の現場は、「対話原理に基づいた精神医療・医学」である、と呼んでもいいだろう。

精神医療の現実に関わるものは、薬物や診断マニュアルの使用のみではなく、演劇的知というものも携えていなければならない。演劇的とは何か。自分と自分、自分と他者、自分とシステムとの〈あいだ〉において展開する解釈学的実践。医療的実践とは何かという問いは、つねに臨床対話や実践のさなかにおいて問いかけている。いかに応答するか。その応答の方法のひとつに三角測量という方法もある――人体の解剖学的極、集団の生物学的極、人間の魂の極。これらの三つの軸は科学哲学者イアン・ハッキングが述べたものである。

解剖学的極とは、機械としての身体に関わる極であり、生物学的極とは、集団と種に関わる極であり、魂の極とは、精神（マインド、魂）の極に関わる極である。それぞれの極は、三つの側面をもち、科学、政治学、権力という軸をもつ。医療の世界においても、科学・権力・政治学の三つのベクトルが交差する。これら三つのベクトルは、リアルな臨床の現実を構成している。あるひとつの病いをめぐり、個別的な多様な線が交差する場所（入口、敷居）における臨床的現実はその核において「歴史」と「生」によって貫通されている。この三極の交叉は（遺伝子の二重らせんに加えて環境をもう一つのらせんとする）「三重らせん」（ルウォンチン－加藤）のパラダイムとさらに対話原理に則り交差しつづけるだろう。この意味で、「多次元的な精神医療・医学」なのである。

I　臨床言語学――異言語混淆性臨床世界を読み解く

この論集は、精神医学と医療人類学との出遇いがひとつの導き手となっているが、根底的には、人類的次元から、病いということ、医療ということ、制度や、死と生、ケアとは何かという問いに関わるものである。暗黙知的な前提として、人間的なものと社会的なものと生物的な根茎とのあいだにおいて対話原理に則り多声的な声を鳴り響かせねばならない。

決して成功してはいないが、この論集は、従来の精神医学の段階から、「新しい臨床の現実」の立ち現われに対応するための準備としてのひとつの〈探索〉である。しかしその〈幻像〉は予期として現前しているという思いが駆動力となっている。その予知としていまだ未完・未熟ではあるが、これまでにミクロの臨床（モナド）にコミットしながら若年から書き連ねてきた論をあえて「人類学的精神医学」と呼んでもいいだろうと思う。それは〈対話原理に基づいたダイアローグ精神医学〉というものである。

この論集は、ネガティブな性格をもっている。なぜならば通常の病いの分析でもなく、精神医学的分析や人類学の分析でもなく、さらに言語学や医療史の分析、ましてや生物学的分析でもないからである。病いの物語的な次元の顕在化を企図し医療世界の道具的合理性の生活世界への侵襲を和解（抵抗）しようとする、細やかな、できうるならば伸びやかさを孕んだ方法をも目論んでいる。

2　美学としての〈対話原理に基づいた臨床行為〉

この論集は、アトピックな境界横断的な無場所にある。その場所は、臨床的現実を問いつつ関わる実践の場である。境界が交差するところとは、関係の場所であり、関係の科学が展開する場所である。その関係の科学は、患者と治療者の共時的な場において、二者間において、そのつど構築されるものである。病いと臨床行為と技術の時代的段階性をめぐる関係の科学は、ひとつの美学（aesthetics）だと言ってもいいだろう。臨床の現在は、〈信‐不信〉〈確実‐不確実〉を孕む、生と死をめぐる、のっぴきならない〈美的〉なきわめて対話原理に基づいた実践の場である。この意味で、精神医療・医学は「美学としての精神医療・

医学」である。

医療人類学者のバイロン・グッドは、著書『医療・合理性・経験』の最終章のなかで、「病いがいかにして美的対象として定式化されるのか」について詳論している。ここで関係（relation）は、語源的に、「語り（telling）」「物語（narrative）」という意味を含むことを想起したい。関係とは、すぐれて〈ダイアローグの過程〉である。臨床的現実は、すぐれてダイアローグが編み込まれた特定の時間（クロノ）・場所（トポス）において、必然的に、物語（ナラティヴ）をともないながら開かれていく可能態である。

3 徴候を読み解く精神医療・医学——徴候を実践的に読解する

人類と病気の関係の歴史は、古い。比較人類学的研究から見れば、ある〈重大な人生の苦悩や異質性などの〉〈X〉は、あるひとつの「病気」と命名される。病気には、歴史、時代、文化、科学の「段階性」が刻印されている。その刻印は、分類体系と対処体系に見出される。〈疾患〉と〈治療〉それ自体には、人間という生物が生きている認識・行為そのものの姿が刻印・顕現している。言い換えれば、疾患そのものは、単なる病気の症状の集積ではなく人類の認識＝行為そのものの姿である。つまり、免疫学やホメオスタシス、レジリアンス、さらには狂気の自然史（アンリー・エー）と関わっている。敷衍すれば、疾患とは、単なる欠損ではなく、エーに倣えば、意識と無意識の弁証法的過程としての〈人類の実践〉（認識・行為）そのものである。アナロジーで言えば、科学的研究や精神療法的接近は、人類の生物的認識のはたらきであり、人類に内在する暗黙のメカニズム（マイケル・ポランニー）のはたらきの顕現だ、ということができる。

臨床的現実においては、「現在」という瞬間の連続のさなかで、不透明な病いの現実の徴候やきざしの意味読解と意味付与の過程が、閃光のように煌いている。徴候やきざしの領野において、「仮定法化」や推論、さらにはストーリーが激しく明滅する。ここは病いの表象が問いとして出現する「とき」である。この意味で、精神医学は、「徴候の知の精神医療・医学」であり、「仮定法化する精神医療・医学」であると呼ぼう。

病いの表象（illness representation）に関する、これまでの医療人類学の四つのアプローチ（経験主義的伝統（民俗的信念としての病いの表象、生物医学の基礎にある認識論的枠組み）、認知モデル、文化的に構成されたリアリティ（意味を中心とする伝統）、（権力関係の）神秘化）は、現在の医療者の行為の有り様と近似であるだろう。医療者の認知・行為は、まるでこれらのアプローチの異言語混淆の様相を呈している。この意味で、医療者のふるまいは、「異言語混淆のアプローチに根ざした行為」であると呼ぼう。

4 暗黙知のメカニズム――人類史論的転回

暗黙知のメカニズムは、われわれ人類の系統発生や個体発生の過程に内在している、という仮説に基づいている。この概念は最近注目されているレジリアンス概念とも通底する。分類体系や対処体系の歴史的構築は、人間自身の特性（ヒューマンネス）と不可分なものであり、人類自身の大脳の進化（大脳化）、言葉の発生やその体系化過程（人類の認識構造）との関連が深いものであり、大いなる人類史的レジリアンスの実現化だとも言えるのである。歴史的文脈とローカルな生活世界や社会的システムと個人的経験とのあいだに生起するダイナミックな相互作用に注目することが、ひとつの〈人類史論的転回〉の要点である。あえて言えば、ハイテク化した近代医療という相対的に閉じた環を成している世界が、「外部」と相互作用し、共振化（共‐進化あるいは対話化）していく、というイメージである。

5 テクノピア性とコスモス性の交差する場所——新たな医療言語の創出へ向けて

個別性と普遍性、つまりローカルな臨床の場所性とグローバルな方向性、医療に関わる共通性をめぐる記号性と個々の自己表現性、生命に関わるテクノピア性と個々のコスモス性という多様な「対」の関係性ないしはベクトル性のクロスするところ（スペクトル性）において、医療世界を総体的に捉える「段階」に医療世界はすでに到達していると思われるが、このような状況を記述する言葉を、いまだわれわれ精神医療界の人々はもっていない。

医療の世界において、苦悩を、一方ではテクノピアの論理で記述することは可能であり、また他方で、苦悩を、コスモスの論理で記述することも可能ではあるが、どちらかの論理のみで表現すれば、病いのリアリティは手の隙間から漏出するだろう。〈剥き出しの身体〉の生の管理の次元と、〈物語化された多様性の宿る個別の身体〉の次元のあいだに転落した病いの世界を救済する言葉の創生という課題に直面している。

精神障害の生物論理と物語論理の弁証法的運動が〈対話原理に基づいた臨床リアリティの創出〉を把捉する際の焦点となるだろう。

この意味で、「テクノピアの論理と物語の論理が接合する精神医療・医学」と呼ぼう。

6 臨床の「いま、ここ」性と文脈性

文脈性（クロノトポス）とは、人間の認識構造の〈盲点〉が生じる基盤であり、認識の暗点を必然的に有する構造そのものに由来する。文脈性という認識そのものの自覚は、当該の文脈の内部に参入する文脈内存在としての当事者には生起せず表出もされがたい（文脈無意識性）。日常の臨床的判断や行為を、いったん想起してみよう。〈どのように〉精神医学的診断は為されるのか。精神科医は〈何を〉〈どのように〉診断し治療しようとするのか。文脈とは、ひとつの無意識である。人間の認識の基盤は、その基盤そのものに対する無認識性の強度にある。文脈性は、ひとつの暗点である。暗点は、ひとつの断絶・非連続だが、その断絶の否認による連続性を獲得することによって、ひとつの全体性なるものが立ち上げる（位相化する）。人間は、暗点としての文脈性に、コミットする住人である。無認識、無表出が、人間の認識構造の自然な態度である。この暗点は、生理的暗点として人類の認識構造の自然的起源を有している。マニュアルや合理性は、ひとつの暗黙の文脈性のうえに抽象されたものであり、効用性と陥穽性の二重性を孕んでいる。効用性と陥穽性は、人間の挙動の過剰性と過少性の必然性に関わっている。病いをめぐる文脈のなかにおいて、〈異言語混淆の原理〉に基づいた臨床関係が育まれていく。この意味で、精神医学は、「文脈依存性の精神・医学」であり、「位相化する精神医療・医学」である。

7 〈無知の知〉とダイアローグの可能性

臨床のリアリティにおいて、いわゆる〈無知の知〉は、技法として一定の効用がある。だが、無知の知

は、対話の開始の徴候であり、僥倖なのである。そこでただちにひとつの問いがふいと頭を出す。

文脈内存在としての人間における文脈性の自覚の可能性と不可能性は如何、という問いである。精神医学の現在に対するこの問いは、臨床世界を記述しようとする人間を当の臨床世界の内部に位置させて、自らがその一構成素となりつつ、その世界を理解しようとする自然記述そのものへの問いでもある。この位相において、自覚的な臨床家は、自らが参与する医学の根本的な変貌の運動のなかに参入しつつ自覚するという困難な技に取り組まねばならない。〈文脈性の自覚〉――たとえば精神科的世界の成り立ちに対するリフレクション（反省的思考）――は、その文脈に内在する認識の枠内では起こりがたいものである。自覚の生起には、自覚する者を構成素とする文脈そのものとは異なる文脈にコミットする異なる認識構造をもった〈他者〉との接続面における相互作用の過程が必須である。

自覚の可能性が生まれるところは、自他界面である。**そのとき**自らが参入する行為‐認識構造を認識する契機が立ち上がる可能性が開かれる。この開かれの地点で、精神医学的障碍は、異なる文化で異なったものとなるのかという問い、さらには社会的関係と文化的意味は精神疾患の発症と経過に影響を与えるのかという問いに対する応答が始まるだろう。そのひとつの方法が、エスノグラファー（民族誌学者）の関係性の網の目の読解の成し遂げ方である。

立ち上がった自らの認識構造の自覚（リフレクション）過程で、判断と行為の画一化と脱画一化（創造化）の二重性が創出される可能性が広がる。判断や行為の方法的自覚により、判断と行為は、本来の創発性（暗黙知のメカニズム）に目覚める。

以上述べたことは、新訂されたＤＳＭ‐５の公式化と臨床現場における実践的臨床の知の創出と深く関わってくる。それはまた（医学的）「記号」と（病いの体験としての）「物語」とのあいだの相互影響性にも大いに関わってくるだろう。

先の「対」語群の相互の関係性は、「自己と非自己」の「対」関係性（対話）に集約できる。対関係の転回は、排除と融合、対立や葛藤とその乗り越えという合一と和解、寛容と不寛容というテーマ（ダイアロジズム）に連なるスペクトルである。これらの対語関係群は、免疫学の最近の用語群ともクロスする。日常生活の位相では、共生やアンチスティグマなどの課題とクロスする。人間という存在は、「観念」と「身体」の矛盾と合一、言語的存在と同時に生物的存在であるという根源的矛盾という二重性をもつということに関わっている。それはまたT・S・エリオットの「感性の分裂（dissociation of sensibility）」という近代の個人の経験の様式と深く関連してもいる。

8 〈身体の「意味」は精神である〉——創発（emergence）の臨床

古来より、「観念」をめぐる論議は、途絶えない。ここでは「位相」という視点をとりあげたい。位相論からみれば、「身体の意味は、観念（精神）である」という解が得られる。この問いと解は、私の若書きの論集のなかに、播種されている。位相論は、大脳、心、臨床の場、文化、コスモロジー、そして精神疾患の原因や治療に関する種々の科学研究（分子レベル、遺伝子レベル、大脳構造など）、政治経済の社会的疾病要因研究などとも深く結びついている。それは単なる多次元モデルや相対的視点やあるいは統合モデルとは異なるものである。差異は特に「創発」への注目にある。イメージとしては、臨床の現実的次元においては、ミハイル・バフチンの「異言語混淆」という視点に接近する。複数の位相あるいは層のあいだの究極の対話志向性を含意している。或る位相の境界の超出時に、種々の不確実性の諸問題や、リスクが、必然的に生じうる。その「超出」は、多層世界や多元世界の到来の待望と同時に、その創出の志向意志——マイケル・ポランニーならば全体従属的感知と焦点的感知——を駆動力とするのではないか。

創発する病気や疾患次元の意味付与と意味読解の位相論のみではなく、精神医学と精神科医の実践や公的あるいは民族的、宗教的行為、民衆の生活それぞれの創発性の発露（レジリアンス）に注目すること、が論集の伏線となっている。

9 ヘルスケアシステム位相論

位相空間論は、場所（界）の理論、と深い関係にある。場所の理論は、精神医療世界の場所論と連動し、その種々の精神医療界を諸細目とするさらに上位の「意味」が焦点となる。アーサー・クラインマンの多様なローカルな癒しのシステム（専門職、民俗、民間）というケアの領域に関する制度的な環境分析に接近することになるだろう。専門職セクター（生物医学）、民俗セクター（非官僚的、非専門職的スペシャリスト）、民間セクター（家族やコミュニティなど）は、それぞれが固有の位相を形成している。位相論の眼目は、それぞれの位相化という分離化とともに、その接続化を促す点にこそある。

位相の形成は、位相の創発に関わるものである。場所論は、癒しのシステムの比較対照研究への道を開くだろう。場所論は、癒しの過程における普遍的なものや独自性を感度よく捉えようとするものである。ヘルスケアシステム位相論から見れば、ＤＳＭ-５による統合失調症の診断と治療のアルゴリズムや民族的システムによる土着の診断と治療のシステムなども感度よく意味読解されうる焦点となる。

10 医学・医療領域の多元的現実——境界と分岐線の解離と接続

医療構造は、変化の流れにある——潮流と縁暈（フリンジ）。潮流は、すでに可視化の過程にある。医療世界の内部と外部の交流（トランザクション）（fringe, halo の領域）が焦点となる。交流の実現は可能か。医療世界や苦悩世界と日常世界はそれぞれの固有の意識の形式をもっている。患う者にとって、苦悩の世界や慢性的な病いの世界がいかにして「至高の現実（パラマウント・リアリティ）」となるか。

医療世界と言うときには、「世界」という言葉にポイントがある。『心理学原理』の著者ウィリアム・ジェイムズの「下位宇宙」論や現象学者アルフレッド・シュッツの「諸々の限定的な意味領域（finite provinces of meaning）」論を念頭に置けばいいだろう。

外部とは他者の謂いである。通常の意味では、当事者、市民、福祉、共同体、国そして政治・経済、日常生活などであるが、多様な現実論からみれば、あるひとつの現実世界に注目すれば、それ以外の別の世界が外部（現実性を失う）となる。ウィリアム・ジェイムズによれば、それぞれの世界は、その世界に注意が向けられている間は、その世界に独特の仕方で現実的である。現実（リアリティ）は、注意とともに、推移する。

外部性は、同時に、内部化の過程である。外部の内部化と内部の外部化がクロスオーバーする。もっともこの過程は、医療の領域に限らない。病院と地域との交流の増大化、医療世界内への市民参加の促進化、医療の地域化が喧伝されている。反面、医療の地域化と地域の医療化の方向性によって、多様な問題群が、噴出・産出されるだろう。人間が関与するすべての領域の分岐化の増進化の行為によって構成された「限定された意味の諸領域」（アルフレッド・シュッツ）には、反対給付として、「嗜癖化」の動きが潜在し、時に、顕在化する。ここに集団領域におけるケアの質の意味が問題化する。

一方では、当事者の自己表現や語りの増大化も一大潮流となっている。さらに医療世界は、政治や経済動向と纏綿としている。もともと医療は、日常生活のなかに埋め込まれていたが、近代になり、医療は日常から離脱（テイク・オフ）した。この謂いで言うならば、今日の医療の再編の動きは、新しい形の医療の地域への再埋め込みだ、と言えなくもないが、それは新たな方法に関わる問題である。だが、やはりそこには単なる「退行」となるリスクも潜在している。

比較医療文化の視点から見れば、人類史的な苦悩への対処の繊細な対応の姿が見えてくる。もはや**わたしたち**の多様な医療世界は、**わたしたち**が、ほかの人々とともに創出させているある**ひとつ**の医療世界でしかない、ということが認識される。にもかかわらず、**わたしたち**の医療世界にコミットし棲み込むことによってのみ、**わたしたち**の医療世界を新たな変容へと企図する道の外はないのである。

II　臨床の科学時代の段階論

科学を語るときには、その段階論が問題となる。臨床の科学時代を、仮に三段階に分類すれば、まず個別性から普遍性への離陸の達成を目標とする科学性を重視する時代。これはまた医療化を大衆が熱望する時代でもある。次いで医療の技術化が、ある程度飽和する時代。徐々に飽和し定常化する状態へと至った医療世界では、新たな問題が噴出する時代でもある。多様な生や死をめぐる倫理問題や理論や実践面における複雑性が新たに荷重される。新規の問題群に対する違和感や反省から、自己言及的に、科学性の自己運動によって、複雑性の増大と過剰さが露呈されるようになり、新たに個別性重視への方向性が希求され、それへの着陸が願望されるようになる時代へ。それはまた普遍的な科学性のみならず個別の〈体験に基づいた物語性〉を重視する二重性の時代の方向性が、注目される時代でもある。実践の場においては、諸段階は、単に階段状に並べるのではなく、臨床の場に同時に混淆し潜在するものとして、共存し、対置し、相関するものとして認識しておくことにしよう。ある個別の臨床の共時的時間‐空間のなかで、劇的に相互影響体の渦のなかで、対話的に対置する。

12　医療世界の生理

精神医学や医療、そして狂気と精神病、癒しと治療は、人類の本質に関わる。さらに個的発生と系統発生に関わる。個々人と集団性（群れ、共同体、国家、地球共同体）に重層的に関わるものである。個別と全体は、偏見と差別、排除（エクスクルージョン）と包摂（インクルージョン）、閉域性（クローズドネス）と開放性（オープンネス）という課題を内包する。以上の問題は、形態を変えながら、システム論やオートポイエーシス、免疫論の分野でも重要な課題となっている。

医療世界は、ひとつのシステムとみなすことには異論はないであろうが、そのシステムという意味は多義的なものである。システムは、システムとしての生理をもっている。いったん作られたシステムは、独自の生理運動を有するようになるだろう。内部と外部の循環は、どうなっているのか。循環過程は、「開き方」がひとつの重要な鍵となる。その「開かれ」の歴史的転回の表現のいくつかの現われが、たとえばインフォームド・コンセントやノーマライゼーション、人権擁護の重視として漸増的に表出されていくだろう。

13 超システムとしての医療世界

精神医学や医療は、ある時代から近代的な装いをして歴史的に登場してきたが、それは単独に現われてきたのではなかった。まるで生き物であるかのような歴史的総体の旋律の一部として、その姿を、徐々に現わしてきたのであり、いまやその姿は、我が国において確固たる「制度」として、あるいは必然の——あるいは〈あたりまえとみなされる組織的存在〉としての「システム」の様相を呈してきた。医療というシステムは、いまだその他のシステムと呼ばれるものと同様に、現実的であると同時に、想像的な集団性を内包している。

「想像的」に鍵がある。しかしそれは単なる想像的ということではない。本書は、その問いに対するひとつの応答でもある。ひとたびその集団性を獲得すれば、その集団性はある種の生命のように自動運動を展開する。「集団性」への問いは「想像的」と同様に要となる問いである。ひとつの連想としては、免疫学からは多田富雄が「超システム」（システムを超える人間）という概念を提唱していた。多田は、身体の免疫機構のみならずそれを敷衍して文化を超システムとみなしている。「超」の意味はシステムの構造と機能を「超えている」ということであり、構造そのものによっては、その超システムを説明することはできない、つまり構造に還元することはできない、という意味を含有している。この「超え」に重要な意味が込められている。

2 精神医療世界の段階論——狂気や病気への対応の時代性

1 近代医療の三段階論

システム的視点から見れば、わが国を例にとるなら、とりあえず近代の医療の流れは三段階で捉えることができる。第一に、近代化による高度な技術化を推進するテクノロジー化時代、次いで、この状況がほぼ定常化する時代、そして現在から将来に向けて、ポスト定常化医療世界というものが模索される時代ということができるだろう。定常化というのは、精神医療に限定すれば、病床の増設と医療技術の高度化(診断技術の効率化、薬物治療の高度化)、医療理論の精密化と多様化、それにともなう医療倫理の要請と患者の権利運動の潮流がメインとなる時代へと突入したわけだが、人間の病気の診断とその治療技術に関しては人間集団の次元においてはほぼ飽和状態に達した時代だということを表わしている。定常化といってもテクノロジー的発展はこれ以上望めないということではなく、人間の病気や健康をめぐる生物学的探究のめどがほぼついてしまったということを意味している。もちろんまだまだ未知の感染症や遺伝病や難治性の疾患や公害病はいまだ探求の道にある。それでもおおかた見通しがついたということである。これは人間の生と死をめぐる問題に深いところでつながっている。このつながりに日常的に時代的な注目が集まっているということが、次のポスト定常化医療世界へと連動してくる。定常化状態に飽和していることの最たるものは、診断システムのグローバル化の象徴とも言えるDSM診断体系の導入による画一化の潮流があげられる。医師の行為は、DSMと治療アルゴリズムという二つの指針によってほぼ統合されつつあることに対する厳しい指摘がなされているが、伏流とみなされている。この潮流は、さらに速度を増すだろうが、医療世界もひとつの開放定常系のシステムであるならば、外部環境との間で情報や技術のやりとりをしなければならず、外部からの変化力によって自らの世界の変容を必然的に促される運命にある。その段階論は、今後さらに到来する可能性のある自然レベルや社会レベルのカタストローフ（大変動、大災害、破局）によって大幅にあるいは質的に変化することが予想される。

2 精神医療の自己言及性

狂気や精神的病いの診断と治療に関する認識や実践が、日常の生活次元から「離陸」したときが、いわゆる近代医療の成立のときであった。離陸とともに、近代医療はいわば自動運動を開始し、自己生成と自己組織化が進み、自己の多様化を創り出し、閉鎖性と開放性を含みこむ自己言及性の特徴をもつようになった。そのとき医療世界は、それ自身の技法を有するひとつの文化世界を達成した。システム論から見れば、自己組織化された自己をもった集合体とみなすことができる。当然システムには功罪がある。システムの維持力は状況によれば〈有害性生成力〉へと変質することが大いに有り得る。

3 超システムとしての医療世界とローカルな臨床の場

システムの統合性は、その倫理性の別名である。免疫学者の多田富雄のいう「超システム」という考え方は、現代の医療世界システムを再考する際に、非常に役に立つ。多田の超システムとは「システムを超える」という意味をもっている。多田は「超える」ということに対する解を示唆したが、現在の医療システムを超えるための「技法」に関する糸口や手がかりは、「ローカルな臨床の場」からやってくるほかはない。手がかりは、自己が関与する〈臨床の諸細部に対する注目〉から予見される。

4 近代医療世界の救済論的機能とハイテク機能

近代的医療世界は、固有の認知様式をもっている。その世界を構成するものとは何か。医療人類学者のバイロン・グッドによれば、現代において医学は「特別な救済論的機能」を果たしている。マックス・ウェーバーは、救済論的観念の果たす役割について、何から何へ救済されることを欲し、また救済可能なのか、その基準となるのは「世界像」である、と述べた。苦悩からメシア王国の到来へ、不浄から清浄へ。人間の生命への維持や身体的苦悩の軽減は、ますます最重要課題となってきた。健康は、救済に取って代わってきたかのようである。

近代医療のハイテク化の過程が、救済論的機能とどのように交差することになるのかは、個々のミクロの臨床の現場における対話のなかに顕現する。

3 人類の個的存在と類的存在の二重性——生命誌と臨床誌

人類の個的存在と類的存在という二重性は、人類の〈狂〉と精神病というものに普遍的に関わるものである。個的であろうと希求しながら、必然的に類的であらざるをえず、類的であろうとしながら、必然的に個的であらねばならない、という二重性が胚胎している。人類の狂と精神病とは、この二重性に関わっている。類的次元は、社会的な様相として現われるときには、その集団性や文化性、あるいは文明性として、その姿を現わさざるをえない。その姿は、多様な現われのひとつとして、俗的には「場所性」の問題として捉えることができる。

場所とは何か。場所というものは、人間の営みにおいては、つねにつきまとうものである。場所とは、時間・空間に係わっている。場所は、内部と外部の問題をかかえている。軸という概念から見れば、水平軸と垂直軸を引くこともできる。場所は、境界線に深く関わっている。場所に関わる境界線は、多様性を孕んでいる。境界線は動く、が、固定化の持続という副作用も潜在している。境界線には二律背反性（antinomy）がつねに潜在している。

場所性は、人間の集団性という次元と大いに関連してくる。それは、人間の認識や行為に関わる「次元性」という視点を誘引する。次元性は、この論集の基底音のひとつである。次元性という視点は、医学・医療における「生命誌」を捉えるためのツールのひとつである。生命誌という視点は、日常の臨床行為を把捉するための「臨床誌」という見方を開くものである。生命誌は、たんにＤＮＡ路線のことではない。生命誌は、人類史に関わるものであるが、その道筋の過程のなかで、様々な苦悩や危機を乗り越えるその体験の在り様を刻印する軌跡を〈臨床誌〉と呼ぼうと思う。それは必然的に〈体験の物語化〉と接続するだろう。〈それぞれの臨床はそれぞれの物語史を奏でている〉。

4 至高の現実、そして多元的現実

精神医学や医療は「場所性」に係わっている。場所性は、同時に場所性の「超え」を孕む。この場所性は、ウィリアム・ジェイムズの「無数の層位」やアルフレッド・シュッツの「多元的現実」という見方と深い関係にある。場所性は、その「開かれ」と相補的にカップリングしている。場所性と開かれは、相補的カップリングの関係にある。ウィリアム・ジェイムズは、現実というものには、それぞれ独立した固有の存在様式をもつ数種の、おそらくは無数の層位があると述べ、それらを下位世界と呼び、その例として（至高の現実としての）感覚や物理的事物の世界、科学の世界、観念の諸関係の世界、神話と宗教の世界、「部族神」の世界、個人的な意見のさまざまな世界、全くの狂気や妄想の世界を挙げている。ジェイムズによれば、これらのそれぞれの世界は、それに注意が向けられている限り、それぞれの仕方で現実的であり、注意が向けられなくなるとともに、その現実性を失うのである。

シュッツの「多元的現実」や「至高の現実」という捉え方や、「日常生活の現実」と呼んでいる固有の「限定された意味領域」という捉え方に、われわれの見方は近似している。どのような事柄が「至高の現実」となるかは、注意の向け方の強度による。精神科医にとっては、精神医学の世界が、仕事の時間帯においては、「至高の現実」となるが、その至高性を獲得した認知スタイルは、人間がとりうる限定された意味領域のひとつとみなされる。「至高の現実」とされた精神医学の領域という場所性において、われわれは日常の臨床という至高の現実に関する限り、「自然的な態度」からこの専門家集団の「臨床世界」を現実と考え、そこにリアリティという強調を与える。われわれは特殊な「ショック」を経験することによって——たとえば自らの病い体験、異文化の病い体験、歴史的分析、医学的認識の時代結合性・技術結合性の分析などが「ショック体験」となる場合——この「医学的に限定された意味領域」の境界を越え、リアリティ（現実性）という強調を他の領域に振り向けざるを得なくならないかぎり、この「限定された医学的認知スタイルの現実に対する態度」を自覚し捨て去ることは難しい。

臨床における認識・行為は、場所性に関わる。ある臨床場面のある一人の医師の判断は、どのようになされるのか。この判断は、その医師が含まれる場所性に関わっている。その場所とは、その者がその者として存在している場所である「精神医学・精神医療という限定された意味領域そのもの」に関わっている。その者自身を包摂する場所を俯瞰するメタ的視点は可能か。シュッツに倣い、ヴォルフガング・ブランケンブルグが言う「エポケーII」から学ぶとすれば、われわれの臨床的な「自然な態度」にその強靭さを与えているものを「精神医学という限定的な意味領域」における「自然な態度のエポケー」と呼ぶことができる。その「自然な態度」は、文化論的視点から見れば、「限定的意味領域である精神医療に碇をおろしているあり方」だと言いうる。

5 苦悩の多次元性

人間の苦悩は、位相論的（層理論的）に言えば、多次元的な意味構造を成しており、総体的には生命論的意味が貫いている。苦悩は、意味である。この意味という言葉は、意味以前、言葉以前とどのように関係しているのか。ここでの「意味」は、化学者にして物理学者で、経済学、科学哲学、言語哲学などの分野を横断したマイケル・ポランニーの「生命の意味は精神である」という表現に合致するものである。苦悩は、生命的次元における個体発生的な過程と系統発生的な過程の二重性を孕んでいる。と同時に人間の「観念」の創発問題と深いかかわりがある。新たな精神医学は、この「病的」現象のなかに「創造的過程」を見出す視点を醸成するものになるだろう。「病いの創造性」仮説をめぐっては、アンリ・エランベルジェの「創造的病い」概念をはじめ、ヒューリング・ジャクソン、アンリー・エーなどの学説、臨床哲学者の木村敏や彼が翻訳したヴィクトーア・フォン・ヴァイツゼッカーの「ロゴスの顕現」概念、中井、神田橋などの視点にも内在するものではないか。

人類学的視点は、精神医学の臨床の現実を探索する過程で出会った領域のひとつである。「人類学的視点」という言葉は、他者に対峙し他者を専門的に対象化する際に自己関与する自己−他者の相互関係的自覚を深めるという地平を意味している。すでに量子物理学では、観察問題として焦点化されていた。精神医学領域の治療や研究において、治療者や研究者自身の〝personal-commitment〟(個人的関与、個人的投与、個人的献身)が注目されねばならない。サリヴァンが、「精神医学は対人関係論である」と述べたことにも通底する。症状の分析や基礎的研究においても、「関係の絶対性」が深く関わっている。

「場所性」は、特に臨床の過程を再考するうえで、重要な概念である。それは病いの過程や専門性ということにも深く関連している。病いの診断・治療、精神保健福祉領域や、慢性の障害を再考するうえで、「場所性」を重要視する地平を、とりあえず臨床医学における「場所論的転回」と呼んでおこう。場所論的転回に注目することを、かつては「臨床のトポロジー」[4]と仮称していた。臨床的な場は、場所であるゆえに、その発生と消滅を孕んでいる。「臨床的」とは何か。臨床的問題の発見の場であり、その発見は、ある潜在的なポテンシャルを現実化する志向によって生まれ、臨床的構想力によって触発される。構想力とは、ひとつのイマジネーションの力であり、創発する駆動力となるものである。臨床を推進するものは、創発力である。苦悩の定位は、その創発力に関わっている。

人間の関心を引きつけるあらゆるテーマは、「独り歩きを始める」運動性をもっている。さらに正常な観念形成と判断形成とは、発生機において止揚された妄想形成と見なされなければならない、と語ったのは精神病理学者のブランケンブルグである。「正常な」観念形成も一種の妄想形成としてみなされ、分析の対象となる。「あるテーマの独り歩き」という言葉は、敷衍すれば、あるジャンルの独り歩き、あるいはあるひとつの研究領域が形成されると、つねにその領域の独り歩きがありうることを示唆している。神経心理学で言うところの表象を生成する働きである「意味システム」(山鳥)と精神医学的診断システムとは、近似的なものであることについても、臨床行為において、つねに自覚が必要である。苦悩の多元性は、意味システムに従属する。

「ヒポテーゼ」を性急に「テーゼ」化してしまう陥穽に自覚的である必要性がつねに臨床では要請されている。つまり、もはや認識関心を追っているのではなく――苦悩の本質追求をも含めて――、自らの自閉的関心(いわゆる〝精神医学的パースペクティブ〟)を追うようになる場合が生じる契機(陥穽)への感性が要請されている。このことは臨床における倫理的なものの姿である。

多文化間精神医学の視点から見れば、〈精神医学的パースペクティブ性〉に対する相対化あるいは「乗り越え」(コンラッド)の衰弱ということは、精神科医の観念は、むしろ自己の診断システムの構成、ないしは、自己の診断システムの組換え構成に、奉仕しているのであって、事物（Sache）の構成ないしは組換え構成に、奉仕しているのではない、ということを意味している。

6 各章の要点

序論の「ためらいの普遍性」は、「精神医学的概念はあらゆる社会において普遍妥当性をもつのか」というテーマで書いたものである。この問いは、実は、これまでも文化精神医学の領域ではつねに問題とされてきたもので、「特殊」と「普遍」という問題の立て方で論じられてきた。この論文では、「臨床リアリティ」という言葉を導入することで、この隘路を乗り越える試みがなされた。われわれは何をリアルなものと感じ、認識しているのだろうか。実は臨床というトポスを、実践的リアルな世界として再考する試みであった。事後性の記述としての臨床のみではなく、臨床の現在に向き合う、自らもその臨床の現在の一部である、その臨床の現在に迫ろうとする意図をもっていた。個人的経験とは何かが問われた。組織が画一化される度合いが強くなれば、その反動として体験が強調されるという意味での体験ではない。経験の場は、問題発見の場であり、問題解決の可能性の実現を志向する場でもある。それは、病い自体が、いのちのゆがみの問題発見を志向する姿であり、問題解決の可能性の実現を志向する姿と、鏡像的なものである。臨床の場は、新しい意味のポテンシャルに満ちているのだろうか。経験においては、経験の多様性と縮減がかかわっている。病いの経験の多様性と縮減の問題は、世界標準としての診断分類体系の改定のなされ方やその共有という問題とともに、今回改定された第五版のＤＳＭ体系の流布し共有のされ方においても再考が必要である。

経験の対象化と非対象化という問題の立て方もある。「経験」ということとは何か。経験の系譜は〈経験の物語〉と通底している。経験は語りと聴取によって形をなす。「臨床」という相互行為の場は、病いの経験をめぐって展開する。言語論的転回においてみれば、経験は言葉である。沈黙や身ぶりも言葉であるとすれば、経験は言葉である。病いの言葉の純化は、医療言語の形成と深い関係がある。医療言語の起源が日常の臨床場面においてつねに問われている。言葉はつねに新しい意味のポテンシャルに満ちているのだろうか。新しい物語のポテンシャルに満ちているのだろうか。臨床行為とは、臨床という場所における、医療者の場所論的自覚の行為である。場所論的自覚とは何か。場所に潜在する可能性と、その可能性の制限としての固定化のリスクという両義性の自覚のことではないか。場所の選択とともに、場所の生成と消滅とにかかわっている。「臨床的」な「意味」の発生は、臨床的関与者（たち）が係わる臨床的展開を推進する力になる。

臨床言語と臨床の場（「界」）という問題が、問題として焦点化される。現代は、症状言語のファイル化が急である。医療の世界では医療言語の世界化が進む。その状況のなかにおいては、ある特定の場所において、特定の場に限定された「場の言語」が同時に発生し流通しているのではないのか。「すでに」医療という「場」（マトリックスという母体）は既知のものとして関与者たちに現前している。臨床の場が、いったん、場として現実化すれば、その場所に属するすべての人間は、場所化を被る。場所化に回路づけられた場において、場所化の自覚化あるいは相対化が臨床の焦点となるだろう。場所化と脱場所化のベクトルの矛盾・対立の展開が臨床の動的過程の姿である。場所化の自覚化は、新たな場所の生成へと転回する。

この時点で、「普遍性」問題は場所論的転回を受け、さらに上位の「普遍性」問題へと生成論的転回を遂げる。臨床のリアリティとは何か。リアルな臨床。それは臨床の場所性の問題でもある。臨床の場と「臨床言語」は密接にかかわっている。現前する一回的なリアルタイムの患者－治療者関係において瞬間的に生まれ来る「臨床語」、それはかけがえのない関係性のなかから生まれ出た言葉である。病いの経験は、病いをめぐる場に多重決定されている。医療者の行為や認識は場所性に多重決定されている。多重決定されているということは、関与者の自己投入（セルフ・コミットメント）というモーラルな経験の場において、医療関係における主体的な治療的決定や達成、諸リスクが必然的に生じる非決定部分をおおいに内包する過程にあるということを意味している。

普遍性をめぐる問題とローカルな臨床の現実（ローカル・クリニカル・リアリティ）が焦点化された。精神科臨床における一群の「神話」を、アーサー・クラインマンを引用しつつ論じた。読者は、ある「概念群」の頻出の有り様に、めまいを禁じ得ないかもしれない。これらの概念群の表出において、はからずも医療世界の脱構築が目的のひとつとなった。例えば、「カテゴリー錯誤」（クラインマン）、「カテゴリー嗜癖」（カテゴリー・アディクション）（下地）、説明モデル、疾患と病いの二文法、普遍症候群・文化結合症候群・個人症候群（中井の治療文化論）などという概念言語の群れのことを指している。精神医学界における言語の画一化の傾向に抗して、病いの経験をより深く理解するために、より多様な言語表現を導入する試みでもある。精神医療界の言語使用を、異言語混淆化する挑戦でもある。しかし、言語の混淆化はいたずらに混乱を招くためではない。病の意味の豊穣化を祝福するためである。ときには当事者の病いの恩寵の表現へと変容する可能性を秘めている。

後半の「臨床位相論」においては、論理階型水準の問題や、「界」(場所)や「位相」の有り様や創出を焦点とする視点をとりあげた。「症状もひとつの生の技法である」と述べたが、この位相論から出てきたものである。「場所的感受性」と「非場所的態度」の融合という矛盾的な自己同一性への感受性を「臨床的感性」だと述べた。ある場所においては「場所的権力」や「場所的嗜癖」という危険性がつねに潜在しているからである。場所的嗜癖とは、場所における「治療文化」に属する医療者と患者双方が、特定の治療文化に暗黙的に限定された行為と発話に「憑依」されている場合を仮にそう呼んでいた。場所は場所の「安定強迫」の場になりうるリスクをつねに帯びている。そのとき場所は嗜癖化されるからである。

第1部は、文化精神医学関連の論文を集めている。「苦悩の共同体」という概念において、「医療システムというマトリックスの基底材は苦悩である」、ということを述べた。医療システムの多様性と網状性、行為の知と認識の知という視点において、行為の技法としての一群の苦悩に対処するシステムを論じ、複数の医療システム間の「異言語混淆性(ヘテログロッシア)」や多声性(ポリフォニー)について述べた。「病いの語り(イルネス・ナラティヴ)」において、医療という場における苦悩の言語の表現の価値について述べた。

文化と生物学の架橋に向けて、治療機械、治療装置という概念を用いて、「臨床的現実」を語り直すことを志向した。社会的身体(ソシオ・ソマティックス)というクラインマンの概念をとりあげつつ、身体と社会の分離不可能性、つまり身体の内部への社会の浸透あるいは折り込み、その逆方向の身体の社会への浸透あるいは折りたたみについて触れながら、身体と社会の複雑な相互関係性について述べた。

病いの風土論、風土論的治療文化論として、風土の技法、病いを語る〝風土の言葉〟、近代医療的疾病の論理と、民族的あるいは風土的病いの論理という視点から、「苦悩のイディオム（苦悩の慣用表現）」の意味を明らかにする試みであった。病いは、現実の生の世界において、「医療化」という方向性のみではなく、風土化、土着化、そして脱医療化、脱風土化、脱土着化という一群のベクトルが交差するただなかで生成し変化する。病いの苦悩をめぐり、臨床医と患者との「あいだ」において産出されてくる言葉を、〝臨床語〟という概念で再考した。臨床語は、「後に」近代医療言語に向かって抽象化・縮減化する可能性をもっているが、本質的には、臨床医と患者との「あいだ」においてのみ意味をなす共有言語である。双方にとっていらなくなったりすれば捨てられ、いつのまにか消えていくものである。しかしそこにこそ臨床語の深い味わいがある。臨床医－患者関係の場において、さらに、ある病期においてのみ、密かに語られる「自閉語」という意味をもっている。ある時期における病いの苦悩を乗り切るために双方で、「ヒューモア」を含んだ手作り的に案出された言葉であった。

臨床の場の「零（ゼロ）ポイント」は、こう言ってよければ〈多様な意味の発生を可能にする根源的な場の開け〉のことを指している。地域という場においては、医療語とは別に、地域語という風土語の感性も育まれる必要がある。地域に住まうことは、地域に響きあうことであり、病いの意味も、個人的な次元の響き合いとともに、地域の意味のネットワークと響き合うリズムをもつ必要がある。反響の次元では、その共鳴が発生する場所のポテンシャルの現実化の志向性に満ちているという初期条件がある。場所には、共振化と脱共振化の二重性が初期である。注意すべきは正負のスペクトルの純粋極への共振化の〝嗜癖性〟のリスク化である。臨床的な場所性に係わる者は、場所の共振性と引き込み現象にかかわる正負の両義的な意味の或る極への一方的な傾斜による「場所の嗜癖性」をつねに留意する必要がある。嗜癖性は病院や施設あるいは家族、救急や療養にかかわる医療関係というすべての諸制度においても生じうる。かつては「制度の逆生産（counter-product）」と呼んでいた。

臨床の場においては、リスク的視点や、位相空間論的視点が欠かせない。この次元では、意味付与と意味読解にかかわるかすかな「徴候」が問題となる。徴候は、眼前の個々の病いの身体の治癒のビジョンへとビジョンに従属的に注目し展望されたときに気付かれる（意味読解・意味付与）ものだろう。たとえば微かな副作用の徴候の発見は、「副作用」のビジョンが、医療者の認識の「彼方」に発見論的に予期されたときに、その意味読解と意味付与がなされることによって促される。徴候読解は、暗黙的に直観される。医療における、「いま・ここ」性と、「不確実性」に関わる実践的な問題である。不確実性と徴候読解において、すべての臨床関与者は、「物語のプロット化」という位相の「開かれ」に直面する。その意味において徴候は「物語性」を豊かに孕んでいる。この意味では、精神医療・医学は、〈物語の創出の場〉である。

宗教と文明と精神医学との関連についても、「共同観念の位相」、集団的身体のリスク化、「大脳の美容術＝化粧法」（「薬理学的脳的化粧」）とともに、「政治社会的問題の超精神医学化」、「精神医学の超政治社会化」を焦点化することによって論じた。

第2部は、宗教と臨床とのあいだを、多元性とケアの現実から語り直す試みである。エランベルジェの「無意識の神話産生機能」や「創造の病い」に注目することによって、ヘルスケアシステムを再考することの意義について論じた。治療と回復を、「苦悩の定位」[5]という視点から、「コスモロジー的意味づけ」や「歓待」という概念を焦点化することによって、日常の臨床の次元の記述を試みた。

「臨床の生態学的アプローチ」という視点から、臨床（介護・看護）の場所と宗教の場所を論じた。この接近法は、「多元的に開かれた場所」（バフチンのクロノトポスという概念を換骨奪胎した）に向かう動態的過程を意味している。このアプローチを可能にするための場所のことを、かつて「臨床のゼロ・ポイント」と呼んでいた。この場所は〈対話原理に基づいた異言語混淆を可能にする条件を備えた場所〉である。この場所は「具体的なケアが行なわれている場所」であり、「医に非ず、俗に非ず、聖に非ず」（非医非俗非聖）という場所（多重否定の場所）のことである。この言葉によって、臨床の場という、問題発見-解決系である不確定・不確実性を過剰に孕んだ関与者（たち）の自己潜入による相互影響複雑系における、潜在的な意味のポテンシャルに満ちた場所のことを指している。潜在的可能性の発生の場であるがゆえに、〈零の場所〉であり、〈無の場所〉といってもいい。零の場所において、病いの多様な意味の発生が可能となる。一元化された場所であれば、一元化された意味の発見のみが、現実化することになる。この意味では、精神医療は、〈生態学的な場としての精神医療〉と呼ぼう。

沖縄の医介輔、これは沖縄の戦後、多くの医師が戦争で死亡したために崩壊した医療事情を補完するために、米国と琉球政府が、制度上つくりあげた代用医師のことであるが、二〇〇三年の時点で、限定的ではあるが、医療活動に従事している三人の医介輔たちとの出会いを記述したものである。昨今、喧伝される地域医療を再考する視点をもって書かれた。なによりも医療とは何か、という問題意識をもちながら、その出会いは実現した。「実践の知」「経験の知」としての医療行為の姿も浮上した。この知を、「メティスの技法」を実践する「メティス的実践者としての医介輔」として記述し、これらの行為というものは、国家的およびＷＨＯの企図した世界医療プロジェクトによって、戦争による医療制度の崩壊を補完するためにとりあえず構築された制度の内部で、民衆的な知恵を駆使し、創出されつづけた民衆的な実践行為であったが、いわゆるプライマリヘルスケアとは何か、あるいはヘルスプロモーションとは何か、アドボカシー的な医療とは何か、という問いに対するあるひとつの応答となるものであった。「民衆的」とは、いわば公式的に許容された医療行為のみではなく、病気の緊急の現場性において、生命の危機に対処する行為や死の判定、治療行為の知恵に基づいた手作り的な治療行為や癒しの行為までを網羅するものであった。ときには「制度を超える」行為によって、病いの窮地を脱していったエピソードも多々聞くことができた。地域医療という言葉が喧伝されて久しいが、何をもって地域医療と呼ぶのか。地域医療には、実は、「風土論的」な視点の導入が不可欠なのである。ハイテク化したグローバル化の時代における「風土論的地域医療」的視点を再考した。

第3部は、水俣病関連論文である。長年勤めていた熊本大学を五四歳時に辞し、熊本学園大学へ転職した。熊本学園大学には「水俣学」を提唱した今では故人となられた原田正純先生が在職していた。原田先生から学園大の話を持ちかけられたとき、二つ返事で応諾した。この転属の話は、地元紙の一面に囲い記事として同じく熊本大学から転属した公害法学の専門家の富樫貞夫先生とともに報じられたが、それは今でも、私事ごとながら、魔訶不思議な体験であった。

一九五六（昭和三一）年の水俣病の公式発見の時点から五八年経ったが、「水俣病は終わっていない[6]」。認定基準問題、病像論、裁判と科学、科学と科学者・医学者、専門家問題、企業と責任、国や行政と責任などの、多様な次元の重層化が見られるが、なによりも被害者の身体と有害物質との相互関係というリアルなリスク問題や、生活水準の課題が、「基底」にある。リアルな身体のリスクとは何か。あるいは、「生の身体と化学物質とのリアルな相互作用の連鎖」と、「身体のリスク化」との違い、というものが基底となる問題である。

病気とは何か。障害とは何か。誰が病気を定義するのか。そもそも定義とは何かが、つねに問われ続けられている。根本には〈当事者の身体〉があるということがすべての初発である。その初発の問いから診断というものは何かという問いが始まる。そもそも行政や裁判の「認定」とは何か。それは何を意味しているのか。「カテゴリー錯誤」がある。司法による「認定」（「診断」とは違う）の是非を評価するという介入の意味とは何か。水俣病を巡って「奇妙な出来事」が続発している。「現場において」、「現在性」において、いわば「身体性」の次元から再考が迫られている。

水俣病という事態は、いわゆる「水俣病」でもなく、「認定水俣病」でもなく、「裁判的水俣病」でもなく、「行政的水俣病」でもなく、「現時点における基準を根拠にした医学的水俣病」でもない。端的に言えば、〈当事者の身体そのものが「水俣病」そのものを物語っている〉。当事者の身体そのものが水俣病の証言そのものである。当事者の身体は「声」を発しているのであって、その声を如何に聴くのかが、他者（行政、専門家）の課題である。当事者の身体の声を聞くには、その声を聴く者の身体そのものが「現前」しなければならない。聴くということと同時に、「水俣病」の記号的意味づけの文脈と、当事者の「小さな物語性」とのあいだにある差異に対する意味読解のセンスが焦点的課題なのである。

「認定」ということは、あるひとつの位相における出来事のひとつにしか過ぎないのである。「認定」という位相レベルで、「ある化学物質とある固有の身体とのあいだにおいて、特有の仕方で、相互作用することにより、生活に支障をきたした状態」を、あるひとつの位相においてのみ「定義」するということは、特定の生の当事者の身体を「リアルな身体」から「行政的身体」へと還元し転嫁する作業へと変更することなのである。この「変更」にはそれなりの意義はあるが、その位相において、という限定的な意味しかない。当事者の身体そのものは、なによりもまず端的に当事者の生の身体そのものなのである。そのことは片時も忘却されてはならない。身体は、きわめてスリリングな差異の場である。

水俣病を巡る身体は、実際には、多様な身体として、しかも複雑系として、現象し、当事者自身によって、「直接体験」されている。その直接体験は、「錯綜化する身体」として現象している。これをとりあえず仮説的に類型化すればこうなるだろうか――（１）個人としての身体（individual body）、（２）水俣病化された身体（medicalized body）、（３）社会的身体（social body）、（４）政治的身体（body politic）、（５）経済的身体（body economic）、（６）歴史的身体（historical body）。

端的に、「現実的に有機水銀に汚染された場所に『棲む』住民の身体」それ自体と、多様な領域において、それ固有の仕方で、「記号化された身体」は異なるレベルのものであって、不注意に、これを認識論的に混ぜ合わせてはいけないのである。はっきりと区別したうえで総合的に判断することである。実際の場面では、住民の生身の身体は、外部化され、記号化された身体の有り様のみが跋扈するような事態にある。医学的記号、司法的記号、メディア的記号、風評的記号と化した身体である。記号は「跋扈（暴走）」する。

現代医学の同一化に固執した探求では、現実のリアルな差異がひしめく「水俣病の身体」の姿を捉えることはできない。水俣病の身体は断片化させられ錯乱化を強いられている。

当事者の「身体の声」とは何か。それは〈言語以前の声〉と言ってもいい。身体の声は、唯一の「証言」

であり、病像論や救済論や文明論や、そして、なによりも当事者の生そのものの出発の起源となるものである。これを敷衍すれば、「水俣病の認定基準というものは、有機水銀によって汚染された生の身体そのものではなく、いわば記号化された身体、記号としての身体の水準に限定されたものである」と言わざるを得ない。この前提に、無自覚的あるいは操作的であることが、すべての錯綜の元凶となっている。「操作的」であることは、直接的な生の身体の次元を把握し損なうものである。一方では、音声言語や概念言語の発生以来、記号化は必然であり、文字言語の世界の自立化という「純粋化」の道を歩むだろう。他方では、生としての身体は、多様な領域（意識化言語化の世界）の視野からは排除されることとなる。このことが、水俣病の研究者・専門家の陥穽となっている。

「奇病」の初期の医学研究者たちの振る舞いは、特異な差異を示していた。再考されねばならない。現在の水俣病に関する論点は、病像論や認定基準にしても、裁判の争点にしても、被害者の身体水準を焦点とするのではなく、その記号化水準という場の内部における論争へと縮減化している点に重大な難点がある。要は、生の身体と記号化の水準は、まったく異なるものであるという点の自覚の有無にこそある。記号化は、過去形で固定された暫定的に記述されたものである。水俣病の生きた現在は、現在進行形を生きている（あるいは生きていた）。「同一化の医学」から「生の差異化の科学」への軌跡が新たなビジョンとなるだろう。

第４部は、老いに関する論文である。老いというものは、古来より関心の的であった。老い論は多様を極めてきた。自然過程としての老い、イメージとしての老いとのあいだの差異、あるいは乖離が多様な老い論の背後に控えている。イメージというものは、「これはイメージだ」とみなす水準にはない。老いは、老いの意味論として創発する。

この二つの論文の基底音調は、「認知症者との会話の可能性」をめぐっている。それにしても「会話」とはなにか。「共にある身体」「間身体性」「闘技的敬意」「データ・ベイランス」「老いのカーニバル化」「汚穢と禁忌としての老い」などの用語を駆使して、新たな老いの〈意味〉を探求する試みである。認知症のケアをめぐって、「データの知」「言説の知」「臨床の知」をとりあげた。ケアをめぐるいわゆるバイオ・ポリティックス（生の政治）に関連して、「老い人の身体が悲鳴を上げている」ことを「老い人のパニック・ボディ」として論じた。認知症の医療化と関連する眼差しの監視化を、サーヴェイランスする社会のひとつの「風景」（スペクタクル）として論じた。老いの群集化、と難民化、に対応する老い人の棲む「ニッチ」（生態的地位）の多様化の必要性にも触れた。〈老い人の棲む場所〉論は、おそらく〈老い人を祝福する場のトポスの学〉と呼ばれるもののことではないか。それは〈介護の苦痛と快楽のトポスの学〉と呼ばれるものへと連関していくだろう。

歴史人類学的視点から、「老賢者‐老愚者スペクトラム」という概念を提出し、それを超える視点を模索し、「老いの文化装置」、琉球列島のカジマヤーの祝いの長寿儀礼について述べた。「他性（老い）を讃え、祝福する悦ばしき知（fröliche Wissenshaft）としての認知症学」の可能性を追求した。「差異を祝福する認知症学」があらたに探究されねばならない。それと同時に、認知症のケアの哲学には「無償の贈与」と「贖罪」が基底にあることを指摘しておきたい。

第5部は、「レジリアンス」と「リカバリー」を論じたものを集めた。レジリアンスという概念に注目が集まってきたのは、一九六〇年代の人権意識の高まり、ノーマライゼーション、アドボカシー、当事者論などの潮流と大きな関連がある。私のいう「概念の連鎖」と呼ぶ現象が見られるのである。六〇年代は、脱施設化運動の流れの時代であったが、次の七〇年代とともに世界的な転換期となっている。この時代は高度な消費資本主義段階あるいは超資本主義の段階に入っていることと関連しており、精神医療もこの流れと共鳴・連動し共起している。これを「概念のシンクロニシティ」と呼ぼう。

　レジリアンス概念は、そもそも人類の生の進化と言語の出現、からだの世界と言語界の「分離・錯綜」問題と深く関わっているものだろう。

　世界史的な視野から眺めれば、レジリアンスという「自己治療」「自然治癒力」「自己回復力」などの言葉に翻訳される概念は、精神科医療の内部から発生してきた概念ではなく、その他の領域とともに、地球規模の「動き」に連動（シンクロ）して生じてきたという側面がある。この論文は、レジリアンスを他領域との連動あるいは共鳴現象として、大まかな図柄を描くことを意図して書かれたものであった。ひとつの領域の物語は、他の領域の物語と共鳴しつつ変容する、そしてこの関連する相互影響系において、新たな物語が生じてきているように俯瞰されるが、その個々の物語は、「大いなる物語の消滅」ということが指摘されて久しい現在でもなお、それらの背後に垣間見える、やはり「大きな物語」を透視することができるのではないだろうか。「いわゆるカオスの強調はたやすいが、新たな意味の発見や新たな物語の創出は困難を伴う」という視点が、やはり「意味（センス）」のある創造の領野を開くのではないか。この意味という次元は、「精神は身体の意味である」（ポランニー）ということと無縁ではありえない。

「自然治癒力」は、「生命[7]」と関わる事態である。個別的生体の危機において、発動する契機であり、その個別的生命への再主体化に至る過程の姿である。その姿は、「多様な物語」として描かれる。しかし、日常レベルにおける回復のすがたは、画一化されたものとなっている。リハビリテーションや回復において、個別的生体は、自らのちからで「病気」を乗り切ろうとする生体防衛としての多様な線を描くだろう。ときには錯綜した曲線や乱線を描くこともあるだろうが、多様な線の潜在性の契機の可能性を縮減して、ある単線化に限定することにも注意を要する。回復の描線は、リズムをもっている。個別的生命のリズム、疾病特有のリズム、個別環境と主体とのあいだにおける相即性のリズム、薬物と脳との相互影響のリズムなど、複雑な力動の線の織りなす〈ドラマ〉である。ファイル化されパス化された回復の線は、単一の描線をえがかれるのみである。単一の描線をえがくことは、単一の物語に還元することにしかつながらない。しかしながら、実際のリアルな病いには、その単一化する時と、複線化する時がある。ここに薬物の副作用とともに〈物語の過大な単一化による副作用〉の暗黙知的徴候の読解のセンスが必要となる。

レジリアンス概念は、疾病や患者の病態の回復においてのみ適用されるものではなく、人類という種が、種のレベルで、人類自身の苦悩（パトス、サファリング）や個別的生の危機に対処するために発動した姿であり、それは人類自身のレジリアンスの働きとしての医療保健福祉システムの姿と重なってくるだろう。医療保健福祉システムは、人類レベルのレジリアンスのひとつの姿であるとみなすこともできる。

以上の意味で、〈自然治癒力に基づく精神医療・医学〉と呼ばれなければならないだろう。つまり、「科学的根拠に基づく医学」は、〈自然治癒力に基づく精神医療・医学〉に含まれるあるいはその下位構成体の要素という本来の位置づけを得ることとなるだろう。

この論集は、精神医学関連雑誌などに掲載されたものの一部の集合体ではあるが、私の「パーソナルな精神医学体験」から発している。

〈生物であるということ〉は、単に生物学主義を至上とするものを意味するものではなく、そうではなくて、善悪の彼岸、主観客観の彼岸、同一性の彼岸に立ち、差異と進化を肯定するということである。いのち、進化、言葉、共同性、個人性をめぐる病いの人類学は、「生の肯定」に立つ。パトス（苦悩、苦痛）をめぐる人類の経験とその対処方法は、生の軌跡である。われわれはいまだに、病いの世界や、臨床のゆたかさ、生の豊饒な意味を学んでいない。われわれはあらためて、病いの世界、臨床の世界のその豊饒さを学び直さねばならない。記号の天界から日常の臨床のリアルな世界へと戻っていかねばならない。〈対話原理に基づいた物語〉というものは、ひとつの病いの臨床という複雑系への接続法のひとつである。それは生物学的方法もそうであるという意味においてである。物語とは、差異の物語であり、そのことはまた物語の差異の肯定、ということである。そして、臨床的物語とは、ローカルな関係性のなかにおいて、或るプロットに導かれ、その個別的な意味（センス）であり、感覚（センス）であり、方向性（センス）そのものなのである。

▼注

1――「場所論的転回」とは、多様な「転回」、つまりコペルニクス的転回、超越論的転回、言語論的転回、物語論的転回などのその後の転回の表現であり、現在以後の精神医学・医療の転回を仮にそう呼んでいる。注2も参照のこと。

場所は、移動・交通を孕み、全面化・局所化、境界線の永続的生成、微分・分岐の多数多様化の交錯の場として生成する。場所は、物質的場所、幻想的場所に特定されていない。場所は〈あいだ〉で繁茂する。場所とは、生成する〈非場所〉のことであり、矛盾と両義性を孕む動態的なものである。場所とは、生成・消滅しまた創造される線によって生まれゆく。そのような多様な場所の生成の場として、臨床の現在は動的に生まれ生まれゆく変化のただなかにありつづける。私の臨床場のイメージは、プラトンの「コーラー」(場)につながり、マイケル・ポランニーのいう境界設定の条件や創発の理論へと連想が及んでいる。数学的には、場所のイメージはトポロジーの連想へと連なっている。以上述べたそれぞれの転回は、人間の系統発生史で進化した神経系や感覚器の体制や個体発生の経過で歴史的に地域的に形成される文化的体制の再考へと連動する。

場所は、すぐれて感覚的なものであり感性や感情に満たされた複数の身体が織りなす場の謂いである。マイケル・ポランニーの「暗黙の知」の概念にならえば、「暗黙の感性の場」と呼んでもよい。

2――「生成論的転回」とは、「臨床の美学」を志向している。「臨床の美学」とは、ルサンチマンの臨床ではなく、生否定の臨床でもなく、バフチンの「ラブレー的哄笑」やニーチェの「偉大なるヤー」の生の実存を実存する姿と連関している。後述する「場所の美学」とは、場所に否応なく所属しその場所の一部としてその場所に拘束されながら、つまり場所の言葉と論理を強制されながら、それ「にもかかわらず」あらたな行為を産出しつづけていくことと、その場所からあたかも超越する「かのように」ふるまいつつ鳥瞰する「かのような姿勢」も有り得る可能性をも否定しないような両義性または二重性のあり方の生成そのものを表現している。となると、その二重性というあり方は、二重性という言葉を表現したすぐ後に、否、同時に、この表現は否定されているということを意味している。このあり方を言い表わす適切な言葉を発見できず、とりあえず美学と名づけたのである。美学という言葉は、(自然の実在として)(個別の身体そのものとして)「生きているふるまい」そのもののことを開くための言葉である。しかし、あえてそう表現したのは、このふるまいそのものが、一般的には、排除されているか等閑に付されているのではないか、という私の実感があるからである。

臨床の美学は、自己関与する臨床の場に所属せざるを得なくなった人々の主体の相互影響関係のなかで展開するという複雑さとダイナミズムの流れにおいて生まれ生まれゆく。生成の場にリアルに多様な個たちが生身のふるまいをもって身体的に自己関与(self-commitment)し合うということ。臨床的出来事とは、いまだ可視化されることはないが、ある(ビジョン)「かたち」の実現に向かっていく間身体的な動的過程である。

3――豊かなコスモスやトポスとしての臨床リアリティは、近代の医療世界においては、均質的、等方向的な空間へと変質化し、すでに解体したという見方が大勢を占めているようだが、もはやこのような視点を「越え」る段階に立っているのではないか、と思う。トポスとしての臨床リアリティは、アーサー・クラインマンの「ローカルでモーラルな人間の関係の場」のことと近似である。

4――「臨床のトポロジー」は、臨床の場所性を捉えるため、苦肉の策で作った造語である。私にとって、この数学のアナロジーがもっとも臨床というもののイメージに、ある程度、合致するものであった。臨床の場所性について、筆者が、最初に公的に発表したのは、多文化間精神医学界の設立後まもないころのことであった。当時、〈位相〉という言葉を好んで使っていた。場所には場所の論理があるのだと、そして近似的に、あらゆる学問もそれぞれの位相の時空間を形成しているのだというイメージを一つの方法としていた。位相の多元論や多次元性を公言していたのもそのころである。数学の集合論、ギリシャ的な「コーラー（場）」、木村敏の「あいだ」に出会い、そして最近では、西田幾多郎の場所論に気づくという最奥手ぶりも明らかとなった。しかも、西田研究者である大橋良介の『西田哲学の世界』で、有限集合、無限集合で記述されうる群論的構造は、筆者の臨床の多元構造の集合論的図式と近似している。自分が自分のおかれている場所を相対的にみるということの不思議さからであった。
この「場所性の出現あるいは創出」の「基底」のことを「臨床のゼロ・ポイント」と仮称した。これは場所の仮定法化という臨床実践のスキルとも関連している。場所性の言語構造や力学においては、哲学者の中村雄二郎の場所論が近似しているかもしれない。場所論は、単なる比喩的なものではなく、量子場や、化学反応の場、意味の形成の場である身体（マイケル・ポランニー）、生命の発生にかかわる形態形成場とも、神秘的な意味とは無関係に、おおいに関係している。後年になって気付いたこと、それはこの臨床のゼロ・ポイントという概念はアルフレッド・シュッツの「エポケーI」と「エポケーII」の微妙なバランスの態度の志向的実現へと意図の場所の開けに近似しているのではないかということである。

5――苦悩の定位とは、苦悩の多次元的意味づけにおいて、苦悩の新しい意味の発見への志向のことである。この意味で「脳的」次元は、多元的定位のなかのひとつである。

6――「水俣病は終わっていない」という言葉は今では、ひとつの標語のようになっているが、私見では、昭和四七年刊行の原田の最初の著書『水俣病』に見ることができる。

7――生命を、木村敏は、個別的・ビオス的な生命と根源的・ゾーエー的生命に分類して考察している。ゾーエー的生命が身体という場所を与えられて個別的・ビオス的生命になる。非人称的生命が人称的生命と「なる」。「なる」ということにおいて存在論的差異・飛躍が創発する。自己治癒力は、ゾーエー的生命とビオス的生命の根源的差異において発動する。

［序論］ためらいの普遍性——精神医学概念はあらゆる社会において普遍妥当性をもつのか

1 概説

言葉の「使用法」からその意図するところが露呈している。露呈していることとは何か。この普遍妥当性を巡る「露天掘り」は、時代の要請であり、日々のミクロの臨床現場において必須の臨床分析でもある。なぜそうなのか。

①近年、移住や交通機関の発達によりグローバル・ヴィレッジが出現し、複数の文化が交錯する場所で、ハイブリッド化やクレオール化が進行している。グローバリゼーションは社会経済的効果を通じて、精神障害の有病率やその経過に多大な影響を及ぼしていることが明らかになってきた。

②ほとんどの精神疾患は「本当に存在している（real）」し、かつ、「社会によって構成されている（a construct）」ということは、どういうことなのか。「ほとんど」という語法にはそれなりの意味が含まれている。その意味とは何か。「生きた臨床の現実」においては、「ほとんど」という「意識」をもつことが、「普遍性」概念に対して相対化する位置を取ることを可能にし、より「実践的」であるから

だろう。なぜなのか。「普遍性」は、常にステレオタイプ化するリスクを帯びているからである。その事実性、論理性、真理性には「賞味期限」が内在しているからである。「普遍性」概念は、いわゆる「自然種（natural kinds）」なのか「社会的に構成されたもの」なのかという問題系を孕んでいる。

③「実体」や「概念」問題は、きわめて実践的なイシューである――このイシュー化は、臨床的スキルにとってもひとつのポイントである。「精神医学概念」の「普遍妥当性」を問うという設問の表現には、実は一筋縄ではいかない文脈がある。すでに「概念」という言葉にその一端が隠顕している。この問題系に対する反応と言えば、おそらく次のようなものだろう。その指示対象は、本当は「実体」として存在しているが、その「概念」に関する限り、それは「普遍妥当性」をもっていないということを言明しているのか、あるいは現在の遺伝子解析や分子生物学的研究がいまだに未熟でその力が十分に発揮されていないため、残念ながらその「概念」には「普遍妥当性」がないと言わざるをえないということなのか。あるいは対象とする「実体」は存在せず、その「概念」は「社会的に構成されたもの」であるにすぎないと極端な論者は言うかもしれない。『ＰＴＳＤの医療人類学』（Young 1995）の著者、アラン・ヤングに「ＤＳＭ-Ⅲ革命」と言わしめた、一九八〇年に成立した診断体系により、その疾患群の「構成」に文化的衝撃を受け、「『疾患』は、人為的に構成されたものである」という「認識」が、医療の専門家の間に広く流布し、しかも実感から頷ける文脈がこのような「設問」をテーマとして構成することになったのだろうか。「『本当の現実』-『概念』」問題のイシュー化が再度鳴動している。

④精神医学・医療そのものの徹底的な「自己省察」「自己言及」の批評性という認識スタイルはより実践的なものである。本論のタイトルに含まれている「あらゆる社会」という表現には、すでに精神医

学・医療の関与者たち自身の、疾患体系の均質化・グローバル化に対する「自己省察」の姿がある。

疾患の「普遍性」言説には、それなりの由来がある。現代精神医学の祖と言われるエミール・クレペリンの一九〇三年のジャワへの旅立ちに遡ることがひとつの定番となっている。この旅は、精神病理現象の普遍性を確かめるという目的をもっていた。その旅のなかで類似性のみならず差異性を確認し、当初、その差異を、ジャワ人の原始心性の証拠であると解釈したが、後に、生物学的用語によって、アルコールや梅毒そして遺伝による神経組織の変性に帰した。最近では、WHO主催の画期的な二つの大規模な国際的な調査にみることができる。IPSS（international pilot study of schizophrenia）（1979）とDOSMD（determinants of outcome of severe mental disorders）（1992）である。「発病率はどの文化でもほぼ一定である」という公式見解がこの二つの調査によって流布し一般化したかのようである（野口・加藤（2005）を参照）。

⑤「普遍性」と「ローカルな臨床の現実（local clinical reality）」との相互影響関係、あるいは両領域のあいだに発生する「葛藤」の育成――「疾患概念」や「普遍性（universality）」は、「臨床の現実（clinical reality）」の場において、どのような姿で現われてくるのか。あるいは自明化し、無意識化されている普遍性概念を自覚化することに寄与するのがローカルな臨床的現実の場面の効用だと捉えてみる。

この小論は、臨床のリアリティに関与する臨床家として、複雑系の様相を露にして現前しつつ変遷する「臨床的現実」のプロセスに関与観察する際に活用するための「概念装置」や「カテゴリー」の「道具箱」とみなしたほうが、その使用による「副作用」を少なくとも最小限度には抑えられるかもしれないというポジショニングを取っている。[1]

2 四つの持続する神話

神話とは何か。とりあえず神話とは、「当然のこととしてみなされている認識」のことをそう呼ぼう。その際に、精神医学・医療を「相対化」するということは一種の臨床的スキルであり、その技を磨くという立場を目標とする臨床家は、さしあたり私たち人類の「神話産生機能（mythopoetic function）」（Ellenberger 1970）のことを想起するのが有用ではないだろうか。この機能は、無意識のもつ神話構成機能のことである。「医学・医療」を、神話産生機能の「構成物（a construct）」あるいは、病いや「致死的現実（mortality）」に対処するあるいは「解体」するためのひとつの「レジリアンス」機能の現われと一旦「みなしておく」のである。つまり、臨床の現場において、この働きを、人類が、病いや苦悩に対処するための生存を賭けた「レジリアンス機能」の発揮であると捉える姿勢のことである。そう捉えることによって、症状、回復過程、さらに精神医学体系さえも人類の多様なレジリアンス機能の現われとみなすことができるだろう。一種の「汎レジリアンス論」と言ってもよい。その効用のひとつに、疫学調査によっても垣間見ることだが、いわゆる「普遍症候群」と信じられている疾患単位（clinical entity）は、先進諸国に見られた「文化結合症候群」ではないのかというスタンスも生まれてくるゆとりが生じてくるのではないか。

精神医学者で医療人類学者のアーサー・クラインマンは、「四つの持続する神話」（Kleinman and Cohen 1997）を指摘している。

まず、第一の神話は、「精神疾患の発病率はどこでも同一である」というものである。

第二の神話は、「病機序的／病賦与的（pathogenic/pathoplastic）」（疾病の形式／内容、あるいは病機序的／病賦形的）二分法の原理に関するものである。つまり、疾患（disease）の形式は、生物学的構造変化により決定され、その病い（illness）の内容は文化によって様々に異なっていると信じられている。

第三の神話は、生物学的規定が不明確な「文化特殊性疾患（culture-specific disorders）」は、西洋諸国以外の発展途上国にのみ見られるとするものである。

第四の神話は、精神的な病いの治療法はあまり多くないというものである。

最初の神話に関して――うつ病を例に取れば、医療人類学や疫学調査によると、西洋諸国では心理学的な症状に焦点があるが、非西洋社会では身体症状に焦点がある。現在では明確な生物学的マーカーが確定されていないため、ナイジェリアのヨルバ族の人々とニューヨークの弁護士との症状が同一であると断定することの根拠も薄弱なのである（Kleinman 1988）。カナダ南東部のノヴァスコシア地方に比較して、ヨルバ族のうつ病の発病率は有意に高い。文化によっても頻度が異なり、階級やジェンダーなどの他の変数域においても非常に異なっている。この事態は、「社会経済的状態」と心や身体の健康とが密接な関連があることを示している（Kleinman 1988）。一四の国のＷＨＯの調査では、明らかな性差も指摘されている。女性は男性に比して約二倍の高率だとされる。しかも、サンチャゴとチリでは、女性のうつ病のリスクは約五倍と見積もられている。中国における一九八二年の調査では、女性の神経症性障害（神経衰弱、解離性神経症、抑うつ神経症）は、実に男性の約九倍である。統合失調症は男性の七五％の高率だった。一般的な認識をはるかに超えて、精神障害には強力な「文化的な環境因子」が働いているかもしれないというスタンスを現代の精神医学体系のなかに組み入れることはうまくいっていない。そのような現実の複雑性や多次元性を縮減するために、さらに生物学的根拠の薄弱性を回避するために、あからさまに症状論的レベルに限定した分類体系をつくらざるをえなかったと公言する専門家もいる。

第二の神話に関して――「病機序的／病賦形的」二分法の原理――生物学的実体が精神障害の「形式（form）」である原因と構造を決定しているという認識を指している。文化的信念がその「内容（content）」を形成しているとみなすのである。これを形式／内容の二分法という。この二分法は、心（mind）／身体（body）の二分法とも関係している。実体が「衣装」を身に着けているというわけである。多層的に仕組まれた「入れ子の箱（Chinese boxes）」や「マトリョーシカ人形（Russian doll）」を思い浮かべればよい。このイメージがほとんどの精神科医師の抱いている精神病の姿なのではないか。内因性／心因性の二分法もその系譜はひとつである。まず「リアル」な疾患が奥深い場所に位置している、という前提に立っているのである。命題化すれば、「構造は一つ、内容（周辺現象）は多様」となるだろう。ここにひとつのパラドックスが生じるだろう。標準的な診断体系であるＤＳＭ体系を、非西洋社会に持ち込んで発病率の疫学調査をする際にパラドックスが生じる。先の命題化を適用すれば、この疫学調査の結果は、「何」を調査しているということになるのだろうか。この際、生じている事態のことを、クラインマンは「カテゴリー錯誤（category fallacy）」（Kleinman 1988）と呼んでいる。ある文化のカテゴリーを、信頼性と妥当性を欠いたまま、別の文化に持ち込み適用する（投射する）ことの錯誤をこのように呼んだのである。疾患（disease）／病い（illness）という二分法の功罪もある。この二分法は、臨床のある場面においてはかなり有効なものとして働く。社会的起源を有する心理生理学的な日常の不幸（misery）を過度に「医学化（medicalization）」することを解毒する作用をもっている。二分法をいかに臨床的に「使用」するかということが、「医学する（do medicine)」こと自体が内在する副作用のリスクを軽減する側面をもっている。

第三の神話について――標準化されたＤＳＭ体系の付録には、文化精神医学者や精神医学的人類学者への「ご機嫌取り」程度に、略記された異国趣味的な症候群が列挙されている。たとえば、「新奇なもの」として「ラター（latah）」や「アモック（amok）」が例として挙げられる――症状としては、人々や物にあたる凶暴な暴力的行為、突然の驚愕に対する感覚過敏状態、反響動作、反響言語、命令遵守性、解離性またはトランス様の行動などがある。北海道アイヌの「イム（imu）」も顔を出す。ところが、「普遍症候群」と呼ばれている神経性無食欲症、解離性同一性障害（多重人格性障害）、慢性疲労症候群、広場恐怖症などは、西洋諸国や近代化された社会における「文化結合症候群」であると指摘する報告も多いのである。このマニュアルの数百に及ぶ障害の四分の三は、実は、北アメリカに特有で顕著であるということも指摘されている。この事態を見れば、「普遍性」概念も複雑なパラドックスに満ちている。このパラドックスの複雑系を読み解く作業が、臨床のリアリティが問われる日常の臨床の場では要請されてくる[2]。

第四の神話について――「精神的な病いの治療法はあまり多くない」ということに関するものである。薬物の開発、社会心理学的リハビリテーションの発展、家族療法、ＳＳＴや支援付き就労支援、出産関連の外傷の軽減、感染や栄養の改善、種々の伝統療法の見直しなどによって、治療法は、多様化し、展開している。たとえばパリのジョルジュ・ドゥヴルー・センターで行なわれているアフリカ系移民に対するトビー・ナタンの民族精神医学（ethnopsychiatrie）の治療セッションは、患者や家族、医療関係者だけではなく、社会学者、言語学者、人類学者、弁護士などの全員が円形に座るグループで行なわれており、多様な二項対立（意識と無意識、自己と他者、想像界と現実、内と外、文化の間、西洋医学的言説と出自である民族的言説）のあいだの境界が、テーマ化されつつ治療は進められる。クラインマンの「説明モデル（explanatory model）」を駆使した臨床対話プロセスと近似している。個々の病いに関わる多数の複雑な認識体系、文化や普遍性、技術が「相対化」されることによって新たな意味づけの可能性が開かれるような治療法が展開しつつある。

3 信頼性と妥当性を巡る「ためらいの普遍性」概念

精神医学における診断の問題は、検証(verification)の問題につながっている。検証には二種がある――「信頼性（reliability）」と「妥当性（validity）」。

「信頼性」とは、観察の安定性（consistency）に係わる。診断者間の診断の一致の相関係数が高く、診断者は同じクライテリアと同じ診断方法を使うことができるように訓練されていることが条件である。一方、「妥当性」とは、推論の検証に係わる。つまり「診断カテゴリー」そのものの検証に係わっている。

ＤＳＭ体系の推進者であったナンシー・アンドレアセンのＤＳＭ体系に関する痛烈な批判には傾聴するものがある。論文「ＤＳＭとアメリカにおける精神病理学の死――意図しなかった諸結果の一例」は、二〇〇七年、〝Schizophrenia Bulletin〟誌上で発表された。その概要（加藤 2009）は、以下のようである。現在のＤＳＭの診断クライテリアには、それぞれの疾患のごく限られた数の症状しか含まれていない。臨床実践において「非人間化の作用（dehumanizing effect）」を及ぼし、生活史などを「聞く」という側面が排除されている。特に「立証（verification）」に関する重要な指摘がなされている。『信頼性』を達成するために「妥当性」を犠牲にしている、そのために研究にも役に立たない、と手厳しい。つまり、ＤＳＭは、まさに「妥当性なき信頼性（reliability without validity）」（アーサー・クラインマン）の例であると言ってよいのではないか。それでは、われわれが臨床の現場や研究に関与する際にどうすればよいのだろうか。前提として「アンドレアセンの命題」を念頭に置くことだろう。ＤＳＭ体系を「使用」する際には、その「非人間化する作用」と「妥当性なき信頼性」の意味を充分に吟味しながら、治療関係に気配りするということである。ＤＳＭ分類体系をシステムとみなさずに「道具」とみなしていくことによって、その「副作用」を軽減することになるだろう。しかし、使っているうちに道具と一体化しシステムと化してしまうという陥穽には注意を要する。

「信頼性」という統計概念を臨床的に効用化するコツは、その「一致性（consistency）」という意味に関わっている。この一致性は、こう言ってよければ『「エッシャーの手」の自己言及性の病い』というものに陥るリスクを常に孕んでいる。いわば「信頼性」に対するリスク・マネジメントを行なうことである。「エッシャーの手」という図柄では、第一の「手」が紙上に第二の「手」を描いているが、その描かれている第二の「手」が実は先の第一の「エッシャーの手」を描いているという仕掛けとなっている。「エッシャーの手」の循環構造は「信頼性」の「循環構造」を彷彿とさせるものである。いわば『「エッシャーの手」の自己言及性の病い』を自覚化することによって生じてくる「葛藤」を育成することが、より治療的であり実践的ではないだろうか。

医療人類学的視点から面接の場を想像してみよう。患者の言葉を聞く、観察する、関与し関係をつくる。「観察とは現実の直接的な再現である」ということはひとつの判断であるという立場を取ることがより実践的である。言葉とは、意味のある現象を分節する記号であるとみなしてみよう。その現象は、言語、価値、分類体系、解釈のルールなどの「文化的装置」によって媒介されるだろう。現象の観察とは、判断のかたまりであり、その「信頼性」は測定の一致によって決定することはできるが（その際に先述した『エッシャーの手』の自己言及性の病い」に陥るリスクが常にある）、その「妥当性」は、「文化的文脈（cultural context）」を理解することによって達成される必要があるとみなそう。『感覚』とは『理論的負荷』を帯びている（perception is theory-driven）」とみなしておく。たとえば、クラインマンの報告したアメリカ・インディアンの例を想起しよう——北アメリカの精神科医が同一の診断基準によって、配偶者の死後見られるその死者の声を評価すれば、「幻聴」と判断される。これは九〇％の一致率であった——いわゆる信頼性は高い、とされる。しかしこの現象を「疾患」と捉えるのか「異常」とするかどうかはその「文化的文脈」によって異なってくるのである。この文化的グループにおける「正常な」「幻声体験」を「幻聴」とみなすことは、「妥当性なき信頼性」ということになるだろう。妥当性とは、単に観察を説明するための「概念」の検証ではないのである。妥当性とは、ある準拠する社会システムにおける観察の「意味」の検証という側面をもっている。ということは「観察は解釈と分離できない」ということではないか。ここで、臨床的スキルという視点から見れば、観察は解釈と分離できる、いや分離できないのだという論争には意味がないということになるだろう。言いかえれば、妥当性や信頼性を使用する際には、自身が関与する「ローカルな臨床の場」において、関係性のなかで、人＝ヒトの自律性を破壊しないように使用することが要請されるのである。これを「ヴァナキュラーでコンビビアルな使用」と呼ぼう（イヴァン・イリイチに倣う）(3)。要は、観察と解釈とのあいだに湧き上がってくるその「葛藤」を充分に抱え味わうことである。

ここで、クラインマンの「解釈モデル（explanatory model）」を想起することに臨床的意義がある。この解釈モデルには臨床的ツールとしての効用がある。「臨床過程」を、患者、家族、医学、保健・福祉、行政などの種々の解釈モデルの交渉過程とみなし、それぞれの関係者たちが、その交渉する実践過程をともに生きるのである。ある患者を巡って関与する者たちの種々の解釈を過度的モデルと捉え、それらのあいだでそれらが相互に作用し変容するプロセスに参与することをクラインマンは、一九八〇年代に述べた。重要なことは、患者と医師という関係に限定しても、それぞれの解釈－期待モデルには、大いなる「乖離（discrepancy）」があるということだ。しかも、その交渉過程（interaction-transactional process）には、常にヘゲモニー関係が纏綿していることに気配りすることが肝要なのである。[4] ここで注意しなければならないことは、説明モデルは、物語を分析するためのツールではなく、物語はまさに体験とつながっているということである。誰かの物語を聞くということは単に交渉するためではなく、患う人の体験世界にパーソナルにコミットするということなのである。

一九七六年、イヴァン・イリイチは『脱病院化社会――医療の限界』において、制度的な負のフィードバックの自ずから強まっていく環（loop）を、「医学的ネメシス（medical nemesis）」と呼んでいた。医学の傲慢さ（hubris）を意味するこの言葉は、実は、一九世紀のオノレ・ドーミエによって最初に使われたものである。医学的ネメシスを〝解毒〟するためには、上述した信頼性と妥当性を巡る葛藤を活用する「ためらいの普遍性」というポジションを取ることが有用かもしれない。「妥当性」というものも、ある特殊なコンテクストにおける「概念」「カテゴリー」と「経験」とのあいだで繰り広げられ変容しつづける相互作用の「帰結」（outcome）であると捉えるのである。「普遍妥当性」というものは、「ローカルな文化的場」である臨床のリアルな場における、「観察」の意味を問い直しつづけるエスノグラフィックな理解の仕方のひとつである、とみなすほうがよいだろう。これをとりあえず「ためらいの普遍性」と呼んでおこう。

4 カテゴリー錯誤と普遍妥当性

ある文化におけるカテゴリーやその適応を、その一致性（coherence）や妥当性が確立していないのにもかかわらず別の文化にあてはめることを「カテゴリー錯誤」と呼ぶ。端的には、近代精神医療を、非西洋諸国に単純にあてはめることを無前提に行なうことである。宮西照夫のグァテマラにおける「ススト」の報告（宮西 2010）がその気づきを与える格好の例となっている。

グァテマラ共和国の三六年に及ぶ内戦によって、難民百万人、死者または行方不明者二〇万人、未亡人約六万人の犠牲者が出た。調査対象はマヤ先住民女性二九〇人（期間——二〇〇〇〜二〇〇四年）であるが、その母集団には「文脈」があるのである。この背景そのものが、実はひとつの「界（champ）」（下地2001）を形成していることが重要なのである。人々の苦悩や症状は、ＤＳＭ診断によればＰＴＳＤ（心的外傷後ストレス障害）という診断であった。この障害に対して、近代的な精神薬物療法の導入について、「伝統的な疾病観のみならず経済的状況を考慮すればあまりに非現実的である」「犠牲者の心の傷を癒すには伝統的な癒しの技術を精神医学的治療に組み入れていく必要がある」と宮西は述べている。一方では、トラウマ受傷時の驚愕・恐怖体験を文化結合症候群である「ススト」として捉えると、伝統的癒しのシステムが機能しはじめてヴァナキュラーな治療が施される。ススト は、伝統的な病いのひとつであると同時に、そのトラウマから解放される巧みな社会的癒しのシステムを包括する文化装置であった。ＰＴＳＤと診断されることになれば、この文化装置は作動しないのである。しかし、内戦によって司祭者や呪医の多くが殺害された地域では、伝統的治療文化は崩壊し、恐怖の処理に失敗し、さらに葬送儀礼による伝統的な対象喪失の感情の処理すら未完了のままとなったのである。

特に印象的なことは、宮西たちの調査終了後には、この困難さを夫や子どもを奪われた結果生じた「病気」と訴え、医療に対して治療を期待するようになっていたことである。グァテマラの内戦による伝統的治療システムの崩壊に際して、先住民による治療・癒しのシステムの選択に際して、「利用する治療体系間のヒエラルキー（hierarchy of resorts model）」を見ることができる。

「何」を「疾病」とするかは、傷ついた者を取り囲むコンテクストや文化に強い影響を受けて変容する。ススト は、文化・政治・社会・経済的状況と相互作用しながら「動く」。単にＰＴＳＤというカテゴリーへと回収されることなく、たとえそのカテゴリーに還元され得たとしても、ススト はＰＴＳＤの概念そのものと相互作用し、ＰＴＳＤそのものに作用しそのカテゴリーを動かす可能性がある。事実、マヤ先住民のススト がＰＴＳＤと診断されても、その苦痛の理解と回復支援には、伝統的な癒しの文化が内包する癒しの機能の力が再評価されねばならない。私の宮古島における近代精神医療と伝統的診断治療システムとが相互作用する臨床的リアリティの報告（下地 2001）も宮西たちの報告と酷似している。宮古島には伝統的な診断・治療システムがあり、その疾病観により、近代精神医療を時に利用し、時に伝統的療法を選択する。しかし、その際にはあくまでも伝統的な疾病観にのっとりながら選択されている。不連続的な認識（エピステモロジー）の乖離が起きているわけではない。むしろ先の「カテゴリーの錯誤」のリスクに繊細に対応すべき側は、近代医療を担う専門家と言えるかもしれない。「ためらいの普遍性」という姿勢が「カテゴリーの錯誤」の解毒となるゆえんである。日常の普遍的な「災難・不幸（misery）」を「医学的に普遍妥当性」化すること、いわゆる「医療化（medicalization）」という認識・行為には、カテゴリー化の「嗜癖（乱用）（abuse）」へのリスクが潜在している。つまり、普遍的とみなされているカテゴリーにも、実はいわば「カテゴリー嗜癖（category addiction）」というリスクがあることを、「カテゴリーの錯誤」という概念は教えているのである。

5「普遍症候群・文化依存症候群・個人症候群」〝複合〟から

臨床症候群において普遍性をイシュー化する際に、臨床的に有用な視点がある。それは、中井久夫(2001)の提唱した普遍症候群・文化依存症候群・個人症候群という視点である。臨床医が「相手」にしているのは誰か、あるいは「対象」とは何か、ということがまず問題である。臨床医は、何に出会い、何を観察しているのか。何を聞いているのか。何を治療とし、何を治癒としているのか。臨床医のポジションはどこに位置しているのか。すべては、この問いから始まる。これがアルファでありオメガである。その際、有用な視点が、中井久夫の三症候群という「道具箱」を開くと飛び出してくるだろう。臨床医学という領域において、「普遍性」という概念を「症候群」と捉えるところに卓抜な視点があると私は思う。そうすることによって「普遍性」は、「対象化する特権的な位置」から、「自らも対象化される位置」に移動するだろう。このような位置移動が行なわれることによって、「症候群化」という視点が生まれ、不安、恐怖、苦悩、怒りなどの具体的な日常の生活圏における有り様も浮上してくるだろう。普遍性によって不可視化されていたことが、具体的な患者の日常の次元に浮上する可能性が増すだろう。

普遍症候群とは何か。診断体系を作成することを可能にするが、それは定義方式に拠ることでより容易になるものである。航空管制官が全世界共通語（lingua franca）を使用することと同じ理由かもしれない。中井久夫はしかし、それは碁・将棋で言えば定石（formula）程度を出ないのだという。普遍症候群とは、物語論的エポケーによって、個人の語りへの接近を停止したときに浮き上がってきた「かたち」をそう名づけているものかもしれない。それは同時に文化論的エポケーの無自覚的ふるまいでもあるだろう。

個人症候群とは何か。これが人間的認識の最も鋭敏で繊細な方法だという。法律学における慣習法（英米法）に比している。エンピリカルな方法で、分析を行ないながらたえず新しいデータを追加していく、通時的・自己修正的・自己増殖的なクラスター分析に類似している。実はここが病い体験の物語が生まれる場所である。物語は、物語を語るものの体験の世界にコミットする道を、困難だがかろうじて見つけることができる場所となる。個人症候群という概念は、中井久夫の三症候群という枠組みにおいては、その他の二つの症候群と同じ次元でとりあえず認識するものではあるが、病い体験という根源的生の危機を乗り越える新たな意味を希求する場所という意味で、みずからもその三症候群のなかの要素でありながら、実は、その三症候群の基底に位置するもの、あるいは上位に位置するものだと考えられる。

文化依存症候群とは何か。主にケースワークに関連して働く認識に関係している。おそらくこの場所では、症状論的エポケーが行なわれて、症状と文化・脈絡が分離され、文化的人間の生き方に焦点を合わせることが試みられる。

臨床では個々の医師は、単なる対象ではない「相手」に対して認識・実践を行なっている。その認識の仕方には二方法がある。三症候群はこの二方法と関連している。

普遍性概念は「分類」と関わっている。精神医学は分類を行なう。どのようにしてだろうか。一筋縄ではいかない。「共通項による分類」のほかに、「共通項のない分類」がある。これを理解するためには、論理哲学者ルートヴィヒ・ヴィトゲンシュタインの「家族類似性（family resemblance）」の視点の導入が必要である。ＤＳＭ-Ⅲ以降の診断体系は、モノテティックな分類体系（Young 1995）である。モノテティックとは、「哺乳類」を「乳を出す」「臍がある」「温血である」などの「すべてを満たす分類項目」から成るものとすることである（中井久夫の注釈）。しかし、そのルールに違反しているカテゴリーがある。ポリテティックな分類が入り込んでいる。ポリテティックな分類とは、母と息子とは鼻が、父と娘とは目が共通であるが、家族全体の顔の共通項目は一つもないことがありうることである。共通項がない一種のまとまりがありうる。同一病名が与えられているが、その名称以外には症状論的な共通性がない。ＤＳＭ-Ⅲではポリテティックな分類に当たるものは一つであったが、改訂のたびに増加している。ＰＴＳＤもそのなかに含まれる。「共通性がないものを連結しているもの」が想定されているが、それは症状表には記載されていない。連結する「サムシング（something）」が水面下に暗黙の前提として暗在している。それを仮に「Ｐ」と呼ぼう。アラン・ヤング（Young 1995）によれば、ＰＴＳＤにおいては、Ｐにあたるものは「外傷性記憶」である。しかし、外傷性記憶という項目は診断基準に含まれていないのである。

さて三症候群は、一つのケースでもその位置する時間や場所によってその表われは異なってくる。疾患の重症度が高ければ普遍症候群が突出する。治療者の姿勢によっても異なる。深い治療関係においては、個人症候群が前面に出るだろう。「あなた」の治療者としてのポジションはどこだろうか。おそらく現実の場面では多次元を行き来しているのではないか。臨床の現場におけるポジショニングによって「普遍性」は、前景から後景へ、そして後景から前景へと動く。治療者の位置も、「相手」との相互作用に強い影響を受けて動く。きわめて精神医療とは、「人と人との間の関係を扱う分野」（ハリー・スタック・サリヴァン）である。「累乗的自他関係」（木村敏）のあいだに創造される場（situation, context）であり、きわめて音声的な場であると同時に、制度や政治・経済などと相互に影響し相互に作用し変容しつづける場である。ここに「客観化」が困難な「臨床の生の技法」の問題が発生してくる。

普遍性や分類・診断を問題化するときに参考になる視点がある。イアン・ハッキング（Hacking 1999）における「無反応な種類」と「相互作用する種類」という概念である。たとえば、プルトニウムという分類は、プルトニウム自身をプルトニウムと呼びかけても反応せずに何の違いも生まないという意味で無反応である。クオークや細菌も同様に無反応な種類である。細菌は、人間と相互作用するが、細菌という「分類」を「意識」して相互作用しているわけではない。相互作用する分類とは何か。統合失調症という分類は、そこに分類される人の感受性に多くの仕方で影響を与える。仮に、統合失調症の遺伝学的生物学的病因が明らかになったとする。その病因を「p」とする。その病因pは無反応な種類ということになる。神経・遺伝子・生物学的状態pは、自分で意識することはない。相互作用する種類とは、その種類に分類された人間が、「ループ効果」を通じて、すなわち分類された人がそのように分類されたことに対して反応することによって、変わるような種類のことである。統合失調症とはこのように相互作用的であると同時に無反応であるという両義性をもっている。この両義性やジレンマのあいだに普遍性問題が位置づけられているのである。

6 普遍性問題をイシュー化する際に有用なエクササイズ

①普遍性概念を、人間と世界が互いに相互作用するモード（あるいはナラティヴ）のひとつと捉えてみること。

②人間が危機、逆境（病い、苦痛・苦悩）に対処し生きるために創造したものが精神医学・医療の領域であり、その対処の働きのひとつの様相が普遍性概念の創出であると捉えてみる。つまり普遍性概念とはきわめて動態的で実践的な活動であるとみなしておく。普遍性概念は「道具」であり、変化する次元にある。ただしこの次元における普遍性概念は生命論的転回を受けた普遍性概念ではないことは言うまでもない。

③種としての人間は、世界と相互作用する界面に「制度」をつくると同時に、医学的普遍性概念をも形成する。臨床の場においては、普遍性が多数ありうることを仮定しておくことがより実践的であろう。つくられた医療制度が各個人の医療実践を規定し、逆に個々の実践が制度を再度規定するという「ループ効果」にも自己省察的に気配りをしておく。

④「普遍性」概念と『非』普遍」性概念をともに、「機能変換」効果と捉えておこう。人間が危機、逆境に対処するために創出したきわめてレジリアントな変換活動（世界環境とのあいだにおける相即としての変換）であると捉えておく。個人の精神病理の水準で見るならば、症状それ自体が単なる症状

ではなく、生体の生存のためのレジリアントな実践であるとみなしておく。西田幾太郎に倣えば、「個のなかに普遍がある」。言いかえれば、普遍が単に外在的に超然と存在するのではなく、ローカルな個別の臨床的リアリティのなかに普遍を見ようとするのである。

⑤「水準の違い」という概念はきわめて臨床的なものである。ローカルな個別の臨床的リアリティのなかでは、「論理階型（logical type）」（バートランド・ラッセルおよびグレゴリー・ベイトソン）に感受性をもつことも実践的である。異なる論理階型を不注意に混合しないこと、しかし注意したうえでのレシピとしての「次元効果」も視野に入れておくこと。現象学的精神病理学と生物学的精神医学とは「対（versus）」で結ばれる対等な位置にないと木村（1998）が述べているのは、実に実践倫理的であり、示唆的なものである。「別のレベル」という思考方法に鍵がある。中井久夫は、『医学・精神医学・精神療法は科学か』で、精神療法は科学でないが、それは精神医学が科学でなく、いや医学（近代医学）が科学でないのと同等の意味においてである、と述べた。医学は、科学と違って、徹底的に対象化したモノに対して適用するものではなく、徹底的に対象化できない「相手」と向き合うものである。「相手」と向き合う場において、徹底的な対象化が行なわれれば、「その場全体は破壊に終わるだけだ」という言明には倫理的想像力がいるだろう。異なる水準、異なるニッチでは、水準の異なる普遍性が問題になるかもしれないと仮定しておくこと。症状も生体が危機に対応するひとつの生の技法である、という見方もひとつの論理階型に属しているとみなす要領である。

〝Cultural Neuroscience : Cultural Influences on Brain Function〟（2009）のなかでも、テクノロジー、遺伝分析、分子生物学、画像診断などの高度化が進行する一方で、精神病理（psychopathology）は、そ

の原因、機序あるいは表象において、大脳機能に還元できないという見解があらためて言明されており、「文化」の役割の重要性への再考が喚起され、「文化ニューロサイエンス」という新たな領域が問題となっている。

⑥医療人類学には、「医療を対象とする人類学（The Anthropology of Medicine）」と「医療に基づいた人類学（Medical Anthropology）」という二つの分野がある。これに倣えば、普遍性を巡る論議は、「〈普遍性〉を対象とする研究方法」と「〈普遍性〉に基づいた研究方法」という二つの分野が想定される。臨床的および実践的には、前者の位置取りが重要であろう。後者には「カテゴリーの錯誤」と『エッシャーの手』の自己言及性の病い」に陥るリスクが常に存在する。前者には、ローカルな個別性を巡る臨床リアリティのなかで、自らが依拠する学理を対象化するという困難な作業が付随する。

▼注

1――精神医療をシステムとみなす認識方法に対するひとつの対抗言説でもある。システムを使用しているうちに、そのシステムの一部と化すということが、実は、システムの最大の特徴ではないかと思えるからである。その点、システムではなく、「道具」とみなしておけば、その使用法を自覚化する利点がある。道具とはそれを使用する人間とは異なるものである。システムを使用するものはそのシステム内に取り込まれるリスクを常にもっている。しかし、やはり、斧を振り上げる腕は斧と一体になっていることを忘れてはならない。

2――ＤＳＭ－５では、「新しい尺度とモデル」のなかで、「文化的形式（cultural formation）」の項目をＤＳＭ－Ⅳ－ＴＲと比較してさらに詳細に記述し「文化的形式化面接（ＣＦＩ）」を備えている。苦痛の文化的概念にも配慮されている。

しかし、「文化に結び付いた症候群の用語集」では、「苦痛の文化的概念の用語集」に変更され、その数は二五から九症候群に減少されている。ＤＳＭ－５と文化概念との関連はさらに詳細に検討されねばならない。

3――コンビビアルとは、イヴァン・イリイチの用語で、彼の重要な言葉となっているもので、いわば土着的、風土的といった意味を含む。また、「宴のようなよろこびを伴う環境と仲間との自立した交流を可能ならしめる社会的共有空間」（渡辺京二）である「コモンズ」概念と通底している。私の初期の論文は、はからずも臨床空間における風土性を論じたものであった。記号の世界と生の世界に分裂せざるをえない人間の根源的な「かなしさ」「いとしさ」に通じる。個的存在でありたいと願いながらも、制度や群れをつくらざるをえないという二重性に呪われている業病を担っていることに由来していると言えばよいだろうか。近似的には、鳴き声としての音声と抽象化された記号の世界の二重性を思い浮かべればいいかもしれない。イリイチは、化学者にして物理学者のマイケル・ポランニーの用語を彼流に使用していて、マイケル・ポランニー的には、自己関与的、懇親的なという意味を含む。

4――面接過程におけるヘゲモニー構造を分析することの重要性が浮かび上がる。法的次元におけるインフォームド・コンセントとは異なるものであることは忘れてはならない。現在ならば、解釈や説明という言葉はナラティヴ（物語）、ストーリーとして敷衍されているだろう。有り体に言えば、ＤＳＭ体系も「大きな物語」として読む必要がある。さらにそのＤＳＭを臨床で使う臨床医自身の物語性が同時に問われることとなることも倫理的に重要性を増してくるだろう。

第Ⅰ部

文化精神医学——多元的身体性と「場」

1 文化と伝統療法

はじめに

まず、「文化と伝統療法」という視点には、すでに伝統／近代という二分法の問題が潜在していることを指摘しておかなければならない。伝統療法への問いとともに、ただちに近代医療概念への問いが発生する。近代を中心にすえれば、伝統医療は非正統的で辺縁的現象とみなされる。医療人類学者の池田（1995）は、伝統医療について近代医療の欠如態あるいはその陰画とする見方を批判し、近代医療との社会力学的関係のなかで生産された認識論上の産物であり、近代医療との競合や共存、補完あるいは交渉の産物として構築されるものであるという重要な指摘をしている。医療社会学者のアーサー・フランク（1995）によれば、近代において、医学の語り（medical narrative）が優越的な地位を占め、その他の物語は、非医学的治療者がそう呼ばれるように「代替的（alternative）」なもの、すなわち二次的なものとされる。さて医学的な語りとは異なる他のさまざまな声や語りは、今日のわれわれの日常的な臨床の現場で回復可能なのだろうか。本章の真意はそこにある。ところで、常に、われわれの病いを巡る論では、「臨床的現実」とは何かという問いが厳然として存在している。これは命題ともなる臨床の第一の問いである。臨床的リアリティは、重層的・多元的なものである。医療人類学者で精神医学者のアーサー・クラインマン（1980）は、多層的で多元的な臨床的現実は、従来の生物医学モデルという枠組みでは十全な説明ができないことを指摘し、このモデル以外の医療システム（民俗モデル、民間モデル）をも説明するモデルとして民俗医学的モデルを提唱した。われわれは、すべての医療システムの基底材は病いの苦悩（suffering）である、という視点を取る。

フランク（1995）による病いの語りを中心にすえた三つの時代区分（前近代・近代・脱近代）は、重要な概念である。近代の医療は、一方ではフランクの言う「混沌の物語」を抑制しつづけながら、他方では「回復の語り」にヘゲモニーを譲渡している時代である。近代医療システムは、個々に閉ざされた「モナド的な身体（monadic body）」を嗜好する傾向性をもっている。このように近代の語りにおいては、一九五〇年代のタルコット・パーソンズの「病人役割」理論に代表されるように、民族的語り、共同体の語り、神話の語りなどの「伝統的」な語りが「医学的」な語りへと変容する。それとともに、その他の語りは、「代替的（alternative）」な語りとして不可視の語りとなる。フランクはこの現象を、「語りの譲り渡し（narrative surrender）」と呼び、ここに近代的な病いの経験の本質的な変質の契機を見ている。それでは、「脱近代の語り」の可能性はどこにあるのか。脱近代とは、自分自身の物語を語る能力が要求される時代である。脱近代の語りとは、他者によって語られるのではなく自らの声を発し語ること、公式のチャートに記載された〝医学的語りにおさまりきらずに過剰にあふれでてくる病者自らの声の顕現〟である。この論では〝多元的医療システム論（multiple medical systems）〟がひとつの導き手となっている。しかし、〝憑依〟を治療的に利用する療法や薬草の効果などに関する細部には触れていない。池田（2001）は、ウォーラーステインの言う「世界システム」という巨大な影を認識する「世界医療システム」の視点、つまり医療を巡る文化現象と経済現象の相互作用の分析や権力のミクロな布置構造を広く歴史的・社会的な観点から分析する論議を要請している。複数の医療システム（近代医療システム、伝統医療、民間医療、代替医療、宗教的療法など）の視点からは、単に段階的な線形順列上のツリー状の配列ではなく、いわばリゾーム（根茎）状の医療システムという新しいモデルが要求されるのではないだろうか。しかし、このモデルを理解するには、それぞれの体系が、トーマス・クーンのいう「通約不可能（incommensurable）」であるという視点よりも、ミハイル・バフチンの言う「異言語混淆（heteroglossia）」というメタファーが適切であると思われる。(1)(2)

次いで、近代とその「残余カテゴリー」としての伝統の二分法という認識論的および制度論的分離から操作的に出発するが、実際の臨床的現実においてこの境界は人々によって横断され相互浸透している。この現象を理解するひとつの方法として、認識の次元のみならず行為の次元における苦悩への対処技法（行為の技法（way of making）、タクティクス（tactics／戦略とは異なる戦術）の概念の有用性や、複数のシステムの基底材としてのサファリング（suffering／苦悩、苦しみ、患うこと）に焦点を当てつつ考察する。さらに一枚岩（monolithic）とみなされたり、ヘゲモニックとみなされる生物医学それ自体も、そのリアルな有り様は、「多様な声（multiple voices）の交渉の連続」の過程にあるということを指摘しておきたい。

ちなみに、米国立衛生研究所（ＮＩＨ）の新しい動きとして、一九九九年二月、国立相補・代替医療センター（National Center for Complementary and Alternative Medicine : NCCAM）が設立されたが、これは特筆に値する。

1 サファリングという視点がどうして必要か——「苦悩の共同体」の形成

いっさいの医療システムの母胎（matrix）の根源的な基底材は、その名を「苦痛（suffering, Leiden）と呼ばれるもの」である。サファリングとは、偶発性を特徴とする苦悩・恐怖・おぞましさなどの近似概念を包摂する概念であると暫定的に定義しておきたい。

文化人類学者の波平（1984）によると、イソマの儀礼では不妊の治療を受ける女性をいわば「新参者」とするような、すでにイソマ儀礼を受けた「加入者」のグループがあり、それらの人々が儀礼では重要な役割を果たす。奄美のユタの集団とは、親ガミ（指導的なユタで、病気治療を行なうとともに成巫儀礼を主催する人）と子ガミ（その親ガミによって治療を受け、ユタ信仰の教えを受けるとともに成巫式の際に指導をあおいだ人）が、地域共同体であるシマを越えて集まった集団である。彼らはかつて同じ病気に苦しみ、その苦悩を乗り越えた経験を共有することによって結ばれた人々の集団である。それは、ヴィクター・ターナーの「苦悩の共同体（community of suffering）」や、フランスの医師で神学者・哲学者のアルベルト・シュバイツァーによる「痛みのしるしを負う者たちの同胞性（brotherhood）」あるいは「痛みの共同体（community of pain）」を想起させるだろう。[3] 中井（2001）がシャーマニズムの際立った特徴として挙げた「内治療的（endotherapeutic）」（族内婚的（endogamic）にならった新造語。シャーマンの供給源に焦点を合わせた命名）という概念は、苦悩の共同体の形成を理解するうえで有用である。

サファリング（苦悩）とは、単なる破壊的なものではなく、他者への通路（opening）となるものであり、バフチン（Clark and Holquist 1984）の言う「抜け穴（loophole）」ともなるものである。新しい研究では、ローカルな苦悩のイディオムとグローバル化する苦悩のイディオムの研究、あるいはグローバル化する苦悩のイディオム（例えば、慢性疲労、慢性ストレスなど）がローカルな世界に侵入する現象を対象とする方法などが要請される。

2　医療システムの多数性と網状性

人類学者の大貫（1985）は、病気や死など精神的緊張に関わる宗教組織などを非公式の医療体系とみなす視点から、日本において多元的医療体系が隆盛を見せている最大の要因のひとつは、これらが日本の社会の文化のなかにしっかりと嵌め込まれているということであろうと述べている。(4)

北米と日本をフィールドとする医療人類学者のマーガレット・ロックは、以下のように、日本の医療体系を下位体系に分類した。

①普遍的・通文化的医療体系（cosmopolitan medical system）
②漢方医学（East Asian medical system）
③民俗医療体系（folk medical system）
④民間医療体系（popular medical system）

わが国の医療人類学者の波平（1984）は、これに「呪術的治療体系（magical healing system）」を付け加えることが重要だと述べた。以上のように、われわれの社会における医療の複数性や、それぞれの医療システム間の相互作用がミクロの臨床においても制度論的次元においても重要な課題となるだろう。ロバート・ウェルシュ（1991）は、論文「ニンゲラム族（パプア・ニューギニア）における伝統医療と西洋医療の選択」で、人々がいかにして西洋医療を試し、戦略的に使用しながら、自らの病いをどの観念体系に組み入れるのかについて記述している。研究者は、西洋医療と伝統的治療法との葛藤を強調しがちだが、現実的には、シンクレティックな統合というものが生活圏では行なわれていて、そのことを医療関係者は見失いがちなのである。人々の視点から見れば、この二つの治療法が不連続の医療体系ではなく、そこにあるのはたった一つの人々の医療の論理と、たった一つの医療体系であると言えるだろう。単に新しい西洋医療の利用の決定は、単なるプラグマティックなものではなく、「人々の病いについての唯一の理論」がより伝統的な医療行為と同様に西洋の医療行為を選択させ適応させていると言えるだろう。

3 中井久夫『治療文化論』——多元的医療システム論からの再考の必要性

「精神医学的再構築の試み」という副題をつけたこの著書（中井 2001）は、わが国で生まれたきわめて貴重な書物である。従来の普遍症候群や文化結合症候群に加えて、新たに個人症候群を提唱したこの本のなかで、治療文化の諸形態を以下のように記述している。

1　非職業的治療文化——一人治療文化、家庭治療文化、小コミュニティ治療文化

これらは、精神科医で医療人類学者のアーサー・クラインマン（Kleinman 1980）の言うヘルス・ケア・システムのなかの「民間セクター（popular sector）」に相当するだろう。医療社会学で言われる自己投薬（auto-medication）や、人々の治療選択行為、家庭や素人の治療文化の場であり、病気エピソードの大部分はここで処理されている。このセクターにおいて、大部分の伝統療法の選択や自己治療（self-treatment）が併用されている。クラインマンは、この民間セクターにおける自己治療という「最初の治療介入」や、その他の医療セクター（専門セクターや民俗セクター）への境界の接合点となっている民間文化の認知的・価値的なオリエンテーションの重要性を指摘した。民間セクターがケアの第一の源なのである。このセクターからどのようなときにその外へと出ていき、さらに癒しを求めて他のどのセクターを選択するのか。各セクターは別個の文化であるとみなせば、中井とクラインマンは交差する。文化論的に見れば、各セクターは、それぞれ民間文化、専門職文化、民俗文化を形成し、それぞれ固有の臨床リアリティを有し、異なる「医療用語」を有していると見做される。

2　職業的治療文化——システムとしてのシャーマニズム、「内治療」集団としてのアルコホリック・アノニマス、修道院とキリスト教治療、メスメリズム・催眠術・フロイト

「精神科治療文化の複数性」を指摘し、正統精神医学（現代版は、「標準化指向型・近代医学型精神医学（standardized branch-of-modern-medicine-oriented psychiatry）——ＳＭＯＰと略称）と力動精神医学に二大分

類しながら、統一化された精神医学はＳＭＯＰであって、必要ではあるが十分ではなく力動精神医学を包摂することはできないと指摘している。この言明は、多元的医療システムや臨床リアリティ構成という問題系を浮き彫りにしている。

4　行為の知と認識の知――「行為の技法」としての伝統療法・民間療法

クラインマンのヘルス・ケア・システム論や、医療的多元論（medical pluralism）などの場所の論理や界の論理の次元とは異なる行為の次元における古代ギリシャ人の「メティス（metis／実践的知性）」は決して忘却されてはならない。歴史学者のミシェル・ド・セルトー（1987）は、重要な著書『日常実践のポイエティーク』で、「他者のゲームすなわち他人によって設定された空間のなかで戯れ／その裏をかく無数の手法」について、この実践的知性と対比しながら記述している。この手法は、「これやら、あれやら、何かをしようとするときの、その『行為の技法』にあり、つまりは種々雑多なものを組み合わせて利用する消費社会の形式にある。この消費は首尾一貫したものではなく、「さまざまな策略を弄しながら、あちこちに点在し、いたるところに紛れ込んでいるけれども、ひっそりと声も立てず、なかば不可視のもの」として営まれている。このような実践こそが、「既成の諸力と表象の織りなす網の目をかいくぐって」いる。人は複数のヘルス・ケア・システムの網の目をたどりながら「苦悩」になんとか対処していこうとする。日常的実践の詩学／政治学に関するセルトーの洞察は、ここで提起した医療システムの網状構造の生成と使用とを明らかにするのに有用であると思われる。バイオテクノクラシーのディシプリンの網の目のなかに囚われつづけながら、そこで発揮する創造性、そこここに散らばり、戦術的で、ブリコラージュに巧みなその創造性がいったい、いかなる実践型（arts of making）を取っているのかという問いへの応答が、伝統医療のみならず近代療法を論じる際にも要請される。ケアの第一の源である民間の世界から、さらなる苦悩への対処として、いつその外へ出ていくのか、さらに別のどの医療界（専門の医療界や民俗の医療界など）への参入を選択するのか。この場面は、人々の「行為の技法」がなされる危機的時空間でもある。波平（1984）は、伝統社会における医療体系について述べながら、「病気によいとされることならば何でもやる」という態度を指摘している。中井は、医学において「スキル」に「知識」以上に重要な価値を与えた。われわれは、ここでは人々の苦悩に対する人々の「行為の知」である「スキル」論――ステレオタイプな型にはまった行為ではなく、無数の戦術のメティス的運動、無数の行為の技法（countless ways of "making do"）を記述する新たな「医療言語」――を創出せねばならない。われわれはかつて、シャーマニズム的風土におけるシャーマニズム的治療システムと近代精神医療システムとの相互作用の臨床経験から、病いに患う人々やその関係者の治療への対処行為は、文化人類学者のクロード・レヴィ＝ストロースが『野生の思考』で分析したブリコラージュの実践の一形態であることを報告した。文化や象徴を創造するこの実践スタイルは、複数の医療システムが共存する社会における人々の野生の思考の技巧（arts）であり制作（poiesis）である。それぞれのシャーマンは伝統的医療体系の中で、個別に新たな「サファリングのコミュニティ（苦悩の共同体、community of suffering）」を形成していくことで、そのより大きな医療システムの形成にフィードバックをかける。この現象は、人類学者のチャールズ・レスリー（1992）が、インドにおける『病いの解釈――近代アーユルベーダ医学におけるシンクレティズム』で述べた大伝統医療であるアーユルベーダ医学とコスモポリタン医学（近代医療）との相互作用（競合・補完・独立）における人々や伝統的治療者の実践にも驚くほど類似している。焦点は、日常の生活圏で生きる人々の「医療文化を新たに生み出す際立った文化的想像力」にあり、いわば行為の知と認識の知の相互作用で創出したひとつの「界」の形成の現われである。

5 近代医療の「内部の多様性」と「希望の政治・経済学」

医療人類学者のメアリ・グッドとバイロン・グッドは、『アメリカの腫瘍学と希望の言説』（Good and Good 1990）で、癌の診断の開示やインフォームド・コンセントに関する歴史的な分析を行なっている。アメリカでは五〇年代まで、「真実の告知（truth-telling）」が社会的に抑制されていたが、この三〇年間で劇的なシフトが見られた。ノバックたちの三大学の臨床医を対象にした調査によると、一九六一年には、九〇％の臨床医は癌の診断を伝えていなかったが、逆に一九七一年の調査では、九一％が伝えていた。アメリカの腫瘍の臨床において、情報の開示にも強い影響を与えている中心的な言説である「希望の言説（discourse of hope）」は、アメリカの精神と身体に関する観念や、個人の意志（will）が身体過程に影響を与えることができるという文化的信念に強い影響を受けていることが指摘されている。バイオテクノロジーの治療のためには、患者側の協力が欠かせず開示は必然的に必要となる。患者側のオプティミスティックな見方を維持し醸成するために、統計的数字や明示的情報を要求する患者側に対しても多様な対応が見られる。情報は着物の仕立てと同様に、患者‐医師関係のハイアラーキーの維持や個人の能力に応じて、生物学的治療の効果を巡って、さらに希望の醸成という目的に向かって仕立てられているという。コスモポリタン医療がローカルな臨床の現場でどのように文化的に翻訳・変形されているのかということも含めて、バイオメディスンそれ自体に備わっている「内的多様性（internal diversity）」や「異言語混淆」という現象――多様な声――を視野に入れてさらに検討しなければならない。バイオメディスンは、単に（知識と実践の支配的な様式として）ヘゲモニックなものであると（制度論的に）一枚岩的に捉えるだけで事足りるわけではない。

6 文化と精神療法――近代と伝統という二分法ではない文化軸による類型化の試み

1 文化を通して見た精神療法の類型化

ハワイ大学の医療人類学者のウェン・シン・ツェン（1999）は、論文「文化と精神療法――展望と実践的ガイドライン」で、文化という観点から精神療法の三類型化を試みている。この類型化は、精神療法を伝統／近代というカテゴリーの二分法的分離ではなく、連続的な配列のなかで眺望できるという利点をもっているが、一方では「文化から自由な（culture-free）」精神療法があたかも存在するかのような錯覚を生む可能性がある。実際に、ツェンは、異文化への輸出の可能性の視点から、類型①は不可能、②は修正すれば可能、③は適用可能であると述べている。③には、〝common〟という形容詞がつけられているが、いかなる場所で「通常」・「共通」なのかがあらかじめ前提されている。これを乗り越えるには、トビー・ナタン（1999）の言う民俗精神療法が示唆に富むだろう。[5]

2　文化と精神療法――「文化を適切に扱う」とは？

医療人類学者のバイロン・グッド（1998）は、「文化を適切に扱う」精神療法の諸特徴を六つのガイドラインで適切に要約している

①文化を適切に扱う精神療法家は、適切なレベルの親密さを確立し、それをうまく維持することができる。
②文化を適切に扱う精神療法家は「感情的な距離（affective distance）」をうまく取り扱えるようにならなければならない――「ほどよい美的な距離（aesthetic distance）」。
③クライアントの語りを引き出し、理解し、解釈する能力。クライアントが変化をもたらす力強い方法で彼らのストーリーを語り直すように、彼らの経験を「物語化（narrativize）」させるように助力する能力。
④文化的に独特な「苦悩の慣用表現（idioms of distress）」の内部で仕事をする能力――心理学的な慣用表現、身体的な慣用表現、宗教的な慣用表現、社会的な慣用表現、精神生物学と心理学との混合された慣用表現などの表現がその文化に相応しいやり方で適切な苦悩表現を認識し、巧みに折り合いをつける必要がある。
⑤治療の手段としてその文化において効果的な力をもつメタファーを使用する能力。
⑥文化と転移と逆転移の諸問題にうまく対処する能力――文化的そして民族的なステレオタイプによる文化的な逆転移が入り込む。転移は常に「権力（power）」の問題と不可分である。

ナタンの民俗精神医学・民俗精神分析はきわめて重要である（ナタン 1999）。彼は、西洋と非西洋の種々の「治療機械」の間の境界線上で独自の装置をつくりあげる最も創造的で実践的な次元について語る。この際、重要なことは、「機械」あるいは「装置」という概念の、その枠組み自体に対するエピステモロジカルで、再帰的な自己点検（reflexive monitoring）や分析・探求を行なうことがその必要条件とされていることである。ナタンの試みは、認識論的な多元的医療システム論を補完するものであり、具体的な実践モデルを提供するものとなっている（下地 2002）。

7　ローカルな世界とグローバルな世界の界面現象

1　文化とＤＳＭ－Ⅳ

ＤＳＭ－Ⅳは、多様性への関心を余儀なくされている、とクラインマン（Kleinman 1997）は言っていた。このことは症状や症候群における文化的民族的差異の記述における多様性への配慮や、ＤＳＭ－Ⅳの一連の「文化結合症候群」のリストの記述にも現れている。(6) これは公式的テキストにおけるクレオール化を表象している。少なくともこの分類動向には、生物医学のヘゲモニー分析の必要性と、精神医学の言説の多声化の現われと見ることもできる。

2　精神医療とクレオール化

ここまで「文化と伝統療法」を巡って、多元的医療論、「苦悩」論、行為の知などの視点から述べてきたが、「グローバルなもの（the global）」と「ローカルなもの（the local）」の界面現象への視点がミクロの臨床の場できわめて重要になってきた。図式的に言えば、一方の極に、グローバル化する世界医療システムの極、他方の極に、ローカルな臨床の世界を並置する図式である。ローカルな臨床世界に根をおろしていることと、グローバルな世界システムに取り込まれているということとの〈あいだ〉の緊張。クラインマンは、多元主義に基づく言説による精神医学的分類のクレオール化、もしくは精神科的診断のコロナイゼーション（colonaization）について重要な指摘を行なっている（Kleinman 1997）。

8　複数の医療システムの「異言語混淆性」「多声性」

クラークとホルクイスト（Clark and Holquist 1984）は『ドストエフスキーの詩学』の著者バフチンに言及して、「社会あるいは文学には、『単一の統一された言語』が存在するという幻想と、いかなる社会も異言語混淆に満たされており、言語そのものが重層的であって『個々の言説へと分裂する』傾向があるという現実との対立に焦点を当てる。［…］彼はここでも巨視的に歴史を概観し、人間あるいは教会などの制度が言語の自然な多様性と流動性を無視して『真理の唯一の言語』あるいは『正しい言語』を押しつけようとした時代を列挙する。バフチンは、彼が『社会言語生活の求心力』とも呼ぶ『中心化』の力と、異言語混淆の『遠心力』との時代を越えた壮大な闘いを跡づける」と述べている。これに倣えば、臨床家は、自らが使う言葉が求心力の言語なのか、あるいは遠心力の言語なのかということに対して自覚的であるべきであろう。「病いの語り（illness narrative）」は「遠心力の言語に満ちた世界」であり、求心的な言語のみでは捉えきれないということに、十分に自覚的であるべきである。

われわれには、ミクロな臨床とマクロなグローバリゼーションを呈する世界システム（多様な民族文化、民族主義、都市文化、国家、地球規模の通信網、世界経済、大量移民、グローバル・ビレッジ化によるハイブリッド化やクレオール化）の相互作用を表現する異言語混淆を含んだ対話の原理を実現する新たなモーラルな「医療言語」を必要としている。多文化的な診断や治療に関して、伝統療法的、宗教的、心理社会的なアプローチがもつ妥当性に関しても、解釈学的および実証主義的な双方の研究が要請される。伝統療法も、より大きなヘルス・ケア・システムのなかで、つまり、家族・救急医療・プライマリケア・近代的専門医療・代替医療・民俗医療・地域資源などの、多元的なシステムの資源のひとつとして大きな視野に入れて検討されなければならない。さらにこのシステムは、世界システムに強力に組み込まれる潮流にあり、この文脈を考慮に入れる新たな方法が要請される。波平（1984）は、「民間療法の多様化と隆盛は、近代医療が欠いている部分を補うためであるという側面と逆説的のようであるが、近代医療が日本国民にとって手短であり、かつまた高い治癒率をあげているということによってもたらされているのだとも言える」と述べた。最後に、伝統療法や近代療法の医療システムの世界にはそれぞれ、「身体化されたパラノイア（embodied paranoia）」（Frank 1995）を産むリスクや癒しのシステム自体が制度的脅威を産むリスクを孕んでいることを視野に入れ、常にどのようなシステムに属する治療者でも自己省察的であらねばならないことを指摘すべきだろう。

▼注

1——この「リゾーム状の医療システム」という表現は、私がこの論文の執筆当時に関心をもっていたジル・ドゥルーズとフェリックス・ガタリの著書『千のプラトー』の「リゾーム」という概念に反応したものである。日常の生活圏において生活民は病いにおちいると、みずからのこの事態を生き抜き乗り切るためにあらゆる手段を使う。その過程においては、正統的医療や非正統的医療の区別を考慮せずに、あるいは考慮したとしても、どちらの医療手段にもアクセスする。しかし、このような接続の仕方は、接続するその先が多様性に満ちている場合にのみ可能であるという布置が前提として必要である。その前提が破壊されれば、このようなリゾーム的な医療手段の使用法はありえないことになる。しかし、生活圏における病いの癒しへの希求は、いくら医療環境が画一化されようが、リゾーム状に触手を伸ばしていくものではないだろうか。

2——異言語混淆とは、ヘテロの異なる声たちが交差・共鳴・共振する有り様を、バフチンが表現した言葉である。ある事態を画一的な言語で表現することは、ある条件下ならばきわめて能率的で効率的なのであるが、人と人とのあいだで起きることにはきわめて効率的ではない。むしろ異なる言葉の表現の多様性とその言葉に含まれているのっぴきならない多元性に注目しなければならない。異言語混淆とは、これを個人や集団が受容することは困難であればあるほどひとつの希望となるという逆説に満ちている。

3——シュバイツァーは「密林の聖者」と呼ばれ、「生命への畏敬」の概念で知られている。「人生の艱難辛苦から逃れる道は二つある。音楽と猫だ」という言葉を残している。「痛みの共同体」は、コミュニティの再考を促す。「コミュニティとは国民国家と個人とのあいだにひろがる領野である」と捉えれば、おのずと国民国家と個人概念がコミュニティを再考する際には必須となる。再考においては人間の進化に内在すると思われる「群れ衝動」と「離群衝動」という二つの衝動の葛藤と融合・対立の省察が欠かせない。

4——現在ではいささか様相を異にしている。精神医学領域に限らず医療界において、多元化よりもむしろ一元化の方向性が強力であるかもしれない。その一方では、ＩＴ化により大衆は科学的データを入手しやすい時代となり、専門家の知識独占という事態は減衰しているが、「データ化社会」における「病いの経験」の意味があらためて問われることになるだろう。

5——ナタンの民族精神療法は、一人の患者を巡って関係する多様な人々が異言語混淆的に対話を重ねることに特徴がある。精神科医やワーカーに加えて、患者の属する文化圏のシャーマンや家族・隣人なども輪に入る。当然、ひとりの人の行く末、幸福、意志などが「主役」である。ここには、「異言語混淆」の場の創出が目指されているだろう。

6——ＤＳＭ-５では、「文化的定式化(cultural formulation)」を設けて、その概説を加え、さらに「文化的定式化面接(ＣＦＩ)」を表として、面接者、情報的提供者版への指針、苦痛の文化的概念を追記している。

2 多元性・多声性・身体性

生成に存在の性格を刻印すること——これが力への最高の意志である（ニーチェ）

はじめに

人間存在としての私たちが負う最も困難な義務のひとつは、苦しむ人々の声を聴くことにある。文化精神医学的方法と精神医学史的方法とが交叉するときに現われてくる方法のひとつに、「聴くことの倫理学」を巡る方法があると思われる。認識の次元というよりもむしろ実践の次元から、心理学者のウィリアム・ジェイムズの言う「本当の現実（really real）」、痛み（suffering）と呼ばれるものの声をいかに聞き届けることができるのかという問いに対する「身体の倫理学」あるいは「臨床の倫理学」の視点から述べる。つまり、文化精神医学的方法と精神医学史的方法の十字路において、「本当の現実」をいかに聞き届けてきたのかという多視点からの証言の歴史的分析を行う。

文化精神医学が担うものは、精神医学そのものの枠組みや自らの依って立つ場所（positioning／位置性）を分析することへの促しやその再帰性（reflexivity）を自覚的に問題化するという系譜性にある。なによりも文化精神医学を再生する道は、認識（言説の学とデータの学）の次元を射程に入れたうえでの実践（＝行為）の次元の再発見にあり、それを通じた新たな「臨床的現実」という概念の再発見あるいはその不断の書き直しの歴史的過程にあるのではないか。さらに別の文脈で、精神医学（医療）の系譜学としての精神医学史という枠組みが生まれてきた経緯がある。この動きと同時に、逆説的にも精神医学の存在基盤への問いが発せられたその瞬間にその「外部」が産出され、その領域外の「（別の医療の）現実」の現象があらかじめ排除される（foreclosed）というパラドクスが生じたが、その事態への応答のひとつの試みとして、本章の意義があると思われる。

『文化精神医学序説——病い・物語・民族誌』では、多様な「病いの経験」の多元的世界や、「臨床的現実」の「驚き（wonder）」に満ちた「複雑さ」を考察するなかから、多様な視点を提出したが、ここでは主に多元的医療システム、社会的身体（sociosomatics）、病いの体験の理念的類型という概念を再考する。文化精神医学と精神医学史の二つの領域が表象・発見しつつある地平は、多様で複数の声（バフチン 1995）をもった知識と実践の総体としての精神医療と精神医学の再発見あるいは不断の書き直しである。不可避的に単一の「医学的」声が凌駕しがちな現システムのなかで不可視となり消滅したかに見える多様な声を再発見し、その証言を生きること。そのなかから近代の正統的とされる医療というシステムのなかにもそれ自身の多元性が顕わになると同時に、一方では他のシステムの複数性という事態が顕現せざるをえない。そのような状況の記述的方法を探求することが倫理的にも要請される。

1 複数の医療システム

著名な人類学者であり、自身が脊柱の腫瘍に侵され手足の麻痺へと巻き込まれていったロバート・マーフィーは、病いを人類学的な調査旅行と比較し、自分が入っていこうとしている医療の世界を、調査のために渡り歩いてきたジャングルにも負けず劣らず新奇な世界として発見する（Murphy 1987）。このように生物医学的視点から見た疾患（disease）とはきわめて異質で、いまだ近代医療では充分に発見されていない「病い体験（illness experience）」の世界に出会ったときの「驚き」の体験を記述している。近代医療の世界においては、病い体験を発見することはきわめて困難である。

脱近代の医療の世界においては、複数の医療システムや、いまだ組織されていない非公式の自然発生的な「医療」行為集団（私はこれをメディカル・メディア・ファンダム（medical media fandom）と呼んでいる）などの多元的医療システムを認識論的に把握することが重要である。この現象をさらに強調する意味で、「医療システムの星座（constellation）」という用語を使えば、この用語で示すことは、公式／非公式であるにかかわらず、「苦痛」に関わるすべての行為（個から集団のレベルへと至る）を包摂する場所のことである。いっさいの医療システム（複数）を包む母胎（matrix）の根源的な基底材は、その名は「苦痛（suffering, Leiden）と呼ばれるもの」である。〝suffering〟は、偶発性を特徴とする苦悩・恐怖・おぞましさ・タブー死などと近似概念を包摂する概念である。

脱近代の様相が、線形的な発展の欠如と複数の声の競合を呈しようとも、さらに私たち一人ひとりが多様なものとなっていようとも、ウィリアム・ジェイムズのいう「本当の現実（really real）」（Frank 1995）である「常識的世界（commonsense world）」の基底にある「苦しみ＝痛み」は厳然として残される。その「苦しみの教え（pedagogy of suffering）」に導かれて自らの声（voice）を見出すのだが、その語る機会を与えられるには、一種の恩寵の場（語りのクロノトポス）が必要である。このような場においてこそ、多声的な声が承認されうる。医療人類学者の池田は、イマニュエル・ウォーラーステインの経済・権力・文化表象の地球レベルでの流通を支える構造である「世界システム」という概念を敷衍して、近代医療と伝統医療という理念的対立モデルを批判しながら医療的多元論を「世界医療システム」というパラダイムに節合することの意義について指摘した（池田 2001）。このパラダイムを通して見る、文化精神医学と精神医学史の接合の記述は今後の新たな課題である。シャーマニズム的風土におけるシャーマニズム的医療システムと近代精神医療システムとの接合の現場における「（近代）医療化」と「土着化（風土化）」あるいは「脱医療化」と「脱土着化」の複雑な多元化する相互浸透現象が生じることについては、私の論集を参照していただきたい。

2 治療機械と治療装置

パリ第八大学のジョルジュ・ドゥヴルー・センターの所長、トビー・ナタンの民俗精神医学・民俗精神分析における「治療機械（machine）」あるいは「治療装置（dispositif）」という概念は、誤読の可能性のある言葉だが、近代精神医学・医療の限界点を顕わにするものである。簡単に紹介すると、あるパニック発作の例で、ＤＳＭの該当ページのコピーを渡し、抗うつ剤と抗不安剤を処方して渡した場合の患者を変容させるのは、一連の「精神科医‐職業‐診断マニュアル（ＤＳＭ）・ＥＢＭ‐薬剤」から構成されている近代医学の治療機械である。あるカビリア人の家族を次々と襲った不幸（不登校、抑うつ、自殺未遂など）のため、たった一人かろうじて気力の残っていた主婦が女占い師に助けを求める例では、苦悩する家族を根源的に変容させたのは、「女占い師‐ジン（djinns）‐鉛‐大衆」から構成された一つのハイブリッドな「機械」である。ナタンは、最終的に科学的な理論の対象になりうるのはまったく「治療装置」そのものであると言明している。治癒は、治療装置を治療者と患者が共同で探求することによって始まる。ナタンの治療装置論は先の多元的な医療システム論とつながってくる。この観点からは通常の臨床の現場において、専門家集団（公式・非公式を問わない）の治療装置の「製造（fabrication）」を巡る分析、その解体、あるいは新たな治療者と患者との共同製作（解体・創造）というテーマがおそらく重要な問題となってゆくだろう。

3〈臨床的現実〉とは何か

I　臨床的リアリティ

医療が扱っている現実とは何であろうか。その問いへの応答の歴史が文化精神医学であり、その言説の変遷を分析する装置が精神医学史と言えるかもしれない。今日の医療実践において、見かけの多様性とは別に、「単声的な道具的現実（instrumental reality）」が前景化している（Good 1994）。しかし現実とは、解釈に先行するものではなくむしろ、客観的身体、生きられた身体、患者や治療者やその社会における複数の他者たちの「解釈学的実践（interpretive practices）」（Good 1994）の〈あいだ〉の相互関係のなかに存在するものであるということを、医療人類学者のバイロン・グッドたちは明らかにしてきた。医学的知識は、公式あるいは非公式・民族的であるとを問わず、象徴形式（エルンスト・カッシーラー）と解釈学的実践によって媒介された現実のある側面についての知識なのである。臨床的にも人類学的研究においても重要なことは、多様でローカルな民族的医療の世界や生物医学的世界それぞれの病いの定式化の方法や病いに対する反応の仕方、それぞれの医療の知識の生産の方法、人間の経験の形成の仕方などを研究するという好機を生かすことである。

テクスト理論で言う（物語の発生する場所である）「空所（blank）」（Good 1994）や、物語の「隙間」「抜け穴（loophole）」（ミハイル・バフチン）の概念が、近代医療においては欠如している。この「空所」において励起された認識論的試みが本章の意義である。

2　リアリティとアクチュアリティ

臨床的現実とは何か。現象学的精神病理学の木村（1994）は、「現実」を、リアリティとアクチュアリティという二つの言葉で区別することから考察を始めている。「ゼノンのパラドックス」を絶好の例としてあげながら、行為の次元と認識の次元の齟齬がこのパラドックスを発生させていると指摘している。リアリティの認識ではなく、アクチュアリティの真っただ中での行為を言語化する方法を探求する試みは、精神医学史や精神医学の領域を組み直す場合、生きた臨床の現実を捉える際のきわめて重要な認識論的作業の一つである。医療思想史家の佐藤は、医療システムを「知識のシステム（疾病論）」と「実践のシステム（ヘルス・ケア・システム）」の二つのカテゴリーに分類した。これを敷衍するならば、知識のシステムには、エスノグラフィが力を発揮する「言語論的転回」にコミットする言説の分析や、数量で示されるデータの科学が含まれる。一方、実践のシステムには、身体の技法（マルセル・モース）、ブリコラージュ（クロード・レヴィ＝ストロース）、野生の思考、ハビトゥス（ピエール・ブルデュー）などの問題が含まれる。この視点は、木村敏の試行とも通底し、近代医療を相対化するうえで今後開拓されるべき領野である。

4　新たな〈社会・身体〉論がなぜ必要か

一四世紀のルネッサンスの身体の再発見以来遠く隔たって、医療人類学やその関連領域では、客観的に計測された身体以外に、意識的身体、個人的身体、社会的身体、政治的身体（あるいは象徴的身体、文化的身体、性的身体）などの概念を駆使して、「病む身体」を巡って豊かな分析が試みられてきたが、ここでは別の視点から再考する。というのも、身体に関しては習熟していると自他ともに認知しているはずの医学において、驚くことに身体論が貧困であるということが露呈してきているからである。

I　ソシオ・ソマティックス（社会的身体）——身体と社会の分離不可能性

ハーバード大学の医療人類学者で精神医学者であるアーサー・クラインマン（Frank（1995）より引用）が、身体と文化との複雑な相互関係を際立たせる「折り込み（infolding）」と「送り出し（outfolding）」と呼ぶ概念は、きわめて重要である。彼は、文化がいかに身体へと「折り込まれている」のか、かつ反対に身体過程がいかに社会空間へと「送り出されている」のかを指摘した。今日の病いの物語論を論じる場合に忘却されがちな、〝身体が生み落とす言葉のなかに身体を聴き取ること〟が課題として要請される。したがって、病いの語りを聴くということは、物語のなかで身体が語っていることを聴くことである。クラインマンたちは、現代中国における経験的分析のなかでさまざまな症状を取り上げ、第二次大戦以前の度重なる革命から天安門事件に至るまでの半世紀にわたる心的外傷の影響を、身体がいかに記録してきたのかを読み取った貴重な論文を書いている。身体的症状は文化的外傷の身体への折り込みであるという視点は、今後ますます重要になるであろう。

2　人間の脳の社会的構築

ハーバード大学の医療社会学者のレオン・アイゼンベルグは、「人間の脳の社会的構築」という論文(Eisenberg 1995)のなかで、人間の脳は社会的に構成されており、精神医学は絶対的に生物学的であると同時に絶対的に社会的なものであると述べている。この結論は、クラインマンやフランク、マーフィーたちに連なるものであり、文化と生物学の架橋を目指す試みに貢献する概念である。苦悩の社会的起源を際立たせる「社会的苦悩」という概念は、今後実際的な焦点となるであろう。

3　身体−病いの語りの類型――「身体−物語」という概念

カナダ・カルガリー大学の医療社会学者のアーサー・フランクは、名著〝The Wounded Storyteller : Body,

Illness, and Ethics»（Frank 1995）において、「統制（予測可能性／偶発性）」対「他者との関わり（個々に閉ざされている／互いに開かれている）」、「欲望（欠落／産出的）」対「身体との関わり（分離的／統合的）」という軸を設定し、きわめて重要な四つの身体の理念型を記述している。以下に略述する。

①規律化された身体（disciplined body）――規律化された身体は、その物語を自己の生活管理（regimens）の行為のなかで語る。

②鏡像的身体（mirroringg body）――鏡像的身体はそのイメージのなかで自らを語る。イメージこそが現実である。たとえば、死の現実よりも抜け毛のイメージのほうがよりリアルである。ジャック・ラカンに倣えば、「想像界（the realm of the Imaginary）」に生きている。

③支配する身体（dominationg body）――偶発性の怒りを他者に振り向ける。たとえば、自分の病いをコントロールできない代わりに、他者をコントロールする。

④伝達する身体（comminicative body）――この身体は、理念型であると同時に理想型でもある。この身体は、この世界にあることの傷つきやすさ（vulnerability）と偶発性（contingency）を生命の基本的な偶発性の一部として受け入れる。伝達する身体は、身体-自己を統一体として存在するものと理解する。この場所では、医療人類学でいう「疾患（disease）」と「病い（illness）」の経験との間に境界線を引くことはできない。伝達する身体は、先の三つの身体と同様に伝達する身体も一つの物語であるが、その物語を他者と分かち合う点で異なる。「生命にとって逃れることのできない偶発性としての苦しみと、他者の身体に関わりたいという産出的欲望がもたらす奉仕」とを結びつける伝達する身体

は、身体の倫理的次元を表現している。ここからすべての身体の倫理学が始まるのではないか。

フランクは、以上の四つの身体をもとに、病いの語りの四つのナラティヴ・ジャンルを述べている。以下に略述する。

①「回復の語り（restitution narrative）」――「想像界」（ラカン）の病いの語り。規律化された身体と鏡像的身体は回復の物語を嗜好する。近代主義のプロジェクトには、「致死という現実の解体（deconstructing mortality）」あるいは「致死の恐怖（fear of mortality）」の排除の意志がある。「必ずよくなる（do get well）」というマスターナラティヴが「致死という現実」に直面し、もはや機能しえなくなった限界に達したとき、他の語りの形式への変容が起きるだろう。

②「混沌の語り（chaos narrative）」――回復の語りの限界点で、不安をかきたてる混沌の語りが始まる。現に生きられている混沌（カオス）の真っただ中では言葉の不在という直接性だけがある。ラカンに倣えば、縫合の不可能な穿たれた穴が不可避的に存在している。これは、私の「反‐物語（anti-narrative）」（あるいは「沈黙をめぐる反‐物語」という概念と近似している。混沌の身体は、鏡像的身体から見れば、スキャンダルとみなされる。私はバフチンのループホール（loophole／抜け道）という概念を道案内として、混沌の語りの尊厳性とそのループホールを巡る想像力の発動と物語の発生可能性について論じている。

③「探求の語り（quest story）」――何が探求されているのかさえ無知のまま、病いを（未知の）探求へ

とつながる旅の機会と捉える探求の語りの発生。そのとき，病者は自らの声を獲得する。「伝達する身体」は，探求の物語のなかで語られ，唯一の現実的な確実性である「偶発性（contingency）」を受け入れる。はたして近代医療は，オリバー・サックスの言う「魂の神経学（a neurology of the soul）」を発見することができるのであろうか。

④証言（testimony）――証言とは語ることの不可能性の臨界点において要請される行為であり，聴く他者と共にある機会は，一種の恩寵（grace）である。しかもその証言は，病いの過程で目撃してきた出来事の「平凡／単調な（prosaic）」語りの型を多く取りがちなのである。これらのカテゴリーは，病いの物語を聴くことが難しいために，聴くことの道しるべとして理解されなければならない。実際は，時に応じて語りはシフトし，病いの経験も変容するだろう。

4　身体化（somatization）と物態化（physiomorphysm）

物態化とは，文化人類学者のレヴィ＝ストロースが魔法に関して使った概念であり，また，文化人類学者の大貫（1985）が，日本人の病因観の特徴として挙げたものである。物態化の論理は，日本固有の森田療法や，内観療法の背後にある論理であり，不幸や不運を他人のせいにしないという社会的機能を果たしているという。フランクは，病いが病者の人生のなかに組み込まれる過程を，身体化（incorporation）という言葉で述べている（Frank 1995）。レヴィ＝ストロース（1972）は，シャーマニズム的治療と精神分析治療との相同性を論じる際に，「象徴効果」という概念を提出した。これは，いわゆる象徴システムと生理学的システムとの深いつながり（誘導性）を示唆するものである。身体化，物態化，象徴効果などの概念はPTSD、外傷性記憶、身体表現性障害などとの関連で再考する価値がある。

5　ロゴファニー（logophanie／ロゴスの顕現）

二〇世紀は、身体疾患のあるものが心因性である可能性を認識して「心身医学」に市民権を与えたが、この命題を逆転させて「コントロールを失った観念や感情が姿を変えて病いになるのならば、病いが観念に変わってそのものは消えることがあってもおかしくはないのではなかろうか」ということを考えた心身医学者がいた。ヴィクトーア・フォン・ヴァイツゼッカー（1988）であり、この概念を「ロゴファニー（観念の顕現‐観念化）」と呼んだ。身体症状が一つ消失すると同時に観念が一つ出現する現象のことである。先の「身体化」とは逆概念である。本気でこの概念を検証しようとしたのは、『無意識の発見』の著者であるアンリ・エランベルジェであった。彼の「創造の病い」概念は、実は近代の精神医学の思考方法の「空隙」に生まれた概念である。

6　「あなたの身体（you‐body）」の発見論的な地平

スポーツ・身体・文化の研究者のヘニング・アイヒベルク（1997）は、西洋における身体に関するケルパー（Körper）とライプ（Leib）の二元論を超えるものとして、第三の関係すなわち「私（I）」と「それ（it）」との出会いから生じる「苦痛（Schmerz, suffering）」という第三の次元の身体概念を提案した。そして西洋的思考の主流から体系的に排除されてきた「なんじとの関係（Thou-relation）」を再発見したマルチン・ブーバーの対話的原理に倣い、第三者の視点から観察され測定される「それの身体（it-body）」と一人称の視点による内側から経験された「私の身体（I-body）」とを超えた「なんじの身体（Thou-body）」という第三の次元の身体を発見している。「あなたの身体（you-body）」において、対話、社会性、祝祭性、苦痛、ユーモアが創造される。隆盛の観のある「病いの語り論」にはぽっかり開いた「空所」があり、その名を「身体」というのではなかろうか。

7　身体に埋め込まれた病の多声性

医療人類学者のバイロン・グッドが名著『医療、合理性、経験——バイロン・グッドの医療人類学講義』（Good 1994）の最終章で二一世紀へ向けての課題として取り上げる「美学（aesthetics）」的視点から述べた「美的な対象（aesthetic object）」としての疾患・病いという概念は、今後十分に考慮されるべき臨床的課題である。美的対象は、カンバスに塗られた絵の具や、楽譜あるいはその演奏に還元することはできないし、あるいは「テクストと読者の想像力を駆使した活動との間の関係」と近似している。文化精神医学と精神医学史との交差という主題も、近代精神医学という包括的システム内部の「空白（blanks）」に刺激された私の「製作（fabrication）」と言えるのである。あるいは精神医学という〝fabrique〟（トビー・ナタン）の系譜学そのものが、一つの美学的反応としての、自らの位置（positioning）に対する再帰性（reflexivity）を自覚的に客観化する行為である。精神医学それ自体も文化と脳（＝身体）との相互浸透を示す〝多元的な語り〟として顕現したものであると同時に、本質的に〝対話的なもの〟なのである。

3 風土的視点と精神科臨床——「臨床場」の問題

はじめに

1 記述問題

「臨床」という生成過程にある時間‐空間の〝場〟を記述するということにおいては、自ずと多くの問題が発生してくる。流動する「生きた臨床」の現在性とその臨床の記述との間の二重性の課題が常に存在している。急性疾患であれ、慢性疾患であれ、臨床という現象が生成される「臨床的局所場」の「記述」の問題がある。このような場を描出する言語である「記述言語」あるいは「臨床文法」を、マクロ的には、歴史的にそのつど創出してきたのであるが、ミクロ的には、生成しつつある臨床の流れのダイナミズムが一方では問題になる。この局所場を表出する言語をさしあたり「臨床的記述言語」と呼ぶならば、「臨床的局所場における臨床的記述言語」の創出ということがここでは問題になってくる。自己目的化した再現の機能の一面だけではなく、おそらくこの言語は、臨床の現場においてそのつど産出される「言語」、つまりある一回的な治療＝観察関係（言語‐身体性の発話・聴取関係）の内部から発生する「共同作品」として現われてくる、いわば「臨床語」群という側面が浮上してくるのではないだろうか。しかし他方では、いったん記述者（＝治療者＝観察者）がこの臨床の流れの記述をはじめるや否やその他の「臨床語」群は潜在化し、いわば単なる画一化された「記述言語」へと変容するという限定を受ける。発話と傾聴という根拠としての身体性に関わる臨床的相互交流から創生してくる「臨床語」の問題を捨象することはできない。

2 「原・臨床」問題

たとえば本章の「記述の時点」ということを取り上げれば、「もとの臨床」そのものがあったことが前提になっている。このいわば初源の臨床をかつてさしあたり「原臨床（Ur-Klinik）」と呼称した（下地 1995）。一般的には、この原臨床という出来事の連続の流れを事後的に切断してその横断面が認識され記述される。一方では、生きた流れそれ自体は潜在化するだろう。言い換えれば、生成過程にあった「原臨床」が、記述化の過程で、記述の外部が産出され、この外部は「言語‐外」へと排除されることとなる。ここにおいて臨床の記述の矛盾性が発生する、あるいは、この矛盾性を自覚的に生きるということが臨床の記述である、ということではないか。

「原臨床」問題に関しては、「病いの時間論」や「臨床の通時態」（臨床Toが臨床Tαに変換される過程）を視野に入れた「臨床の時間論」という視点の必要性や「臨床の空間論」についてかつて述べたことがある（下地 1995）。

3 複数の「認識系」の相互作用場としての臨床「場」

精神医学とシャーマニズムの双方が臨床の場において相互作用する臨床的経験を表出するときには、通常の医学的常用語では包摂しきれないものが必然的に残る。この場においては常にヴォルフガング・ブランケンブルクの「パースペクティヴの可換性（Reziprozität）」という事態が問題になってくるうえに、さらに治療行為に伴う別の次元の「パースペクティヴの可換性」という問題とともに、たとえば統合失調症などにおける〈機能変換〉〈アクチュアリティ変換〉との交差空間としての臨床的場の現象が重大な課題となる臨床の次元が重なっている。

ここでは異なる次元の臨床を巡って展開する複数の認識の型のインターフェイスに焦点をあてる。人類学者のクロード・レヴィ＝ストロースの以下の記述はきわめて臨床的示唆に富んでいる。

「(二つの文化が接触するとき) 実際妥協の試みは、二つの結果にしか行きつかないようである。そのいくつかのなかの一つのパターンの解体と崩壊であるか、あるいは独自の総合、他の二つのいずれにも還元されないものになる、第三のパターンの生成である総合である」(上野 1985)

二つの文化とは、近代医療文化と土着の癒しの文化であってもよいし、医師と患者の二つの文化と言ってもよいものである。二つの文化の界面に第三の文化が生成するというわけである。この第三の文化は美学で言えば、モアレ現象である。

またこの次元での臨床は、ある臨床の関与者群の「多数の物語が混淆する対話の臨床場」を構成している。複数の個人や複数の物語の多重性として、異質混在的な臨床模様を構成している。この次元は臨床人類学的観点（江口 1993／江口 1995／Good 1990／下地 1995）から、ミハイル・バフチンの「異言語混淆

(heteroglossia)」（Clark and Holquist 1984）という概念で臨床の現在性を再考してきた。臨床的現実である特定の臨床場における複数の「解釈装置（make-sense devices）」（ハロルド・ガーフィンケル）（江原 1985）（観察者の解釈シェーマを含む）の間における対話ということも臨床的課題として浮上してくるだろう。

4　「風土」場と「臨床」場

風土性と臨床との間にある密接な関連性については、現象学の観点から、現象学的精神病理学者の木村敏が『人と人との間』（木村 1972）という著書に引き続いて論じており、医療人類学の観点（江口 1993）、下地（Shimoji 1991／下地 1994）、阿部（1983）からも強い関心が寄せられている。高江洲（1983）は「南島から見た精神医学と風土」論を展開し、平野（1994）は、私たちと同様に「風土的言葉」に注目している。木村（1988）はこう述べている。

「[…]言語とは、ある共同体の風土の中で営み続けてきた『生命の根拠への関わり』の産物なのである……それぞれの『風土圏』に住む人間は、それぞれに『風土固有』の仕方で世界をノエシス的に『見分け』して、それを意識面にノエマ的に投影してきたと考えることはできないだろうか。勿論この『風土』は、一時的には自然環境であったろう。しかし、人間が共同生活を初めて形成するや（当然そのときには言語活動も始まっていたわけだが）、言語を媒介とする『対人関係』も『風土』の一部として作用することになるだろう」。

風土学の提唱者であるオギュスタン・ベルク（Berque 1986）は、風土を自然的かつ同時に文化的、通態的、中間的なものとして、〝mediance〟という概念で叙述を試み、風土という言葉を、人間の居住の意味を含むオイコス（oikos）から派生したエクメーネ（ecoumene）と捉えている。生の哲学者のオットー・F・ボルノウ（Bollnow 1963）は、空間のなかにおける人間の生の形式を「住まうこと（wohnen）」として特徴づけた。「死」の哲学者のマルチン・ハイデガーは「人間は住まうことをまず学ばなければならない」(Bollnow 1963）と強調した。

常に臨床の場は、風土の場というより大きなメタ場に包まれていると同時に、臨床の場の内部にはその風土性が包まれているという場の二重性においてである。

5　臨床世界は複数のリアリティの諸相からなる

臨床空間を多次元的観点から捉えることは、「記述の多次元構造」のみではなく「臨床実践の多次元構造」においても有効であるだろう。しかもこの多次元構造それ自体もいわゆる論理階型（バートランド・ラッセル）を異にする種々の多次元構造を内蔵するモデルとして抽出することが可能なのではないか。

①個体内のシステム論的多次元構造
②風土的次元と（狭義の）臨床的次元
③「疾病の治療（curing of disease）」の次元と「病いの癒し（healing of illness）」の次元（Cassell 1976）
④クラインマンの「リアリティ」の多次元モデル（Kleinman 1980）

⑤医療体系の多元構造（medical pluralism）（大貫 1985）もしくは「治療文化」の多層性、多次元性、または「治療文化論」（小林・日野 1994／中村 1989）的多元構造

⑥「生きられる世界のリアリティの層」（江原 1985）――身体性の世界、象徴性の世界、日常生活の世界、論理認識の世界

⑦「現実」の二義性――リアリティとアクチュアリティ（木村 1994）

医療人類学の視点から、以上の多元構造を視野に入れた江口（1996）や下地（1995）によって臨床における「厚い記述（thick description）」（Geertz 1973）が試みられている。認識面から捉えれば「厚い記述」となるが、現実の臨床の「現在」は、臨床の実践的行為の面からすれば、いわば「厚い臨床（thick clinic）」ということになるだろう。

6　風土における病い――「カミダーリ」を巡って

「カミダーリ」とは、「南島」と総称されている沖縄本島と八重山諸島、これらのほぼ中間に位置している宮古島において見られる、シャーマンへのイニシエーション（成巫）過程における身体＝精神現象である（Leiter 1980／下地 1990）。詳しくは、高江洲（1983）や桜井（1973）、そして平野（1994）を参照されたい。この巫病はこの島の臨床においてしばしば遭遇する〝banal〟な風土現象である。

このカミダーリ現象が臨床の場にインターフェイスしてきたとき、シャーマニズム的な風土的認識モデルと精神医学的認識モデルとの間に生起する「やりとり（transaction）」が決定的に重要な臨床的カイロス

が現出してくる。この交差のとき、「風土」と「臨床」は相互に折りたたまれあってくるだろう。言い換えれば、風土のなかに臨床が含まれると同時に、臨床のなかに風土性が含まれている。この臨床的時間における臨床的スタンスを以下の節で記述する。風土と臨床が相互に入れ子構造を形成している臨床の場においては、臨床の実践感覚というものはこの〝フラクタル性〟を察知することに通じている。

1 事例1――シャーマニズム的風土において「私宅監置」となった風土現象

1 ユタによる「シャーマン気質」の予言

M（三二歳、男性）は、小学五年生の頃、「生き神様」（シャーマン）から「将来、頭に電波が入る人」と予言されていた。叔母はユタ（シャーマン）である。島の高校を卒業後、大阪の電気会社へ就職したが一年後には退職している。その頃より亡き祖父が呼んでいると語り、不穏な状態であるため父親が島へ連れ帰った。帰島後も祖先の墓参りや納骨に関する話題が中心であるうえに、ユタの勧めもあって、ウガンジョ（拝所、御願所）巡りがなされた。ユタの予言で「一〇年で治る」という方向性を示されて、本人の自室が「監置場所」に改築され、家族による介護が継続されることになった。独語・空笑・興奮が認められていた。

2 シャーマンとの治療関係――風土的「行動処方」

ユタは、Mの談話に含まれているいくつかの「御嶽」の場所を共に訪れて、Mの言葉をいわば「土着の解釈体系」――あるいは「風土」の「言葉と身ぶりの系」――に沿って解読を試みている。たとえば、Ｍの語った「○○の爺さん（Ｍが幼少時に事故死）、△△で眠るな」という言葉は、「もう一つ叔母の家にも（祖父の）神棚がある、二つあることはいけない」という意味に解釈されて、「統一するために別の神棚を自宅へ移すこと」という、いわば「行動処方」が家族に「投与」された。家族はそれを実行した。

3　入院の直接契機と状態像

「監置」がなされてから七年後、父親が突然、交通事故で死亡して数カ月ほどたった頃、Ｍが監置部屋の壁を破壊する事件が起きた。この事件は家族がＭの入院を決意するきっかけとなった。

入院時の状態は、寡言・寡動・衒奇的で、いわゆる「分裂病性荒廃状態」であった。他者の接近を極度に忌避していたために、患者との接近距離を図ることに十分な配慮がなされることから関与が始まった。

4　小括

精神医療に接触するまでの約七年間にわたる私宅監置の事例である。患者の発病以来、家族はシャーマンの指導の下に十数年も介護にあたった。しかし父親の事故死により、女手だけが残され、患者に時折見られる興奮に対する家庭内介護に限界があり、入院が決意された。

入院後も家族によって、患者は、シャーマニズム的世界観のなかに包含されている「一つの存在様態」として承認され受容されつづけた。あたかも風土における「調和的渾然体（harmonious mixed-up）」（Balint

1968）が現われていた。精神科への入院は、さしあたりの「アジール性」という事態として家族には認識されていた。この事例で見られた「私宅監置」は独特の意味合いをもっていて、通常の意味では捉えることはできない。この文脈を細部には至るまで記載するには、また〝別の物語の語り〟が必要である。

2　事例2――シャーマンが患者を成巫過程へと導く

K（三三歳、女性）は幼少時から「カンダカムヌ」（神高い人、「シャーマン気質」者）と評判であった。三一歳の春の頃から先祖や神事に関心を示してユタを頻繁に訪問しはじめたが、次第に神棚に黒紙を貼りつけたり、「霊の声がする」などと語り不穏になったために、沖縄本島の某精神病院に家族により入院させられた。幻声や幻聴は消失しないまま一週間ほどで退院し帰島した。島の精神科への通院はなされず、その後も幻声や幻歌が続き、神の話題に専念していた。家族の眼前での農薬による自殺企図が入院のきっかけとなった。

1　第一回目の入院とその後――シャーマンによる「行動処方」と医療との交差

入院時は、自罰的で自傷行為があり不穏な状態であった。担当医をキリスト様と呼び、パニック状に火事だと警察へ頻繁に電話をかけていた。

母親のこの事態への対処の仕方は、まずKの状態を「カミダーリ」と解釈した。入院一日目には、早速ユタを訪問しており、儀式の〝行動処方〟（カミニガイ＝神願いの儀式や御嶽（うたき）巡り）を受けている。担当医はこの状況を把握したうえで外泊や退院についてネゴシエイトした。この儀式後からいわゆる「陽性症状」は激減し、情意減弱状態ではあったが合意のうえで退院となった。

翌年の二月、「発作の前触れがある、これまでのことはすべてユタ関係だった」と語り、この件について他人に詳細なことを漏らすと不吉なことが起きると医師に耳打ちした。さらに自分の状態は「ユタ現象」で、自分は「ユタになる運命」であって「霊媒体質」であると語った。

2　第二回目の入院とその後——「アジール」的入院

二度目の入院は、その前夜の牛の難産に恐怖したことがきっかけであった。さらに母親が見た夢が荷重していた。その夢のなかでKは髪を振り乱して疾走していたという。家族合同面接後、翌朝、退院となった。

五月初旬、「神に叩かれ」謝罪する毎日だと語る。七月、春に脳出血で沖縄本島に入院していた父親が退院し帰島した。同月中旬、「カンニガイ」の儀式後から「頭のざわめきがピタリと止まった」と嬉々として報告のために来院している。この儀式について、昔、祖父が清掃の目的で井戸のなかへ降りていく途中での転落死事件があったが、その供養の儀式が中断していたため、その再開が目的であったと語った。

3　第三回目の入院——一晩だけの駆け込み入院

八月初め、「妄想現象がある」、「分裂症だ、幽霊を見た」と不安 - 恐怖状態であった。母親が入院の翌朝早速来院し、娘はいかに「カンダカムヌ」（神＝霊の位が高い）であるかということを種々のエピソードを交えて熱心に語っている。

4　第四回目の入院とその後

半年後、警察に保護されて来院。一カ月ほど前から易怒的であったが、シーサー（魔除けの獅子像）を壊しクロトンの木（聖なる木とされている）を切り倒したことが理由であった。入院の翌日、家族が重要視していたシャーマンの判断を参考にしながら家族合同面接のうえで退院となり外来通院へ変わった。

5　シャーマンによる成巫過程への導入

家族によれば、最初からユタへの修行過程を高度な段階から始めたのが、これまでのいわゆる「再発」のひとつの要因であるという判断によって、「親ユタ」が仕切り直しに入ったという。

6　小括

いわゆる「非定型精神病」と診断された事例だが、風土の水準においては、シャーマンによるイニシエーションの過程にあった。親ユタは患者に〝therapeutic personality（生来性の治療者資質が備わった人格）〟（Dean and Thong 1972）を見出している。医療人類学の観点から見れば、「風土の文化」と「医の文化」の交差している新たな次元である臨床場が創発していたと言えるだろう。

3 臨床の多元構造

1 治癒の多次元構造

二事例は、風土的認識の観点から見れば、いわば「風土的認識体系」のなかでその〝存在の場所〟が与えられていた。言い換えれば、それぞれはシャーマニズム的存在様態のひとつとして〝承認〟されていたのである。

疾患（disease）／病い（illness）の二分法において捉えれば、精神医学的観点からは、疾患の障害の程度の深さはたとえば事例2においては深いのだが、他方、病いの次元、つまり風土の次元の観点からするならば、この事態は「風土の癒しの次元」に変換されて風土の地平においてその認識と癒しの可能性とがともに産出されていたということができるだろう。「風土性」が突出している臨床のレベルを「風土水準」と仮称するならば、この水準においては、「風土と治療する」-「風土が治療する」という臨床的流れが実感されるだろう。「治癒」にも複数の次元があると想定すれば、そのなかのひとつとして「風土的治癒（the climatic cure）」という次元がこれらの臨床の場では現象している。

風土の水準においては、「風土における（病む人自身の）ストーリーの回復」ということと他方、精神医療の水準においては、「意味づけを風土に戻す（風土化）」という技法上の問題が浮上してくる。この観点から、いわば風土技法（climatic therapeutic tactics）のモデル化をかつて試みて、Klima（風土）におけるKlimatisieren（風土化）現象を視野に入れた臨床的姿勢について記述した（下地 1992）。さらにヴァナキュラーな言葉である「風土の言葉」やいわば local epistemology および local knowledge（ローカルな知）（Geertz 1983）を含む構造として、中村雄二郎の言う「臨床の知」（中村 1992）にきわめて類似することになった、いわゆるブリコラージュする視点の臨床的効用についても触れた。

2　臨床人類学における概念群

臨床人類学の概念のひとつである複数の「解釈モデル」または「説明モデル（explanatory model）」の間におけるやりとり（negotiation）（Kleinman 1988）として変遷する臨床的過程を記述したものには、下地（1995）や辰野（1993）の論考がある。

この概念の基底には、言い換えるならば、特定の時点における特定の病む個を巡る臨床に関与しているすべての人々のそれぞれに相異なっている探求法（ethnomethodorogy）（Leiter 1980）もしくは「仮説的了解」（土居 1992）がある。敷衍するならば、この仮説的了解ということは何も医学的了解にのみ限定されているわけではない。種々の探求法や仮説群が臨床の場では多声的に現象している。医学的仮説、風土的仮説、家族的仮説などの仮設群に関するいわば「仮説感受性」――これは臨床的対話を開く「説明モデル」に関する感受性ではあるが、関与者それぞれの「経験」に関する感受性である――が、臨床の場の構造の勘所（コツ）となっている。

アーサー・クラインマン（Kleinman 1980）は、「臨床的現実（clinical reality）」というタームを提唱し、「疾病（disease）／病い（illness）とは、一つの臨床リアリティに関する異なった解釈を表現するものであり、複合的な臨床リアリティの多様な側面を表わすものであり、異なった臨床リアリティを創造するものである」と述べている。

異なる次元から見れば、提示した二事例においては、少なくとも二つの別個の「臨床リアリティ」が存在するということになる。つまり精神医学的臨床リアリティとシャーマニズム的臨床リアリティという二つのリアリティである。そしてそれぞれのリアリティは互いに異なる「医学用語」、すなわち「病いをめぐる言葉と意味の体系」を有しており、両者の体系の対話的接触面における「矛盾・対立」と「翻訳」の過程がいわば「風土における臨床」の勘所であるということができる。

エリック・カッセル（1976）は、病気（sickness）を疾病（disease）と病い（illness）の両面から捉えることの重要性を強調し、そしてそれぞれに対応している治療の働き（curing function）と癒しの働き（healing function）という別個の働きを抽出して、治療者の必須の働きの二側面とした。疾病の治療（curing of disease）と病いの癒し（healing of illness）という二つのレベルの区別を抽出して、現代の医療における顕在機能の一部たる「癒しの機能の喪失」を認識し、その回復の工夫に務めなければならないだろう。

3　病いの空間論

図１は、説明モデル（explanatory model）（ＥＭモデル）（Kleinman 1978）を援用し、事例１の臨床過程のある時点での横断面像を空間化したマップである。この図は、そのつど生成する臨床の流れが、認識的次元においてカットされた後に〝事後的〟に空間的モジュールを受けたものであると言えるだろう。ただしこのモデルは、ここではさらに広義に捉えて、サリヴァン（1940）のいう「パラタクシス的」解釈や「仮説的了解」、さらに「風土的解釈」などをも広くカバーするものであると捉えておけばより実践的である。

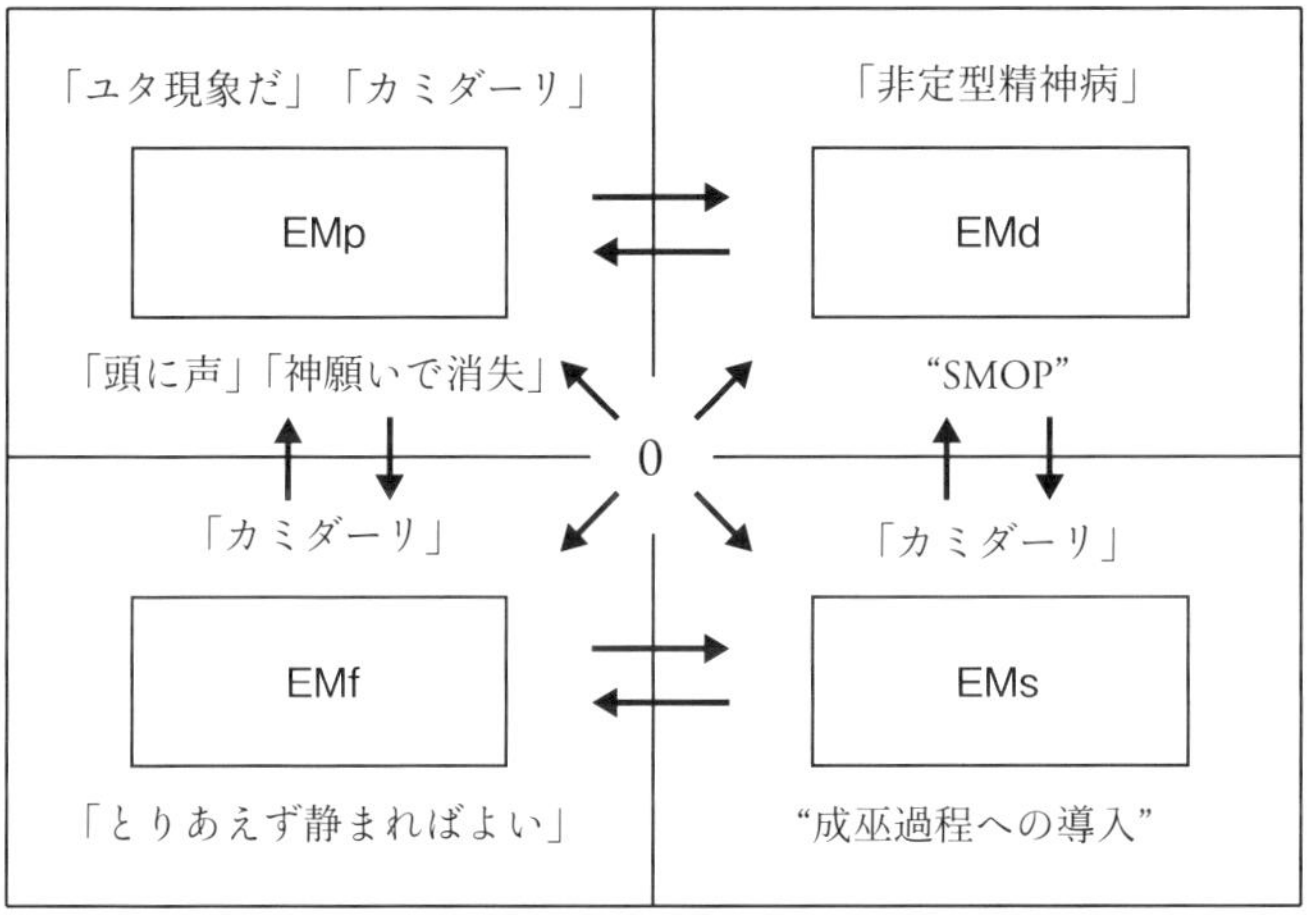

0：臨床のゼロポイント（下地）　SMOP：標準化指向型・近代医学型精神医学
（standardized branch-of -modern-medicine-oriented psychiatry：中井 1990）

図１　ある臨床過程の横断面における「EM図」（あるいは「EMの星座」）

ところで、この図の背景には、ミクロの臨床関係を包むシャーミニズ＝アニミズム的雰囲気である風土が「地」として潜在している。

EMモデルとは、ある個の病者をめぐる臨床過程におけるすべての「関与者」がそれぞれに抱いている「病気エピソードとその治療についての認識体系」である。言い換えるならば、「病気の治療に関する理論と実践の体系」をすべての「関与者」がそれぞれ抱いており、「知っていること」と「知らないこと」との間の「創造的な緊張」（Casement 1985）が多声的に展開するこれらの体系の混成系が臨床過程であることを、この図は示している。

幾何学的に表現すれば、矢印は各EM間の相互作用を表わしている。ゼロ・ポイントは、ある臨床を「臨床」として成立させている臨床の場の留め金であり、ジャック・ラカンの用語を援用すれば、いわば「クッションの綴じ目

$$\Sigma = f\ (EMp \quad EMf \quad EMd \cdots\cdots\cdots EMx)$$

$$\Sigma = \begin{vmatrix} EMp1 & EMp2 & EMp3 \cdots\cdots\cdots EMpn \\ EMf1 & EMf2 & EMf3 \cdots\cdots\cdots EMfn \\ EMd1 & EMd2 & EMd3 \cdots\cdots\cdots EMdn \\ \vdots & \vdots & \vdots \qquad\qquad \vdots \\ EMx1 & EMx2 & EMx3 \cdots\cdots\cdots EMxn \end{vmatrix}$$

※EMp＝患者の説明モデル（EM）
　EMf＝家族のEM
　EMd＝医師のEM
　EMx＝全関与者のEM
※Σ＝臨床空間。変換過程にある各EM群の函数
※数字は各EM群間の相互作用による各EMの変換の動態を示す。

図2　複数の多元的EM（explanatory models：説明モデル）群の臨床マップ

（point de capiton）」である。臨床の次元における「接合」の要石であり、端的に言えば、これが〝外れ〟れば臨床の場は解消し消滅する。他方、このゼロ・ポイントは各EM群間の触媒作用が生じる場であり、臨床的交流が生じるいわば臨床空間を交通可能にする臨床の「窓」という趣を含んでいる。

集合論的に表現すれば、図2の「多元的EM群の臨床・集合マップ」（下地1995）では、図1で示すことができなかった臨床関係のなかで変換していく各EM群の時間的変容の流れを表現している。Σ（シグマ）記号は、ある臨床過程における治療関係とともに変換し続ける複数のEM群の関数を含む臨床の時空間（クロノトポス）をマップしている。この図の勘所のひとつは、医師のEM（d1 d2……dn）も関数、すなわち場の一部となっているということにある。さらに追加するならば、Σ自体は、臨床の次元が発生する「場所」によってすでに限定を受けている。むろんこの限定には強弱の幅がある。今回の事例では、シャーマニズム的風土がその「場所」

を強度に限定している。

臨床の場は、以上のように、いわば一つの「生態系」を構成しており、治療感覚的には、「エコロジカル・チェック」が問題となる。

4 風土的治療文化論モデル――病いの風土論

二事例においては、シャーマニズム的認知系と精神医学的認知系とが出会っている空間を包含する「風土における臨床」が要となっている。「風土における癒し」の次元では、「臨床の知」(中村 1992)に倣って「風土の知」と呼称しているものを提出した。単に認識の立場からだけではなく、行為の立場からの「身体的な知」(下地 1990)としての「臨床的身のこなし(臨床的身体技法)」を簡略に示す。

①風土と(狭義の)治療構造との関連が、いわば図と地の関係(あるいは交互に交替する背景-前景関係)とみなしうる臨床的カイロスへの目ざとさを触知する。

②風土現象もしくは風土における病い(この場合は、カミダーリ=巫病)を巡って、シャーマニズム的世界観と精神医学的認識の型とが出会う接触面を記述する方法の問題を触知する。

③治療文化の多元性、重層性が生成してくる臨床過程を触知する。

実際的にはかつて以下のような「風土的治療技法」(下地 1992)を提出した(一部改変)。

● 風土技法

①多元的医療体系（medical pluralism）という臨床過程で見出されてくる「糧（resources）」に「応答可能（answerable）」であること。

②エピステモロジカルな対処法——シャーマニズム的エピステモロジーと精神医学的エピステモロジーとの〝あいだ〟における柔らかさへの感性、「〝あいだ〟にあること（in-between）」の臨床感覚。

③〝風土の言葉〟で語られる「苦悩のイディオム（idiom of distress）」（Nicher 1981）感性——池田（1995）は、『苦悩と神経の医療人類学』において、中央アメリカのメティソ社会に見られるネルビオス（nervios）——スペイン語で「神経」を指すネルビオ（nervio）に関係する——といういわゆる文化結合症候群を報告している。これは、一般的な「感情表現」語と一対一の翻訳は不可能で、そこに一貫した「民族的病の論理」は見出せず「人々がそれを通して苦悩、ひいては生活そのものを語るある種の容器＝媒体」であると述べている。

「苦悩のイディオム」とは、「苦悩する人」に対して「社会に容認された形」でその表現形式を提供するものである。まさしく「自分たちが構築しているネルビオスという表現の網のなかに、人々は入っていきネルビオスになる」。「ヴァナキュラーな言葉」（Illich 1981）、あるいは「土地で育まれた人々の苦悩を表現する言葉」との臨床的対話への臨床感覚が要となる。

④風土的臨床の過程は、二極の〝あいだ〟の円環運動という側面をもっている——一方の極は、精神医学化（psychiatrization）、医学化（medicalization）という臨床方向であり、他方は、風土化（vernacularization）、土着化（indigenization）という方向である（Shimoji 1991）。この二極の〝あいだ〟の臨床空間を円環

する臨床運動感覚は、「風土」を「察する（empathy）」こと、またはその〝雰囲気〟を捉えることを前提としている。

臨床人類学的メソドロジーとは、二重のゲームをする（二股をかける）という両立化を図るのとは別の形（Bourdieu 1987）で、いわばそれぞれの認識「界」（Bourdieu 1987）における「結合」と「切断」の双方を併せ持つための一つの手段である。

ピエール・ブルデューの言う「実践感覚」（Bourdieu 1987）に倣えば、認識論的レベルにおいては、この臨床技法とは、限界ぎりぎりまで、さらには逸脱すれすれまで及ぶ形式化の営み（ゲーム）の規則と戯れ、なおかつ規則にのっとりつづける術を心得ているということになるだろう。即興の自由は、まさにゲームそのものという制限という枠をもっている。臨床の即興性と限定性については、ジェイ・ヘイリー（Haley 1955）のいうフレーム（frame）という概念や、ウィニコット（Winnicott 1971）のいう潜在空間（potential space）などが治療感覚的には連想される。

「風土」において描写やその家族は住み込み（dwell in）、風土的に埋め込まれている（embed）。風土におけるシャーマニズム的認知システムの内部に、あたかも精神医学的認知システムが入れ子状に構造化されているかのような事態が現われてくる臨床の「時」が生来する。いわば精神医学的症候群が、風土の次元においては、風土的に是認された活動形式のひとつに変換されている事態が前景に現われてくる「時」がある。その「時」の感性が臨床的感性である。

5　臨床語——臨床の場において臨床的対話から洗練されて創発してきた言葉

この臨床語という言葉は、臨床という場のなかから創発してくるものであって、決していわゆる狭義の医学的専門用語を指しているわけではない。個々のミクロの治療現場において、原則的に治療者・患者双方の関係性の内部から共同作品として生まれてくるものを呼称している。極端な表現をすれば、この言葉は、個々のミクロの臨床が異なれば、それに応じて異なったものになるだろう。

シャーマニズムは、中井（1990）の言うように、一つの治療文化を形成する人類の早期の巧緻なインベンションである。一つの治療文化はその内部の言葉をもつ。シャーマニズム的風土はシャーマニズム的風土の言葉をもつ。そして同時に、大貫（1985）の指摘する多元的医療体系がこれらの事例性を巡って前景化している。

精神医学の症候学と風土の症候学との対話が臨床的に問題化してくる。たとえば、カミダーリという風土的診断（風土的意味づけ）と医学的診断との〝あいだ〟において生起するトランザクションや〝negotiating strategy（交渉過程としての治療技法）〟（Lazare et al. 1993）が臨床的技法として問題化してくる。

風土における神話産生機能による「しらせ」や「カミダーリ」という言葉を巡っての「（バベルの塔における）言葉の混乱（a confusion of tongues）」に起因する、マイクル・バリント（Balint 1975）のいう「果てしない押し問答（chronic haggling）に陥らないで臨床的対話を展開することが、風土への「観の眼」ということになるだろう。

要は、いわゆる風土の言葉あるいは風土のセミオロジーと医学的専門語あるいは医学的セミオロジーとの〝あいだ〟の風通しを良くすることである。

医学的症候を風土の言葉で表現（単なる翻訳ではない）することは、有徴性を無化する作用とともに「風土化」する作用も有しているときがある。風土化というスタンスは、ミクロの場におけるブリコラージュとみなす程度のほうが害は少ないだろう。ある病態をメディカライズするかどうか、インディジェナイズするかどうかの問題は、臨床過程のカイロスの問題である。

木村（1972）が批判的に論じたヘルダーの論点を臨床的に展開して、私が以前に述べた〝vernacularization〟という視点（ヴァナキュラー化の視点）からすれば、さまざまな風土（Klima）のなかで、ある病態自体をさまざまに風土化（Klimatisieren）する方向性がある。このことは、病者の観点からすれば、「病者の生活の場としての風土における風土のストーリーの回復」を意味するだろう。技法的には、「意味づけを風土に戻す」という方向感覚である。

石川（1989）は、家族療法の分野で、精神療法の歴史的流れのなかから、個人を治療する - 家族を治療する - 家族と治療する、という流れを抽出している。風土のレベルにおいては、さらに「風土と治療する - 風土が治療する」という流れが抽出されるだろう。

6　「コロス」と異言語混淆（heteroglossia）——臨床的多声的対話

臨床人類学の立場から見れば、臨床におけるミハイル・バフチンの異言語混淆的な視点が強調されるだろう。先の図は、この異言語混淆的臨床の流れを空間化したものである。

中村（1992）は、対話を支える場所としてのコロス（ギリシャ悲劇における舞唱隊）に注目して、歴史的変化に伴って対話の優位が強まりコロスの後退が見られると記している。ところが二事例においては、このコロスは臨床的に非常に重要なものであった。いわば風土における臨床とは、「風土的コロス」における臨床的異言語混淆の生成ということになるだろう。そして実際的には、このコロスというものはおそらく重層的なものではないか。風土の場を「マクロ・コロス」として捉えれば、臨床の場それ自体は「ミクロ・コロス」という次元として捉えられる。この「重層的コロス」というものを背景にして「臨床的多声的対話」の実現が臨床の課題となるだろう。

7　二重記述——精神医学的リアリティとシャーマニズム的リアリティとの重なり

現象学者のアルフレッド・シュッツの多元的リアリティ論を踏まえたクラインマンの多元的な臨床リアリティという概念は臨床の場においても有効なものである。

臨床の場は、複数の臨床リアリティで構成されているものではないか。しかし行為としての臨床実践においては、複数の臨床リアリティの「あいだ」において生起する出来事が問題となる。あるいはこの「あいだ」において別の論理階型（バートランド・ラッセル）に属する新しい臨床リアリティがそのつど創生（エマージェンス）するということではないか。しかしこの「あいだ」における過程を〝記述〟することは臨床的難問であるだろう。だが、この過程を〝生きている〟ということが「臨床」ということではないだろうか。

木村（1995）は、「生の現象学」を提唱して、生のアクチュアリティを動的・生成的に捉えることにおいて、臨床の生の現場に関与する「行為の立場」から、この行為のなかでのアクチュアルな体験をどうやって記述するか、という課題を提起している。この問題意識は、この論考の導入部分の「記述問題」と密接に関連している。

人類学者のグレゴリー・ベイトソン（Bateson 1979）は、「生きた世界」のなかでの「モアレ現象」とは、「二つ以上の律動パターンが組み合わされたとき」に起きる現象で、「二つ以上の異なった記述が組み合わさるときに、情報がいかに豊かなものになるかということを如実に示す例」であると述べている。舞踏や音楽を例として挙げているが、「生きた多声的臨床」もこれに入るのではないか。

社会学者の上野（1985）によれば、複数の均衡場の干渉と協合を通じた中心移動を、ジャン・ピアジェは「脱中心化（decentering）」と呼んでいる。一般化して言えば、「複数の均衡場が相互干渉して、均衡の中心を、そのすべての均衡場を含むような、さらに広範な均衡場に脱中心化」すること、これが「発達」であると述べている。このとき所与の均衡系は、新たに構成された上位の均衡系に対してその特殊ケースとなる。これは生の臨床のアクチュアリティを捉えるときに一つのヒントを与える。

今回の事例を巡る臨床の「場」には、患者自身のいわばベイトソンやピアジェのいう〝エピステモロジー（epistemology）〟だけではなく、その家族自体の有するエピステモロジーや風土のエピステモロジーなどが多数混淆し潜在している。それぞれが「場」の関数を構成しているのである。臨床の「場」とは、これらの接触面の〝多重性を生きる〟という生成のなかで生まれてくる。

8　サファリング・コミュニティ

文化人類学者の波平（1990）は、奄美の体験から、「親ガミ－子ガミ」のグループは、Turner（1969）が提唱した「サファリング・コミュニティ（suffering community）」であると述べている。これは「病気という体験を通して結ばれた人々が相互に支えあう集団」である。中井（1990）のいう「内治療的（endotherapeutic）」集団とはおそらくこれにあたるものであろう。それに対して現代の医療は「外治療的（exotherapeutic）」なものとされる。これに倣えば、先に記述した二事例や、石垣（1995）の報告した「カミダーリを経てユタになった事例」を包む臨床の場は、多様な度合のいわば〝endo-exotherapeutic field（内－外治療的）〟（筆者の造語）と表現できるだろう。大月（1996）が、関与観察した道東地方の「分裂病の患者たちが孤立化した状態から形成したコミュニタスという仲間集団」はおそらくサファリング・コミュニティに通底している。

藤山（1990）は、「遊び仲間（gang）」をジェラール・ヴァン・ジュネップの「通過儀礼（rites de passage）」からヒントを得たウィニコットの「移行対象」とみなしている。サリヴァンは、「親友（chum）」との「水入らずの親密な関係（intimacy）」を重視して「前思春期」の雰囲気を病棟の一角に創造しようと努めた。〝suffering〟に関連して、〝chum〟と〝suffering community〟および移行現象との関連は、さらに今後の臨床人類学的精神医学的検討が必要である。

まとめ

耐え難い体験を取り扱えるようになる前に、風土の語りを通して、風土の場のなかで生き抜いていく臨床の姿を記述しようと試みた。臨床の空間論や時間論は、あえて「生きられた臨床の現在」の記述を企図したものである。臨床の内部と外部が問題となってくるだろう。臨床の現在は、「語るということ」と「耳を傾けるということ」との相即関係によって創出されつづける「臨床」――いわば「臨床の歴史性」――という出来事と分離できない。「生きられた臨床」は事後的な「記述」と相対立・矛盾する。自らが生きた臨床の流れの内部の一構成要素でありながら、不可避的にあたかも外部から観察しているかのように「記述」する。あえて言えば「記述の事後性」という矛盾律がある。この矛盾律を抱えながらあえて「記述」せねばならないのである。記述には陥穽がある。臨床の現在の内部にあるということは、「対話の原理」に従っているということである。この論考は、「対話の原理」と「記述の矛盾律」の弁証法的問題を扱っている。

〝臨床の現在における音声としての言葉と行為としての世界〟と、〝臨床を書くこと〟としての〝記述の世界〟との間にある差異の構造という臨床的課題が前提として存在している。常に臨床の生成と消滅はこの二重性を生きている。

風土の治療の次元で語るとき、ガストン・バシュラール（Bachelard 1975）の「場所愛（Topophilia）」とは異なる次元の問題として、いわば「場所嗜癖（Toposucht）」（下地）や「場所恐怖（Topophobia）」の二極を巡る弁証法的臨床的感覚が勘所であり、〝cultural healing（文化的癒し）〟や〝cultural iatrogenesis（文化的医源病）〟（Kleinman 1980）を視野に入れた、いわば〝風土化‐脱風土化〟という両眼視の保持が必要な臨床的次元が現れるときへの臨床的感性を育むことが、風土における臨床ということではなかろうか。

追記――この論考は、精神医学・医療における「場所」の問題を主題としている。場所には、地理的な地域、臨床というミクロの場所以外に、認識の層・相も含むものである。地理的な地域とは異なる意味での風土が問題化されている。および、コミュニティ論とも次元を異にしている。地域医療でいうところの地域とは異なる次元の風土論を企図している。場所を巡ってはその場所愛とともに場所恐怖や場所嗜癖もある。狭い意味の地域愛もあるが地域恐怖あるいは地域嗜癖ということもある。医療愛とともに医療恐怖あるいは医療嗜癖ということもある。

4 文化精神医学と風土・民族・宗教

はじめに

1 自己矛盾の学としての文化精神医学

現代は、高度消費社会として、テクノロジー文明の画一性の圧倒的侵入（荻野 1978）の展開にある。そのなかで「精神医学の現在」は、文化、制度、政治・経済などが纏綿する複雑系として現われている。「臨床する」ことは、「複雑系としての臨床の現在を臨床すること」に参入することではないか。臨床の位相において根源的に身体と言語が重要なものとなる。この位相では、「臨床の対話性」が主要な基底音となるだろう。文化精神医学はひとつの位置固定した領域としてではなく、定在と漂流を往還する潮流として、歴史的に連続と非連続（分離）の自己矛盾（antinomy）を内在している。文化精神医学とは、自己矛盾の学であり、無名性‐無限性の学である、と呼ぶしかない「何か」[1]である。

2 精神医学という複雑系（マトリックス）

生物学的精神医学、現象学的精神医学、社会・文化精神医学、精神分析等々は、それぞれの「対象」を想定している。すべての領域はその対象を構成することによって、ひとつの「領域」となる。「精神医学」はその「対象」を構成するが、さらにその対象の分岐によって異なった領域に分岐する。精神医学を分母（matrix）として、それぞれの「対象」を規定する多様な分子（subculture）が誕生する。精神医学という母体そのものの対象の定義は実はあいまいなものであるが、その不確実性にこそ「対象」の本質があり、その本質とされているものは一種のタブーのようなものであるが、その分母それ自身を対象とする領域をとりあえず、文化精神医学と呼びたい[2]。「総体的な精神医学領域は、その内部に複数の亜領域を内蔵するマトリックスであり、それぞれの亜領域はそれぞれの対象構成を行なっているが、これらの多領域間には価値の有意差はない」。だが、あるとすれば、臨床の状況の如何によるか、みずからが参与する領域のなかで係わるいわゆる専門家の視点の如何によるだろう。

3　対象化とユニークな存在

対象化の行為によって、同時に対象化されざるものが生じる。「対象化から漏れ出るもの（過剰）」、それは「ユニークな存在」（患う人の経験する身体）ではないか。リアルな病い体験、経験の主体としての身体は、医学的な対象化の形成過程からは排除される傾向にある。にもかかわらず、あるいは必然的に、その過剰な領域あるいは対象化過程において空いた「穴＝隙間」は、仮定法化された物語が発生する場所である。

4　精神医学・医療領域の発生神話

精神医療領域の創生の歴史「起源」に無知なまま，この領域に棲む者たちは，この領域に課される行為を行為する者たちである。「領域」というものは，対象化の行為によって位相化されて構築されるが，その原初的対象化行為の初源性に，現関与者は無知な位置に置かれている。自己が所属する領域の起源に無知なまま，病いというものに立ち向かう現実の医療スタッフたちの「実践知」とはどのようなものかが問われねばならない。領域という位相には，歴史的な「定義の政治学」や「科学技術の歴史的蓄積」が纏綿としている。バイロン・グッドは『医療・合理性・経験』(Good 1994) のなかで，「道具的合理性」や「解釈学的実践」について詳述した。病いが個人的，社会的現実として形作られる『形成過程』(formative process) が焦点である。「個々の精神科医は，自らの存在を規定する〈未知〉の領域に，ある日，足を踏み入れ，この領域に〈受肉〉し住人となる」という側面と，他方では，この位相空間の構成要素としてこの空間の「形成過程」にも主体的に参画するというループ関係にあるだろう。精神医療の世界への参入者はまず，他者の言語を身体化（受肉）しなければならない。その他者の言語である精神医学の言語の背景には，文化の言語，宗教の言語，風土の言語，制度の言語などの異言語が混淆し蠢いているだろう。病いの語りは，異言語混淆の位相で語られねばならないのである。

1　位相空間としての「臨床の場（トポス）」

仮説──位相的思考

リアルな臨床的な現実が問題である。人間は、複雑なものを単純化してみずからが理解可能な一貫性をもたせること（思考の経済性）を企図するが、それゆえに、それぞれはみずからの関心に対応して学的領域（位相空間）[3]を形作る。領域は一度つくられると、自律的に運動を開始し自己目的化し自己完結性を求めるだろう。精神的病いに係わる者は誰でも、この空間に「住まう（whonen）」ことになる。われわれはある何かの位相に〈受肉する〉（住まう）とともに、その位相の構成に参与する。精神医学もそれ独自の対象を構成する一つの位相である。その内部ではさらに独自の対象を形成した亜領域が多様に分岐し「位相化」するだろう。

精神病理学者の木村敏の論理は、きわめて位相的なものではないか。木村の論は難解だとされるが、位相的な視点を導入すればどうだろうか。木村は、現象学的精神病理学、心理学的精神医学、生物学的精神医学は「別のレヴェル」にあるものだと述べた（木村 2010）。「別のレヴェル」という言葉に注目すべきだ。生命論的差異、リアリティ・アクチュアリティ・ヴァーチュアリティの異なる時間性、集団主体性と個々の主体性のあいだ、対象化と対象化不能などの論理展開は、すべて「根源的な差異」を巡っている。その論理の基底にあるのは「位相的な思考」ではないかと思う。ヴィクトーア・フォン・ヴァイツゼッカーの「機能変換（Funktionswandel）」概念も同様なものではないのか。中井（2004）は、「精神療法は科学ではないが、それは精神医学が科学でなく、いや医学（近代医学）が科学でないのと同等の意味においてである」と述べた。科学の方法は、徹底的に対象化したモノに対して適用するものであって、一方では医学は、徹底的に対象化することのできない「相手」があるから、科学ではありえないと言う。モノ化を逃れる相手に向き合う術を、生の現実と相渉る「実践知」と中井は呼んだ。精神療法は科学とは「別個のもの」であり、精神医学さらに医学一般が科学とは「別個の」、現実との対処法なのだ。ハリー・スタック・サリヴァンのセルフ・システムや、解離論、頭と身体のホメオスタシス論にも、「位相的」な思考が基底にあるのではないだろうか。「解離力」は一つの「位相力」だろう。解離性障害の研究者フランク・パトナムによる「行動状態空間」「状態移行」などの観察を見れば、「位相力」は、言語の発生と系譜を同じくする人間の脳の進化過程の産物ではないか。

精神の病いを巡って多様な位相空間が構築されるが、それぞれは不均質だが共存しているという自己矛盾を孕んだ場（「精神医学」というマトリックス）を形成している。位相の場の異種性という認識的切断に覚醒しつつ、それぞれの位相が有する「ドクサ」に身体化しつつ、同化と異化、コミットメントと自己相対化の相互的ダイナミズム（「パラドクサ」）を自覚するということである。生の秩序（「ピュシス」）からはみ出した文化の秩序（過剰な意味）という認識や、ジャック・ラカンの三界（象徴界、現実界、想像界）なども位相的なものとみなすことができる。(4)

2 精神科医と「他者の場所」

精神科医が行為する場とは、「他者の場所」である。自らが〈住まう〉精神医学・医療「領域」の起源と歴史的由来について「非知」の位置に立っているからである。精神科医は精神科医と「なる」。自己の身体の延長のように用いる診断体系や、治療システムの起源に無知なままで、その場所の内部に位置している。私たちは、自己が所属する場所の根源性について無知なままその空間に「受肉」している。これが「自らが所属する場や専門性の『根拠の起源』を知らない」ということの意味である。「私が診断し処方するが、その認識と行為の根拠は『他者』の場所からやってくる」のである。

3 徴候を読む

I 精神医学と解釈学的実践

医学的知識は、象徴的形式と解釈学的実践（interpretive practices）によって媒介されたリアリティのある側面についての知識である（北中 2013）。物質的・自然的・肉体としての身体、生きられた身体、観念（像）としての身体と、患う人や治療者や周囲の人々の行なう解釈学的実践のあいだの相互関係のなかに、病いのリアリティは動態する。私たち精神科医はそれぞれ、医学的領域や病いの経験の世界と相互行為を行いながら独特な仕方で、病いの現実を、定式化し、理解する、解釈学的実践の真っただ中にいる。バイオロジカルな視点がもたらす輝かしい未来、科学知への希望にあふれていたアメリカ精神医学は、遺伝子や神経科学の疾患の「原因」解明によって、その分類の根本的再編成がなされるはずであったが、DSM-5の編集は、ヒトゲノム研究の結果が芳しくなかった事情を反映して、途中から迷走をしはじめ、刊行時すでにヴァージョン5.1への改定に向けた議論が出されているという混乱を見せているという。

2　医学と不確実性

診断体系、治療のアルゴリズム、先端技術、治療施設、そして原因と治療のシステムなどの社会的装置を装備する医療空間は開拓されたが、その確実性そのものはおおいに揺らぎ、医療における「不確実性」は、世の人々の意識に上るようになった。しかし、医学の不確実性は、医学の存在の本質にかかわっており、その部分からこそ「語り」や「想像力」が発生するのではなかったか。医療人類学者の中川米造は、医療の不確実性はマイナスなのではなく、絶対的な確実性がなく不確実な部分があるからこそ、そこに「希望」が生まれると述べた。狭いながらも存在する未決定部分こそ、可能性が開かれる部分であり、そこにこそ医療の本質がある。医学とは、未決定部分、不確実性を巡る技術（アート）、対話（ダイアロジズム）であり、そこにおいてこそ希望の語りが生まれる。

3　不確実性と徴候解読――「不確実性に感受性をもった医療」

臨床の現在の場所は、未知のもの、不可知のもの、予期せぬもの、非日常的なもの、苦境、時には神秘的なもので満たされている。不確実性は、想像力を刺激し、「病いの徴候を読む(5)」という反応を呼び起こす。

「科学的根拠に基づいた医療」は病いのリアリティにおいては、こう言ってよければ「不確実性に感受性をもった医療（uncertainty-based-medicine and uncertainty sensitive medicine）」という視点から再考される必要がある。

ストーリー（語り）はプロットを内に含みながら、言葉にならないものをなんとか形を成すものに形成しようとするが、そこには多くの隙間（穴、ギャップ）が開いている。その「隙間感受性」（いわばギャップ感知能力）によって徴候力（徴候を読み解く潜在力）が活性化される。徴候力とは、創造的想像力に満ちた反応のひとつであり、人間に進化的に存在する「仮定法化する」潜在力とも関連があるだろう。病いによって破壊された日常世界は、プロット化によって、新しい意味の世界へと開かれる可能性をもつ。しかしそれでもストーリーには新たな穴やズレが生じ、また新しいストーリーへの可能性が開かれる。徴候解読行為は、最重要な臨床力のひとつである。この行為は、神経経済学、脳科学領域などで注目を集めている不確定性の処理に関するメタ認知と深く関連しているのかもしれない。病いの認知精神病理研究のみならず、専門家である個々の精神科医のメタ認知力、さらには歴史的に形成されてきた由緒ある精神医学領域もこの視点から検討される必要がある。

「不確実性」は「徴候解読力」とともに新たな研究領域とならねばならない。ルネ・フォックスは、「医学教育は、不確実性の訓練である」（Fox 1957）と言った。

4　傷は物語を開く

なぜ人類はストーリーを語るのか。心臓発作と癌を経験しているアーサー・W・フランクは『傷ついた物語の語り手』で、語りの諸位相について述べた。病いは患う者を物語へと呼びかける。回復を望む語り、プロットの欠落した混沌の語り、苦痛を伝達する旅としての探究の語り、そして証言としての語り。聞く者は証人となることができるだろうか。苦しみが他者に向かって語り（非-語りという語りも含む）を通して開かれたものとなるとき、患う人の再生が始まることができるのだろうか。ストーリーは多重化する——病人、家族、医者、周囲の人々、文化、宗教が語るストーリー、そしてそれぞれのストーリーの相互作用によってさらに、新しい意味と物語へと開かれていくのだろうか。しかしすべての語りにはそれでも穿たれた穴がある、それは身体そのものとして、決して言葉に把捉することができないものであり、それは一方では新たな物語の可能性を開くものでもある。

5　対話の証人

「精神科医をする」ことは、ひとつの「ブリコルール」（器用人）の行為であると言えるだろう。歴史的段階に係わる手持ちの手段と道具と材料でやりくりするからである。構造人類学者のクロード・レヴィ＝ストロースのブリコラージュ（器用仕事）という概念は、ハイテク化した医学の世界においてこそ重要性を増している。

近代化によって脱魔術化を達成したかに見えたが、現実には「超医療化」という再魔術化が全面化しつつある徴候がある。ギリシャ由来の「メティスの知」も、超医学化した現代においてその覚醒を待っているだろう。それには「他者」（相手、構造）との対話を維持し、その対話の証人（witness）（Frank 1995）となることが基底となるだろう。

4 臨床・贈与・ファルマコン——贈与領域としての精神医療／ファルマコンとしての贈与

「他者」とは贈与するもののことだ。「診断する以前」に、すでに診断‐治療体系が先在しているという意味で、診断体系は一種の贈り物である。処方薬も「他者」（歴史）からの贈与だ。臨床は贈与の循環である。「人類が行なう臨床行為とはすぐれて贈与の行為である」が、その贈与物には、「ファルマコン（薬にして毒）」が宿っている。「臨床の現在（臨床のトポス＝位相空間）」とはまさに、治療者も患者もともに、精神医療領域そのもの（位相空間）の創出という「贈与の一撃」の事後の出来事なのである。「贈与としての医療」という位相空間があらためて再考されねばならない。(6)

5 物質と意味——メタファーはファルマコンである（治療効果と有害効果）

メタファーの力、認知行動療法

脳科学、遺伝子分析、精神薬理学が扱う「物質」を探求する場合にも、あの「メタファー」の力が働いている。人類学者のフェルナンデス（1971）は、医学的メタファーは私たちを「動かし」うると語ったが、その意味でメタファーは物質化する。メタファーによって、混沌とした心身に偶発的に来襲する得体のしれない不気味な「それ」（it, es）は、「名付け」によって、意味を獲得し、人間の手によって制御可能な病いへと「位相変換」される可能性がある。(7)

人類学者のレヴィ＝ストロースは、「象徴的効果」[8]を論じ、パナマ共和国のクナ族に見られたシンボル的次元のもつ治療効果に注目した。シャーマンは難産を助けるために、歌謡を通じて生理的主題と神話的主題を往還しながら、混沌とした生理変化と状況に対して言葉を与え、言語表現へと移行することによって、妊婦が経験することを秩序ある可知的な形式で生きることを可能にした。歌謡は病める器官に対する心理的触診や観念の触診となり、器官の触診となった。シンボルと身体の影響関係は、アーサー・クラインマンの社会的身体（socio-somatics）やモーリス・メルロ＝ポンティの「受肉＝住まう」概念と通底している。シンボルやカテゴリーは身体に〈受肉〉する。認知行動療法などの精神療法、語りなども、民族学的儀礼的効果と系譜を一にしていると言えるのではあるまいか。

6　意味づけと精神医学——意味と共同体（象徴的癒し）

宗教人類学者のミルチャ・エリアーデは『永遠回帰の神話』のなかで、苦しみは常にその解説を待っている、と述べた。人間は苦悩を「意味あるもの」とするために、文化的な表現形式し呪術宗教を発達させてきた。クラインマンは、「象徴的癒し」を実現する四つの構造的過程を見出した。

第一段階——個人的経験と社会的経験の文化的意味における象徴的架橋の存在。身体と社会が結合する次元—社会身体的（socio-somatics）結合。

第二段階——個人的な苦悩の問題の文化的意味への再定義。

第三段階——臨床的リアリティにおけるシンボル操作。
第四段階——個別化された象徴的意味の変容の現実化とその確認の過程。

象徴的意味には「意味の政治学」という力学が働く。現在、精神医療で強調されているノーマライゼーションやエンパワメント、アドボカシー、当事者と専門家のパートナーシップ、ユーザー参画などの概念は、意味と社会的なものの〈あいだ〉における関係性の〈位相〉における謂いを、それぞれの視点から表象したものであると思われる。

7 風土と精神医学

1 風土とコミュニティ

グローバル化の時代において、風土を語る意味とは何か。風土概念はコミュニティ概念の基底にある。臨床哲学を提唱した精神病理学者の木村敏は、風土を、人間の生活の場としての自然とみなし、文化は、生活者としての人間がその生活の場である風土とのあいだで、いわば風土の物質的側面とのあいだの「界面現象（interface phenomenon）として展開する営みであると述べた。今日、「絆」という言葉を強調するコミュニティ概念とは趣を異にするものである。風土とは、ある出会いの〝arglos〟な雰囲気（atmosphere, Klima）あるいは自分の周りに人が作る星座（constellation）のような「何か」を意味している。

2　風土と社会的包摂

近年の「共同体の解体」は、「風土性」から再考されねばならない。風土学の提唱者オーギュスタン・ベルクによれば、私たちの存在は、二つの半球に分かれており、片方の半球は「風物身体」であり、もう一つの半球は「動物身体」である。現在、喧伝されている地域復活という視点には「風物身体」的視点が欠如しているのではないかという疑念が生まれる。風土は風景でも環境でもない。風土性の視点から見れば、人間と文化と自然との影響関係を強調するだけではなく、生きている個人は、その生きている土地の気候の変化や社会のありかたの変化や人々の世界の捉え方の変化に強く影響を受けている。それは認識の次元ではなく、実践的・行為的次元（位相）にある。文化精神医学から言えば、一人の個人の「病気」は、その個人が生きている土地や風土に共に生きている周囲の人々による承認や意味づけと深い影響関係がある。社会的包摂やスティグマなどの概念は、あらためて風土性の位相からの再考が必須である。

8　トランスと精神医学

1　多重化する境界線と精神医学

脳科学の高度化、高度技術社会において、民族や文化を巡る「トランス」という意味が政治社会問題化している。病気の診断や治療の実際は、国家、民族、文化、階級、貧困、性、年齢などの境界線を巡ってその知の再編が急務である。増殖する境界線を越えることの要請から、それぞれの領域の語頭に「トランス」という言葉を付加すれば何が見えてくるのだろうか。ＤＳＭ診断分類体系の使用に際しても、付録的な位置づけではあるが、文化や民族の差異に対する感受性が要求されている。実際には、掌サイズのマニュアル本には、この点は省かれ、多くの現場の臨床医の目に触れることはないだろう。

２　トランスする精神医学

現在、精神医学領域は対象の違いによって多領域に細分化しているが、古典的な亜領域分類をはるかに超える勢いで、今日では、文化神経科学、文化遺伝学、美容神経精神医学なども領域化してくるのだろうか。これは単なる専門の細分化ではなく、一種の精神医学の解離現象化なのではないか。トランスの言葉の使われ方が、多重化し変容しつつある(9)。

３　超精神医学化・精神医学の政治社会化

精神医学の領域は、人類のすべての問題の精神医学化を欲望するかのようである。歴史的には「脱施設化」「脱医療化」「脱精神医学化」が進められているかに見えるが、むしろ逆説的に、脱医療化の極限の姿として、「超医療化」への転化の徴候の微臭がする。日本における新型うつ病の流行、先進諸国における発達障害の問題化、さらには、あらゆる精神障害のいわゆるＰＴＳＤ化にその徴候が垣間見えるのではないか。難民・移民問題などの政治社会的問題と精神医学とが遭遇する境界領域にもある徴候が繁茂しつつある。「政治社会的問題の超精神医学化」と「精神医学の超政治社会化」は事態の両面の現われではないか。

9　宗教と精神医学

1　シャーマニズムと文化的カテゴリー

私が経験したシャーマニズム的風土において、精神医学の次元では統合失調症と呼ばれる患者を、シャーマンは文化的にカテゴリー化しつつ、家族や参加する人々を集合した協働的な解釈を加えながら、人びととの協働的な意味の交渉の実践の流れを新たに創りだしていた。患者の存在は、風土の意味の体系に位置づけられ、語りは、「風土に意味づけられた苦悩の慣用表現（idioms of distress）」を帯びて、風土のなかで共有化され、複雑だがユニークな物語が構築されていった。

2　高度消費社会・宗教・語り（ナラティヴ）

テレンバッハはあるところで、人間に超越可能性を与える希望は信仰を生み出す宗教的なひとつの素地であるが、メランコリーの患者は、超越能力を失っていると述べ、ヴィクトール・ゲープザッテルはそのことを「基底的生成抑制（basale Weldenhemmung）」と述べていた。だが、逆説的に、この窮極の立場に置かれたときこそ、あの真の希望が生じる事態でもあるとも述べている。

マックス・ウェーバーの『プロテスタンティズムの倫理と資本主義の精神』の「選ばれし者」と「呪われし者」の二元論と、禁欲的合理主義の宗教的基盤の衰退に伴う「精神のない専門人、心情のない享楽人」の登場から、現在の高度消費社会のなかで、宗教と精神医学の領域との接点に何が起きているのだろうか。

現在いまだに宗教対立や民族対立が激化しているなかで、医療人類学者のバイロン・グッドが言うように、「道具的合理性」が神話的なものの場所を占有しつつある。患う人の病いの語りと専門家の語り、さらには宗教の語りとのあいだに激しい化学反応がこれからも起きるだろう。批判、賞賛や期待の渦中にある専門家の言説は、実は一枚岩的なものではなく、その内部には位相の違う語りが重なり合っている。医療状況は、「病気の偶発性や必然性に関わる医療実践のなかで発生する不確実性の不可避性という問題を孕んでいる臨床的リアリティ」という問題が深く関連している。近代医療批判や脱医療化の風と、その逆説的転化である「超医療化」の風は、宗教の世界でどのように吹いているのだろうか。「道具的合理性」という疾患分類体系やその記録および治療のための組織的な様式が、世界に意味を付与する解釈格子（grid）となり、現象学者のウィリアム・ジェイムズの「至高なもの」としての「日常の世界」という領域へ侵入することにより、人間の経験のなかにおいて「神話的なもの」「救済論的なもの」の場所を占有するという脅威はひそやかに進行している。はたして「神話的なものの場所」の復活の日はあるのだろうか。生物科学は、現代文明における「道具的理性」を行使し「救済をもたらす」場所となりつつある。

3　大脳の美容術、集団的身体のリスク化

自己の身体への過剰な関心と救済論の奇妙な混淆とともに、肉体としての身体のリスクへの関心、「身体改造」の医学的技術の高度化への期待が伴走している。国家レベルでは、集団的身体のリスクが焦点となっている。肉体の身体改造のみではなく、大脳の薬理化学的なコスメティックな介入（いわば「大脳の美容＝化粧術」）の徴候も見える。[10] 身体のケア、「魂の救済の精神薬理学」、障害のビジネス化による社会

的包摂（障害の商品化）などが徴候化している

その一方では、当事者研究に象徴されるように、当事者自身による当事者の病気の「研究」が、医学に対して影響を与えはじめている（美馬 2012）。「当事者研究を研究」する領域が注目されているが、実は患者の語りや「思想」は、医学的言説に歴史的に強い影響を与えてきた。専門家集団の言説と患者の言説は相互に影響し合う循環関係（ループ効果）にある。私が体験した宮古島のシャーマン文化（下地 2001）やターナーのンデンブ族に見られる苦悩の共同体（a community of suffering）、タイのＨＩＶ感染者およびエイズ患者の自助グループに見られる当事者の生存の技法を追求する実践的コミュニティの動きのなかにそれを見ることができる。

4　宗教と文明

ジャカールは『内面への亡命――分裂病質と文明』で、宗教（religion）という語を、その語源的意味、すなわち人びとを相互に結びつけるもの（〝religion〟は、「結びつける」を意味するラテン語〝religare〟に由来する）という意味で捉えるならば、私たちの社会が病んでいるのは、それは、私たちの社会が、宗教的なもの、聖なるものの意味を失ったからだと述べた。知性の象徴であるカタツムリの触角は微かな危険（リスク）に直面すれば、ただちに内に引きこもる。現代文明における個的実存である人間は、身を守る隠れる場所をどこに見出すのであろうか。内面への亡命か、幻覚の諸関係のなかへ、なのだろうか、個人の想像界、あるいは集団的想像界の内部へ、なのだろうか。ジャカールは、宗教的なるもの、聖なるものは、密室の孤独の空間においてではなく、集団のなかに、人々の愛の交わりのなかに存在しうるのだと結論した。しかし、リスク化した集団的身体の統治の出現を現代の潮流とみなすならば、単純な孤独の解消を期待する集団帰属はファルマコンとして現われざるをえないだろう。「文化に潜む不快なるもの」（ジークムント・フロイト）、あるいは「共同的観念の位相に潜む不快なるもの」を忘却してはならない。

おわりに——身体と物語

現代文明の潮流と臨床世界の出会いの場において、身体の統治、病気や健康の統治、微細なリスクへの過敏なほどに怯えるセンサー（カタツムリの触角）の鋭敏化へと向かうベクトルが潮流化しているのではないか。言語論的転回、物語論的転回を経て、現在では、リスク化した身体を巡るリスク論的転回が顕現している。リスク化される身体とともに、リスク化される精神（脳）が社会的に争点化される。身体のガバナンスの先鋭化とともに、一方では個々の語りの過剰化が同時進行する。「精神の自由」（語りの自由）の影に、脳や身体のテクノロジーの高度化の歩みが速い。

ＤＳＭ‐Ⅲは、精神医学的分類において特定病因論を破棄したが、それは医学の確率論的システムへの移行の波頭のひとつにすぎなかった。いわばリスク型疾病モデル（美馬 2012）への移行である。もっとも特定病因論・病態型疾病モデルは混在する。ＰＴＳＤ障害はその典型例である。ＰＴＳＤは、「特定の原因」を指さしている。実際の場面では、具体的な「原因探し」に終始する。ゲノム医学によって遺伝子の絶対的決定性に修正がなされ、エピジェネティクスという概念で、遺伝子の発現と環境要因との後天的影響関係が注目されて久しい。うつ病や統合失調症の初期介入研究への関心の移動や、発症以前の研究への再シフトは、精神医学領域における新たな「リスク医学的転回」と見ることができるだろう。リスク化社会は、計算不可能なものは、計算可能なものへと、「数字化」する深い「数字化への意志」を胚胎している。

「徴候を読む」（徴候と実践）こと、それは未知性と不確実性から始まる。徴候論とリスク論とは異なるものである。徴候の実践知とリスク化した臨床の差異と類似はあらためて再考する必要がある。〈リスク化した身体（脳）〉と〈リスク化した臨床の現場〉という視点とともに、リスク化した臨床の場における「語り」の可能性が先鋭化するだろう。その際、脳、遺伝、文化、宗教、民族、年齢、性などの生と死に係わる動態は、精神医学領域において〈新たな姿〉として現われてくるだろう。新たな姿は、倫理的な想像力と危機や不確実性にあふれる現実的・人間的な体験の場の〈あいだ〉において創発してくる真にかけがえのないものに立ち会うことによる変容から現われてくるだろう。

病いを巡る診断と治療の医学は、「未知」・「無知」から始まる。危機と不確実性が潜在するリアルな医療の現場において、たとえ無力・微力であっても、倫理的創造的想像力を研ぎ澄ますミクロな対話のなかにありつづけ、部分的になぞることから始まるプロセスのなかにありつづけ、ついには「非知」に終わらざるをえないかもしれないが、〝対話〟は決して終わることはない。

▼注

1――「文化」とは、生物的次元と文化的次元の二分法における文化ではなく、この双方が由来する根源的場所である「生命」の創発現象として捉えられている。その一方で、精神医学のみならず科学そのものも生命活動の顕現であるという視点から、精神医学や科学も文化現象であるということができるのだが、同時に、文化精神医学や現象学的精神病理学と生物学的精神医学はまったく異なる次元に属しているという立場なのである。

2――文化精神医学という言葉は、従来の比較文化、超文化、比較民族、トランスカルチュラル、メタ文化などとして追究されてきた歴史的流れに属しているが、文化ニューロサイエンスなどの微妙な展開を遂げつつあることは付記しておきたい。

3――「位相（phase, topology）」という言葉は、人間がある一つの論理の筋道をたどるものとして理解する場合には、論理のある抽象度をもっているという理由から導入した言葉である。「水準」も近似的である。抽象度の混同によって、精神医学・医療の昨今の混乱が起きている。集合論（set theory）に倣えば、ある全体集合Ｍのなかでは、条件を変換すれば、ある部分集合Ｎは別の部分集合Ｎ２に変換する。精神医学領域では、精神の「異常」という全体集合（basic matrix）の内部で、ある条件により、部分集合相互間の変換がありうる。文化、社会、時代によって、あるいは分類システムを操作する視点という条件が変化すれば、それまでの部分集合の群は、それぞれがその「姿」を変じ、それぞれが連鎖状に変化するだろう。時代による病気の出現頻度の違い、その症状構成の違い、病気の新出現、国家や風土、宗教の違いによるカテゴリーの相違、たとえば多重人格の時代による増減・消滅という歴史的変遷にはなお謎が多い。「全体集合というセットの発生そのもの」という認識的課題は普遍的な問題として残る。「全体集合」それ自身も、ある状況では部分集合と化す。ＤＳＭ診断体系という位相の出現機転はまだ十分に歴史的問題とされていない。

4――『共同幻想論』を書いた吉本隆明は、人間がこの世界で取りうる態度、この世界と関係する全観念の在り方を、「共同幻想」（国家、法、宗教など）、「対幻想」（家族、性に係わる）、「個人幻想」という位相が違う三つの領域を論じた。吉本の位相論の要所は、集団の心（共同幻想）と男女のあいだの心、家族（対幻想）とが、まったく違った水準に分離したとき、はじめて対なる幻想のなかに個人の心（自己幻想）の問題がおおきく登場するようになった、という点にある（『共同幻想論』p.176）。精神科医の森山公夫は、この分類をもとに、精神障害の新たな位置づけを試みている（『統合失調症——精神分裂病を解く』p.67）。中井の提唱する、「普遍症候群」「文化依存症候群」「個人症候群」という三分類も、位相的思考の視点から解読可能である。ローカルな臨床の現在における相手との対話の関係性のなかで、人間は言語に住まう（to be in language）如く、「人間の位相的思考も言語に住まう」のである。ベイトソンやラッセルの論理階型の概念も同様に、位相力の顕現であると言える。

5——ただし、ここで使用した「徴候」という言葉は、すでに既知と化した精神医学的症状の徴という意味ではない。ストーリーの「穴」への感性のことである。未知性、非知性によって喚起される何ものかのことである。医学・医療における「不確定性原理」「対話の原理」を真摯にかつヒュブリスを超えて共有する必要がある。文字通りそれは人間性の悲しさおよび、いとおしさの「原理」であり「希望の原理」として再考すべきことなのではないか。

6——誤解を恐れることなく言えば、「病いの祝祭学」あるいは「病いの祝福学」というものが位相として創出される可能性もあるだろう。すでにその萌芽は現われている。認知症の原因究明と治療を進める生物学、ケア学、さまざまなサポートシステムの構築などが推進されているが、「認知症の祝福学」あるいは「贈与学」という位相の可能性も開かれるのではないか。

7——位相変換という概念は、生存という要請に奉仕する、生の現場に関与する行為の立場において用いられる、現象学的精神病理学者の木村の言う「機能変換」「アクチュアリティ変換」という概念ときわめて近似する。

8——象徴的効果とは、〈象徴〉というものが人間の生理的次元に影響を与えると同時に、逆に生理が象徴に影響を与えるというループ構造を指している。これはプラセボ効果、心身症や精神分析などの精神療法と通底するものだろう。集団的に共有する共同観念の系譜にも連なっているのではないか。さらに心身医学者のヴァイツゼッカーの「ロゴスの顕現」という概念も近似である。「哲学的思考が吐き気から生まれる」。生命と認識との関係は円環構造であり、これを「ゲシュタルトクライス」と呼んでいる。

9——荻野は編著『文化と精神病理』（1978）の論集で、「トランスとはまさしく、自分が無自覚のうちに埋没していた自己固有の文化を超越することであり、また同時に不遜にも主観的に無媒介的に同一化していった異文化への没入から超越することでもある」と述べた。「おわりに」で、「文化精神医学もまた、一例一例の事例に治療的にかかわっていくことを、第一義的に、また究極の目的としなければならないはずである。そこで文化の関与ということが重要視されるがゆえに、文化精神医学研究が為され、また特殊な文化状況を病者（patient, home patients）と呼ばれる人びとともども超越しなければならないことを自覚するからこそ、自分の立場をあえてトランス文化精神医学と呼ぶわけである」と自己定義している。荻野は、「文化の関与」という表現を使いながら、文化状況を超越しようと呼びかけている。文化と生物学の相互循環構造が再考されねばならない。

「大脳のエステ」が流行している。それは抗うつ薬やリタリンなどの使用に見られる。コミュニケーション力を高めるために使用されたり、集団行動によりよく適応するために、あるいは他者を集団行動化するために「合理的配慮」のうえで「合理的使用」がなされはじめている。

第2部

スピリチュアリティ——沖縄と「魂」

5 宗教性と臨床性——多元性とケアの現実

はじめに

1 病いの危機的状況、サファリング、倫理性

人間の人生において、多様な危機や不確かな事態が襲う。逆説的に危機や予測不能の苦悩が人生を意義深いものにすることもある。「狂気」「超越性」「恍惚（エクスタシー）」「聖なるもの」を巡る「未知なるもの」「非合理的なるもの」への畏怖、そして「病気治し」、平穏を求める欲望、さらに「非合理的なもの」を希求する欲望の多様性は、「正常」と「異常」や「魂の逸脱」を巡って、歴史的に変容してきた。「病い」には、未知のものや不可知のもの、予期せぬものや裂け目が充満し、人々に想像力に富んだ反応を引き起こしてきた。社会的苦悩、対人的苦悩、個人の内面の苦悩を「サファリング（suffering）」で括りにすれば、歴史的にそして同時代的にも、サファリングに対する対処法は、個体や時代や文化によって多様性を極めてきた。古代から現代にわたって、サファリングへの対処法は、宗教的モデル、医学・科学的モデル、魔術的モデルの三つのモデルで眺望することもできる（酒井 2005）。科学と宗教、死と生命をめぐる課題には、個人の次元、一人の人と他の一人の人との関係の次元、共同の次元という、それぞれ異なった次元の間に

見られる矛盾がひそんでいる。これらの異なる次元の間に見られる分離と矛盾を介して、人間は多くの課題を前に倫理的に葛藤するのではないか。

2　精神の病いと聖なる病い

「精神の病い」や「聖なる病い」を巡って、日常性と聖性が交差するときがある。精神療法の発生と力動精神医学の誕生の歴史あるいは前史における宗教との関わりは、精神医学史家のアンリ・エランベルジェの書物に詳しい（Ellenberger 1970）。

日常の世界のなかで精神の病いと聖なる病いに証人として立ち会う「臨床性」に直面するときがある。ある老練な精神科医の警告によれば、精神医学というものは「魂の救済」にまったく無関係とは言えないが、それを目指すものでなく、人間が病いに陥りながらそれを求めるときに、その素地をつくり、邪魔をわずかでも除こうとするという、限定された領域における限定された技術であり、この限定がなければ精神医学も健康な技術ではありえないと言った。[1]実際の臨床の現実というものは、可知性と不可知性、合理と不合理、知と非知、科学と宗教性などが異言語混淆する場ではないかと思う。その場所では「猥雑性」と「傲慢」や「魔術性」がいつでも混合されかねない危険性が孕まれているのである。

3　ヘルス・ケア・システム、創造の病い、無意識の神話産生機能

「病い」は位置づけ（意味づけ）を待っている。あるいは人間は無意味感に耐えきれずに意味を追い求めてしまうもののようである。位置づけには、効能もあれば危険もある。近代医学の疾患分類はグローバ

ル化していわゆる普遍性を獲得しているかにみえるが、その根拠となるものは何かが問われなければならない。たとえば疾患を、「個人と環界の相即関係の定常状態」の「破断」（ディスクラシア）に対する一つの逸脱的（創造的）解決である（中井 2001）とみなす立場や、「創造の病い」や「無意識の神話産生機能（the mythopoetic function of the unconscious）」（Ellenberger 1970）という視点から見る立場が考えられてもよいのではないか。生物学的還元主義と医療経済は混じり合いながら、不可避的にあるいは「必然的に」、高度化している。実存的不安や恐怖などの限界状況（カール・ヤスパース）において当の本人自身が「病いの経験」を語ることはやはり難しい。病いの語りそのものが問題ではなく、病いの経験というものが問題なのだ。経験を総体として見れば、語りは断片でしかないが、しかし断片なのだが、その些細な断片に現実的には愛着を抱いていくほかはないと思う。

病いの語りは、遠心力と求心力の二つのベクトルをもっている。他者への伝達を求めながらも、一方では伝達しえない絶望からますますみずからのうちに閉じこもる語りとなる二重性をもっているものなのだ。語りを理解するには、分厚い語りをめがけて地質学的な探索が必要なのである。語りは、文化的表象、集合的経験、個人的経験が重層している（三角形の環あるいは「三点測量」と呼ぼう）「ぐるぐる巡りのかたまり」をなしているかのように見える。病いは、身体、自己、社会に象徴的な橋を架けている（a symbolic bridge connecting of body, self, and society）ものだと思う。宗教体験（超越性、憑依体験、入眠体験）は生活思想（生活苦）と結びつくだろう。個体の生理的病理的体験と共同の宗教的位相が結びつき、生活苦と時代的な共同の観念の位相が結びつくという有り様なのである。

「無意識の神話産生機能」（Ellenberger 1970）が、種々のヘルス・ケア・システム[(2)]を生成しているという仮説も想定できるだろう。神話産出機能は、無意識の「閾下水準の自己（subliminal self）」と、無意識による「幻想」をつむぎ出す傾性で、物語や神話の創造に恒常的に関与しているとされる。この幻想領域の産出機能が、疾病や危機に直面して、すべての時代に異なった仕方で胎動し、たとえば今日ならばヘルス・ケア・システムと呼ばれる種々のシステムを創出することにおそらく強く関与しているのではないか。「多」コスモロジー論は治療文化論と深い関係にある。中井（2001）の治療文化論は、治療「多」文化論あるいは治療文化群論と読むこともできる。それにしても文化というものはわからないところがある。それでもなんとか近代医療を文化の視点から見ると、どのように見えてくるのだろうか。そのさい「視点」というものに対する問いもやってくる。時代や国家、地域、宗教、家族、個人の違いによって医療行為が異なっているということは不思議なことではないか。技術の発達や違いだけで理解するのには無理がある。医療の世界化とローカル化の競合という側面もある。回復や治癒のかたちをみても、原因が同一であった場合であっても、その形は、時代や、文化によっておおいに異なっている。これを不思議とみるのか不思議でないとみるのかではまたおおいに違ってくる。おなじ文化圏でもヘルス・ケア・システムのなかのセクターによっても異なってくる（Kleinman 1980）。

4　徴候の知、推論の知、解釈的実践

病いは、過去と未来を孕みつつ、現在形で進んでいく。生き生きとした現在（vivid present）のなかで生成するということが要点である。病いの現実は一つの解釈的現実だと見ることもできる。解釈的実践は、「徴候」を読みつつ進むもので、徴候ということがきわめて重要ではないか。徴候は、テキストにすでに貼り

つけられた症状の一覧とはまったく似ても似つかないものとして現われるだろう。徴候を読むことが、なぜ重要なのか。それはそもそも医学の領域は不確実性というものを孕んでいるからだろう。医学的な推論をおしすすめる推進力が徴候ではないか。「推論の知」でもある。今ここで行なわれる解釈的実践は、「徴候の知」が活躍する場所ではないか。ＤＳＭ体系などの医学の症候学に欠如しているもの、それは徴候の知である。

「徴候の読み」とは何か。徴候というものは、テキスト内にすでに記述された症状のカタログとはまったく似ても似つかないものである。徴候を読むことには、リスクも伴う。医学の領域が「不確実性」を孕んでいるからである。医学的推論の推進力とは何か。それは徴候に係わるものである。「推論の知」とは何か。それは、医学の本質に係わるものであるが、医学のガイドブックから排除されているものである。

解釈的実践が行われる場所、それはまた「徴候の知」が活躍する場所でもある。現代医学の症候学に欠如するもの、それは徴候の知である。些細な痕跡を読み解くことは、医学の起源に位置しているものである。しかし医学の起源である徴候の知は医療の現場において忘却されている。

病いを巡る場所では、多様なベクトルが交わっているだろう。たとえば医学化－脱医学化、風土化－脱風土化、日常化－非日常化、宗教化－脱宗教化という多様なベクトルが交差している。しかし現実の医療の場では、一つのベクトルが支配することが多いのが問題なのである。

俗性と聖性のベクトルが出会うときがある、そのときは一つの臨床の山場である。その山場をどう乗り切るか。どのベクトルで乗り切るのかでもおおいに違うだろう。時には地理的条件やその土地の雰囲気(genius loci)（下地 1998）を感受する臨床的感覚がとても大切なときがやってくる。

1 宗教と精神医学との係わり――地域性と時代性

西欧精神医学の成立の事情を理解することは一筋縄ではいかない。宗教戦争のトラウマ、魔女狩りから近代精神医学の成立事情、治療を巡る勤労倫理などの多くの要素が関わり合っているからである。いっぽうわが国ではどうであろうか。滝治療と山岳仏教、キツネ憑きと日蓮宗との関わり、そして江戸幕府による医術の脱宗教化などが西洋に先駆けて行なわれていたことなどが挙げられるようにこれも難しい。飛行機事故や自然災害などの危機的状況のとき、いわゆるアニミズムの一端が顔をのぞかせる。

私は琉球列島の本島から南西に約三〇〇キロ離れた島でひととき勤務していたことがある。そこでは統合失調症者自身は、風土のシャーマニズム‐アニミズムにはこだわらないことが多いのだが、なぜなのだろうか。家族や周囲が、本人の病いにからめてシャーマニズムに見合うストーリーを語ることが多い。病者の病いは、風土のストーリーにかたどられながら、土地のコスモス（世界像）に抱かれるようである。当時は、病者が語らず、家族や周囲が語る物語を「反物語（anti-narrative）」と呼んでいた[3]。家族は、病いの状況を乗り越えるために、生存をかけた意味づけを風土になじむ形で語る。これは医学的視線に抵抗するものであった。臨床では、病者と家族の病いの語りは多次元的に読み解かれることを待っている。ゆえに医療の現場を、ローカルでモーラルな異言語混淆（heteroglossia）（バフチン 1995）の場と化すことがより「臨床的」である。臨床場を異言語混淆化する技法を開発することに苦労したことがある（下地 1998）。ある統合失調症者の回復の過程は、ある意味では、風土のコスモロジーのなかに自身の位置をあらためて発見することでもある。[4] その新しい位置付けの発見は脱スティグマ化の過程とも関連する。それぞれの住まう土地のなかでそれぞれに「苦悩が定位される（positioning of suffering）」ことが重要である。治癒の形は多様である。精神医学的回復、風土における回復、宗教的回復、そして法的回復というものもあるだろう。回復の形は個々の場で違っている。勤労を基準にすれば、「働く」[5]ことであり、ある別のコスモロジーを基準にすれば「存在そのもの」が要となる。

先の患者は、「カミダーリィ（神祟り）」と捉えられ、土地のシャーマン的人物（〝カムカカリャー〟）とともに徒歩の旅に出た。旅とは何か。古来、旅は「治癒」と「危機」とに係わってきた。旅の途中で何が起き、そのとき病者はどのような影響を受けたのか。旅は、治癒へむけてのシャーマンの〝処方〟（シャーマン化の道）であった。そのときの治癒とは何を目指していたのだろうか。旅は、島に点在するおおくの聖なる場所「御嶽（ウタキ）」を巡る「何か」（恩寵）を求める冒険という意味をもっていた。「コスモロジー的意味づけ」をプロットする旅であった。〝処方〟された御嶽は、太陽の運行、星の運行、地理的条件を組み込んだ地理的描線を描いていた。シャーマンは患者に同行し、歩いた。まるで〝遊行する神〟の同行者のようである。[6]

島内の御嶽巡りでは「治癒」は起こらなかった（いわゆる「サバキキレなかった」＝〝道あけ〟ができず）。遠く離れた琉球本島の聖なる場所巡りへとその旅は広がっていった。旅ののち患者は自宅の一室に閉じこもった（いわゆる「私宅監置」）。年月が経ち、ある日、患者は部屋の壁を壊し外へ飛び出した。家族は警察に連絡し、精神科医の私が呼ばれた。

宗教世界から、精神科医が「呼ばれた」わけである。そのとき土地のコスモロジーの世界に何が起きていたのであろうか、そして精神医療のなかで何が起きたのか。しかしその要請はあくまでも行動の次元において「呼ばれた」のである。それはつまり、精神医療というものは、日常の次元におけるシステムであって、風土的なシャーマニズム的次元とは異なる次元に属するものとみなされているからである。「カミンチュ」(カミに近い存在人)は、一旦「患者」となったわけである。実際には、「歓待」[7]され、聖なる存在と患者の「二重性」として遇された。この二重化は、家族からみればやむをえない入院というケアの場で起きた。信じるということ信じないということの〝かなた〟で、ケアはなされた。信と不信や非信の〝むこう側〟(無名の領域)で、恩寵の時となる臨床という出会いは起きていた。いわば臨床は「無名の場所」で行われた。「臨床の場」であると同時に「臨床の非場所」という臨床の二重性が顕現していた。しかしそれは単なるダブルスタンダードというものとは異なるものであった。

2　コスモロジーと「無意識の神話産生機能」

人間の認識と実践における「位相化」の現象、「領域の産生」という出来事は、医療の世界や病いの世界(身体苦、世界苦)においては多次元化あるいは多領域化という姿をとって現われる。そして言語という側面から見れば、位相結合性言語、領域結合性言語、トポス結合性言語などの多言語状況として現出している。「意味はコンテクストに拘束されるが、そのコンテクストは無限である」という「対話原理」の視点がより臨床的である。現在の精神医療における診断分類体系も不可避的にそれに内在する「意味」を担うものである。体系というものはプロットによって紡がれる。そのプロットとはいわば症状中心的集合論というものであって、コンテクストフリーな診断体系という様相を呈している。しかし、臨床の生成過程はコンテクストから任意に分離することは不可能であり、不可避的にコンテクスト結合性を内在するものである。臨床の現在や病いは多次元的な姿をして眼前に現われる。「次元性」あるいは「領域性」の意味を理解することが臨床の要である。

精神病理学者の木村（2012）によれば、精神病の症状は、引き起こしている基礎的危機過程とはまったく「別の次元」にある現象である。「別の次元」に焦点がある。症状をいわば耐えがたい危機過程にさらされたとき、身体機能（特に脳の機能を）を活用して応急的に応じている生体防衛反応と見ている。ハリー・スタック・サリヴァンに倣えば、一つの生き方（a way of life）である。

破断‐修復過程を、「創造の病い」や「無意識の神話産生機能（the mythopoetic function of the unconscious）」[8]という概念を通して見れば、無意識の神話産生機能が、種々のコスモロジーの創出の起動力とみなすことができる[9]。

コスモロジー論は治療文化論と深い関係にある。文化とは何か。何をもって病いとし、何をもって「治療」とするか、誰が治療し、どこで治療するのか、という問いは、コスモロジーによって違ってくる。回復や治癒もコスモロジーの構造が違えば違ってきても不思議ではない。

先の例では、シャーマニズムのコスモロジーのなかでは、依然として、「聖なる存在」として畏敬されていた。一方、現実の場面では、時折みせる興奮に対して、家族は精神医療の場を活用していた。治療者は、近代精神医学の世界と沖縄の土俗宗教の世界のあいだを架橋する触媒になることに務めた。風土の癒しは風土のコスモロジーのなかで生まれる。技法的には、患者はひととき「医療化」されるが、「脱医療化」のベクトルも時を同じくして引かれるように工夫された。家族や周囲による「風土化」（この例ではシャーマニズム化）のベクトルは揺るぎない。この二重化は単なる医学的治療戦略的対応として行なわれたわけではなかった。医療化のなかでも患者は「聖なる存在」とみなされていた。「畏敬の念」は臨床的雰囲気として醸成されつつ、ゆるやかに日常の世界に帰還した。

ゲニウス・ロキ（genius loci）という今では死語同然の言葉は、現在喧伝される地域創生という言葉や地域医療という言葉を再考するうえで力を発揮する。ゲニウス・ロキの意味する「土地の雰囲気」は、いわゆる「地域」や「コミュニティ」という概念からは覗うことができない意味をもっている。それはかつて「土地の守護神」という意味をもっていた。それは「土地の気風」に近似的なものである。「土地の雰囲気への感性」を育成することは、地域医療保険福祉の領域のひとつの課題である。[10]

3 臨床性と記述

臨床のリアリティは対話原理によって貫かれている。「臨床」は一つのトポス（場所）を形作っている。臨床は、「生き生きとした現在（vivid present）」のなかを進む。臨床の場は、まさに限界状況（Grenzsituation）の場でありつつ、臨床の場は、「交わり（Kommunikation）」の場を醸成する。[11] 他者の声を聞くことが根源にあるが、そもそも聞くとはどういうことなのか。臨床は、対話のうえに対話を続ける途上にある。多様な問いが生まれ、その応答はまた新しい問いを生む。近代医療への批判は、医療言語が優勢の場になっていることに対する批判でもある。臨床の場は、いかにして異なる言葉が自由にひらかれる場となるかということを巡って展開する。

サファリング（苦境）、例外的状況、限界状況を巡って、医学の世界、心の世界、宗教の世界、物理の世界、死の世界、共同幻想の世界などとの間における隙間がますます決定的に露わになってきた時代、それは現代ではないか。その隙間において不可避的に臨床の倫理性が俄かに焦点化される。

憑依体験と幻覚妄想を体験する病者は、主治医の私を、夢に出てきた全身白づくめの白髭の人物と同一化した。現実の治療者は、中年で、白衣、白髪まじりの髭をたくわえていた。彼女の診断は、「非定型精神病」であった。彼女は、生活苦のなかで憑依を体験し、不眠と幻覚に悩まされ、この苦境を乗り越えるために「先導者」を求めていた。地域の声に促され私のところにやってきた。乗り気のない夫をみずから説得し同意を得て、入院を求めた。彼女はある「森」のなかのガジュマルの木を拝むために私の同行を求めた。大木の前で二人だけの「儀式」は行なわれた。精神科医は儀式の一部と化した。風土的儀式の内部に精神医療が包摂された。この包摂は臨床の倫理性とどう係わっていたか。儀式への参加それ事態はごく「自然に風土のなかで」行なわれた。この同行はいかに理解されるべきものなのか。臨床の倫理性とどう関わるのか。ある一人のシャーマンの誕生の場に居合わせることとなった臨床とは、どう問われるものであろうか。精神科的治療という側面、生活苦を乗り越えるという側面、生理的病理と風土の共同の宗教性との和解という側面。この状況はいかにカルテに記述されうるものだろうか。そもそもカルテ記載とは何なのか。これらの状況や意味は通常の医学的カルテからは排除されている。

精神科医の中井久夫は、「非定型精神病」を周到に培養発症させることによって統合失調症親和者が統合失調症となることを回避させるという意味をシャーミニズムがもちうることに注目している。それはあるいは、失調を起こしはじめた時期における人類社会の自己治療であったとみなすこともできるだろう。レジリアンス（自己治癒回復力）の視点からも考察可能だ。かつて「風土が（と）治療する」「風土におけるストーリーの回復」「意味づけを風土に戻す」（風土化）と表現したことがある（下地 1998）。

4「触れる」「足を洗う」——二つのコスモロジーの架橋

長年の「私宅監置」で垢にまみれた身体はまず主治医（私）自身の手で洗われた。最初に、足が洗われた。次いで主治医自身の手で、皮膚にくいこんだ足の爪が切られた。足の爪を切られることの意味は何か。爪切という時間の共有はきわめて重要な時間帯であった。皮膚接触は、接触恐怖を予想しつつ、主治医自身の手でおおいに慎重のうえに慎重をかさねて行なわれた。患者は畏敬の念をいだかせる雰囲気をおびていた。「害をなさない」という雰囲気が伝わることを祈った。皮膚接触を病者が〝ゆるす〟ということは僥倖そのものであった。長年の監置で言葉は失われていた。言葉の交流の時をあせらず待った。身体を洗う、爪を切る、身体に触れる（触診）という交流がなされたことそれ自体が病者からの「おくりもの」として受け取られた[12]。

家族によって「カミンチュ」（神人）「サーダカウマリ」（性高生まれ）として幼少より畏敬されていた。家族は土地では高い教育水準の職業に属していた。われわれは、彼をなによりも〝simply person〟として遇した。

宗教性と「世俗化[13]」（Peter 1967）は一面的には捉えきれない。現代の聖性と世俗化は、日常の「些細なことがら」のなかで再考される必要がある。些細な日常の出来事のなかに宗教性（超越性）が潜んでいる。世俗化の潮流のなかでの再聖化とは何か。風土の次元（その土地の宗教性を含む土地の文化）と同様に、医療の世界でも再聖化と医療化はともに流れている。単なる折衷的なスキルの問題ではなく、「多元的状況[14]」（Berger 1967）というマトリックスのなかで起きている。

5　臨床の生態学的アプローチ――臨床（介護・看護）の場所と宗教の場所

臨床の現場は、限界状況そのものである。人間の身体の易傷性（ヴァルネラビリティ）、破断、危機的状況への直面、病いの慢性化などが個別に異なりながら不可避的にやってくる。人間は、実存的脅威をともなった現実に対して、多元的に応じてきた[15]。混沌とした野生のままの出来事は飼いならされ、神話化され、儀礼的に、技術的にコントロールするために意味づけされた。世界規模の普遍化したシステムである近代医療の世界とは何か。近代医療は最大規模を誇る「その一つ」となっているかのようである。

ハイテク化した近代医療の世界のなかで、病いの経験はどのように位置づけられているのだろうか。経験は意味づけによって断片化される。医療の限界点が不可避的にやってくる。限界点は、たとえばアルツハイマー病の介護の場面で象徴的におとずれる。家族の介護の限界点がやってくる。介護疲労、怒り、焦燥。悲哀と絶望が深まる。死が迫る。介護（ケアギビング）の限界点に達したとき、種々の社会的資源が要請される。資源の活用とともに、介護苦の限界点から湧き上がる人生の経験やその意味とは何か。

病いの現実の経験（Turner and Bruner 1986）を捉えるには限定がつきまとう。医学的学律（ディシプリン）、宗教、風土の意味づけなどの多様な解釈可能性がひらかれている。病者の病いの経験は多様な解釈可能性を超えて、その上にさらに解釈可能性の道をひらくだろう。超え出る領域で何を見出すのであろうか。超え出る領域の世界は、具体的でごく日常的な「足を洗う」という交流のなかに現われていたのではないか。洗足とは何か。行為、感情その起伏の波、皮膚の接触。洗足によって何かが伝わる。その何かとは何だろうか。足を洗うことによって何ものかが伝達される。その「何か」を探索し深める旅の道行きとは何だったのだろうか[16]。

認識論の水準で言えば、臨床の出会いの総体は、医療化・脱医療化、宗教化・脱宗教化、風土化・脱風土化、日常化・脱日常化という四つの領域が複雑に循環し交錯し化合する多元的にひらかれた場所（クロノトポス[17]）を目指すものである。これを〝臨床の生態学的アプローチ〟と呼んでいる。

実際の統合失調症の治療の場は、上記の四つの領域を巡る動態過程である。その動きを〝可能にするもの〟のことを何と呼べばいいのだろうか。その過程の中心は、以前の初期の論文では「臨床のゼロ・ポイント[18]」（下地 1998）と名づけられた。その場所は、病いの危機的状況に直面して、医療従事者や家族、患者個人が、苦悩の体験を、倫理的、宗教的に、そして美学的な活動を通して、その意味や、感情そして価値を再編する「何らかの場所」として、想定されていた。そこは具体的にはケアが行なわれた場所であり、ケアを与える場所であった。この場所は、近代医学の診断技術や治療技術が席巻する場所というよりもまず端的に、洗足、食事の準備、排便排尿などの俗的世話が行なわれる場所であった。「医にあらず、俗にあらず、聖にあらず」（「非医非俗非聖」）という場所（多重否定の場所[19]）と表現せざるをえなかった。半分は医学で、半分は宗教ということではない。医と宗教性ということが同位相で同時に橋を架けられ開かれた場所ということがイメージされていた。近代医療の世界と風土の癒しの世界の二つの世界に橋をかけ、つないだものは、具体的な形の「介護」――ケア（caregiving）――であった。生身の身体と生身の身体が出会う具体的な「間‐身体的な場」における介護のアート（世話の術）は、いわゆる宗教性と医療と、どう関わり、また関わり合っていないのか。

6 生物医学・宗教・介護（ケア）

精神医学の世界はリスク化した身体を巡って展開する。それは高度消費化、ハイテクノロジー化、ゲノム化の道を歩み、新たな時代的段階へと移行する。また微量化学物質や微量放射線物質などの汚染という不可視のリスク化した身体を巡って、身体の統治は新たな局面に入っている。さらに、いわば「魂の精神薬理学化」や「大脳のエステ化」と言わざるをえない事態も急ではないか。生活苦の精神薬理学化、あるいは生活の思想の精神薬理学化も全般化しつつある。

宗教とは何か。宗教の党派性とは何か。宗教戦争とは何か。宗教の超越性とは何か。信じるということ、信じないということとは何か。問いにはすでに無明性が宿っている。現代の宗教の危機、宗教と政治、既成宗教の党派性、技術的マニュアル化、スピリチュアルに対する検討も急である。

医療化と、宗教化の狭間に投げだされた生身の身体の生存の問題とは何か[20]。

医療のコードと宗教のコードという異質なものが接近し触れ合うとき、どのような出来事が起きているのか。異質なコードのベクトル同士が切り結ぶ。その他の法的コードが切り結ぶとき、矛盾はさらに深まるだろう。コード化にはすでにコードへの埋没という危険が潜んでいる。切り結ぶとき、それは一つの危機的、臨界的なときである。

臨床の現実と、理念・思想あるいはイメージは異なる水準にある。臨床の現実と、臨床のイメージ（像）とは異なるものである。現実の臨床と、イメージとしての臨床というものが、どれだけ食い違い、どこで分離し、どこで一致するのかという問いが生まれる。臨床のイメージや病いのイメージは各時代によっても文化によっても異なっている。個々人のイメージも異なっている。生理としての身体（脳）とイメージとしての身体、あるいは、生理としての病いとイメージとしての病いとは、錯綜しているが、どこで異なり、どこで一致しているのかという問いが、常に臨床の現在の関わりにおいては問われている。一致・不一致のずれによって臨床の対話原理が働きはじめる。

臨床の現在は、多様な異なる声が錯綜し共鳴している場所である。多数の声が発せられ、これらの声たちが対話の可能性を求めてせめぎあう場所である。個々人の声は多様な層の有り様を見せる。個人の声のなかで、個人的な主観の声、個々人が属する共同の位相、各時代の位相が相互に影響し反響し合っている。ヘルス・ケアの観点から見れば、専門職セクター、民間セクター、民俗セクターという問題もある。どのセクターに属しているのか、どのセクターに参入し、参入しないのかは人生の大きな転換点ともなるだろう。ある者は複数のセクターを巡るだろう。ある者は、ある一定のセクターの内部に留まるかもしれない。どのセクターも、病いに関する言語（「セクター言語」）を占有している。どの言語を話すのかによって病いの経験もおおいに違ってくるのである。

宗教性と臨床性という問題に限定すれば、これら二つの領域を架橋するものが、「介護」（ケアギビング)[21] のときとなることがある。ハイテク化とケア、聖性とケア、死とケア、これらの交差の地点で見えてくるものは、医療のエッジ、宗教性のエッジである。

介護とはまさに、危機、カタストロフィ、負担、不満、怒り、憎悪とともに、人間性が開示される場所でもあり、人生のクリーゼでもある。介護とは何か。「汲めども尽くせない何か」が秘められている場所のことではないか。生の哲学者ルートヴィヒ・クラーゲス(1923)に倣えば、生命と精神の交互反応するリズムとタクトの拍子が打たれる場所ということになるだろう。制度改革とは何か。臨床性と宗教性に橋をかけるヒントが埋蔵されている場所である。

医療社会学者のジョン・マクナイトは、「専門化されたサービスと人を無能化する援助」という論文で、イヴァン・イリイチとともに、いわば「ケアを信仰する宗教」とでも形容したほうがよい近代のケア依存社会について述べている。新たな宗教としての司法依存、医療依存などが秘かに浸潤している。医療は宗教を取り込んだ制度となったと述べたのは医療社会学者のアーヴィング・ケネス・ゾラであった。

精神医学史家のアンリ・エランベルジェは、無意識の神話産生機能について語った。そして、哲学者のイリイチは、「神話発生的権力(myth-genic power)」について語った。医療とは時代性と地域性をもった文化であり、現代の医学、科学の知の思想は宗教的な受容のされ方をもっており、その意味では、医療はそして医学も現代的な超宗教だと言えなくもない。医療・医学自身が対自的にそしてみずからを相対化する地点とは何か。鍵は「自然」に対する「知」と「非知」(あるいは信と非信)、生命と精神、リズムとタクト(拍子)(Klages 1944)の捉え返しかもしれない。近代のプロジェクトである「致死(mortality)」という現実の解体のなかで、致死という「謎」(解くことが約束されている「パズル」ではない)に、やはり向き合わなければならない。

▼注

1――一九九五年の日本医事新報に載った、現代の文化精神医学の道を開いた当時六一歳の精神科医の中井久夫の言である。カトリックの大罪である「傲慢」（ヒュブリス）に陥らないことの謂いである。三大強迫産業である「医療・教育・宗教」において自戒が求められる。ここで使われている「技術」という用語には注意しなければならない。かつて芸術と技術はまとめてギリシャ語で「テクネー」と呼ばれていた。ハイテク化した医療技術という意味と、「芸術」としての医術という二つの意味がある。人間に不可避的にやってくる「病いの体験」に強調点を置く明確な意志をもった行為を、医療における芸術（アート）的側面として捉えるならば、近代のハイテク化した医療世界では、これらの面は抑圧あるいは排除されている。近代の医療は「物理的対象としての肉体」の医療に特化している。近代の医療は「経験の主体としての身体」を不可視化する。身体性（〝生きられた身体〟）から技術と医術の双方を再考すれば、そこに通底しているのは、身体と自己と社会の円環関係である。あらためて病いの体験と寄り添う「他者の現存（presence of other person）」が問われている。

2――ヘルス・ケア・システムという概念は、精神科医で医療人類学者のアーサー・クラインマンが提出した（クラインマン 1992 p.53）。ヘルス・ケア・システムとは、民間セクター、専門職センター、民俗セクターからなる特定地域の一文化体系である。民間セクターは、個人、家族、社会的ネットワーク、地域社会の信念と活動を内に含む一つのマトリックスであると考えられる。素人の民間文化の場である。民間セクターは、他の二つのセクターの境界の接合点であり、各セクターへの出入口である。肝心なのは、民間セクターはケアの第一の源だということである。人々が最初に疾病にでくわすのは家庭のなかである。ここで専門職セクターについては多くを語る必要はない。医療化の拡大は現代社会の専門職セクターを肥大させてきた。このセクターには、中国の伝統的な中国医学、インドのアユルヴェーダ医学という、職業化した地域固有の医療体系も含まれる。民俗セクターには、民族医療、宗教的な治療、シャーマニズム、手わざの治療などが含まれる。非専門職的、非官僚的な専門家がいる。各セクターは、別個のヘルス・

ケア〝文化〟として影響を与えている。

3——「反物語」(anti-narrative)というカテゴリーは、諸類型に区別できる。まず、病者の状態を本人の意志に反して他者が一方的に物語化する場合(非自己物語)に、病者みずからが自分の語りを奪還する語りというものがある。逆に、二つ目は、病者が言葉を失った場合、たとえば昏睡や重症の精神病状態の緘黙の状態にある場合に、周囲が、当人の代理として物語る場合の語りである。擁護的語り(advocative narrative)と名づけてもよい。この物語は、土地の伝承にそった語り(文化的表象としての苦悩の慣用表現、あるいは文化結合症候群)(cultural narrative)であったり、周囲が新たに納得する形でつくられた語り(新たな病いの語り)(familial narrative, social narrative, national narrative, religious narrative, administrative narrative, and some new types of narrative)であったりする。近代では、医学的語り(medical narrative)が優勢な場合が多い。反物語という概念は、大きく、当事者自身の側から見た類型と、当事者の外部から関与する周囲の他者の語りで当事者の語りを代替しているとみなされる類型に分類される。効果の面からみれば、陽性効果と陰性効果に区別して考えることが必要である。「語り」を主題とする場合には　生き生きとした現在の文脈内における「物語の権力性を理解し対処する能力」(power-competence)は必要不可欠なものである。反物語は物語を決して否定しているわけではないが、また真実の物語の存在を主張しているわけでもない。鍵は、「対話」にある。「私」は「遠心力」の根拠であり、「他者」は「求心力」の根拠である(ミハイル・バフチンに倣う)。

4——コスモロジーにおける位置づけとは、風土におけるいわば「歓待」と「承認」につながる。加藤敏は、精神科領域における歓待の見地からジャック・デリダの概念を敷衍し重要な考察を行なった。治療における言葉を、歓待(hospitality)の見地から、①無条件の歓待の理念に根ざす言葉、と②条件付きの歓待の言葉に大別している。無条件の歓待の理念に基づいたものにゾテリアモデルがある。デリダの歓待の分類は、ヴァルター・ベンヤミンの暴力の分類に近似しているようにみえる。神話的な暴力と神的な暴力——前者は、法を策定し境界を設定し罪をつくり強迫的で血の匂いがするが、後者は、法を破壊し、境界を認めず、罪を取り去り、衝撃的で、血の匂いがなく、しかも致命的である。後者の破壊は、財貨・法などに関するものであるが、生活者のこころに関しては、決して破壊的ではない。Jenseits des Rechts(法を超えて)の場所(非場所)は、個別のローカルな臨床の場所に内在している苦しみの「実存的普遍性」(existential universality)のなかに現われているのではないかと思う。

5——「働く」とは、不思議なものである。いくつかの水準を区別してみる。日常の政治‐経済的水準、存在論的水準がまず区別される。生老病死という有限性から「働く」をいかに位置づけるのかは大きな課題である。病気はすぐれて「働いている」状態であると考えれば、病者の「慰労」は欠かせないものとなる。特に回復過程では銘記すべきである。介護の「働く」ということとは何か。労働の世俗化と再聖化は新たな課題である。

6――ワンダリング・ゴッド（wandering god）が想起される。治癒神イエスの遊行する神はひたすら歩く神であった。そこでは、無所有、脱家庭、脱社会の生活を目標にした遊行集団がうかびあがる。今回の例は、住む土地のコスモロジーの内部で病気治しの風土の旅のドラマがくりひろげられた。

7――注6で述べたように、「歓待の場所」は、現実では病院であったが、可視化できる場所ではない。病院の雰囲気と医療従事者のふるまいも「歓待」のリズムのなかで行なわれ変化していった。歓待のリズムのなかで、医療化による存在から、風土における星座（ベンヤミン）のなかの位置を占めて風土の存在へと変貌し帰還していった。医療化された症状と患者という存在は、ベンヤミンにならえば、風土の星座世界のなかに位置づけられて変容し一つの星となった。変容によって、生活の場の風土の理念の星座へと包摂された。この「風土の星座」という視点は、この頃喧伝されている社会的包摂を再考することを促している。風土の星座も一つの「救済」のすがたを物語っている。ここで救済と治癒が急接近する。しかし、「一人のその人」は、星座そのものには不関であった。

8――「無意識の神話産生機能」は一九世紀後半のフレデリック・マイヤーズの用語であるが、ピエール・ジャネの「空想機能（fonction fabularice）」とおそらく近似している。神話産生機能という概念は、二つの精神医学の潮流――科学的精神医学（標準志向型・近代精神医学型精神医学―中井久夫）と現代力動精神医学――のジレンマを解く一つの鍵である。エランベルジェの大著『無意識の発見』にくわしい。無意識という概念を、科学は、「科学は普遍的に一つ」という名のもとに統一できるのかという本質的な問いがなされた。中井は、近代精神医学は力動精神医学を包摂することはできないということ、そして力動精神医学の諸流派は、その多様性は当然で、学律（ディシプリン）も多様である、と結論づけている。

9――コスモロジーは、無意識の神話産生機能によってつくられるという仮説に立てば、コスモロジーの多様性は当然予想されてよい。精神医学も一つのコスモロジーとなる。文化や時代の違いがあれば、コスモロジーも違ってよい。科学的精神医学も一つの学律をもつコスモロジーの一つとみなされるのではないか。この論考では、コスモロジー論は治療文化論と同根をもつ。多文化間精神医学の近年における登場もコスモロジーの視点から見れば歴史的な不可避性をもった流れとみなされる。

10――ゲニウス・ロキは、lex loci（場所の法律）にもつながる。私が精神科医として働いた琉球の島には、その島から醸しだされるゲニウス・ロキやレックス・ロキの感受が「臨床の感性」の鍵であった。力動精神医学史によれば、力動精神科医の誕生の地は森と平野の境界が多い。地理・風土に思いを寄せる精神科医は、土着的治療者と呼ばれ虫瞰的とされるのだが、実際には、鳥瞰図を描きながらの虫瞰的ということだろう。鳥瞰と虫瞰を往還するすがたである。梅棹忠夫の『文明の生態史観』で宗教への生態学的アプローチという一文があるが、宗教と土地、病気や疫病の流行とも関連している。

11　限界状況（Grenzsituation）（カール・ヤスパース『哲学入門』（新潮文庫）参照）は、不可避的な状況、人間が死ななければならない状況、この状況を超え出ることもできない状況、あるいは実存的危機である。このような限界状況に向き合うことで、「超越」によってみずからに贈られたものが「実存」（自由）である。実存的交わりは社交的な交わりとは異なる次元にある。「足を洗う」関係性（後述）の実現と実存的交わりの交差する一瞬の経験の意味とは何か。この問いはケア関係の実存的交わりの可能性に係わっている（ヤスパース『哲学入門』（新潮文庫）参照）。

12　聖書のイエスの病気直しでも「ふれる」という身体行為が見られる。しかし当時はこの行為のことは念頭になかった。長年にわたる実存的恐怖を思いやっての即興的行為であった。統合失調症者の身体は、自己／身体の力動（R・D・レイン）として尊重されねばならない。「さわる」ことによって、ある異質なコスモロジー同士の対立や葛藤の「和解」がおきたのではないか。マッサージの心理生理学的再考の要請。精神医療的コスモロジーと土地の癒しのコスモロジーとの和解が、足を洗う＝触れることが誘引となって、起きたのではないか。もしそうならば現在の病院における、高度な医療機械や画像診断の発達によって、触診やじかに身体をふれるという機会が減っているという状況も再考されねばならない。ある特定のローカルなケアの場におけるケアするものの現存の意味も、自己‐自己、自己‐身体、自己‐他者、自己‐世界関係において、再考されねばならない。気にすること、気がかり、関心を含む「ゾルゲ」（Sorge）（マルチン・ハイデガー）と、「実存」（Existenz）が、「語り」（Rede）とともに再考されねばならない。

13　世俗化の動向については島薗進の『現代宗教とスピリチュアリティ』（弘文堂）から多くを学んだ。宗教の影響力が後退していく動向を世俗化としている。その逆である宗教の回復を「再聖化」と呼んでいる。それと同時に「私事化」（公共空間への係わりが弱まっていくこと）がすすみ、それは「新しいスピリチュアリティ」へと向かう動向をうみだすという。公共空間における公共的機能の強化の動向について述べ、世俗空間を相対化するポスト世俗主義についてもふれている。

14　多元状況とは、ピーター・L・バーガーの意味で使っている（『聖なる天蓋』新曜社）。多元的状況それ自体が宗教を信頼性の危機に陥れた。宗教内容の「ファッション化」と多元的状況による宗教の市場相場化と関連して、治療追究や宗教救済を求める一種の「メディア・ファンダム」（ファンの集まり）について論じたことがあるが、これらは多元的状況（バーガー）によって理解可能かもしれない。島園は、世俗化と再聖化、私事化を論じて、公共宗教論とスピリチュアリティ論をむすびつける試みをしている。人間的状況から危険性と不確実性を取り除くことはできないという不可避性と個人にとって「真にかけがえのない」ものの喪失という「実存的恐怖」が関連しているかもしれない。限界状況における実存的事態に関わるとき、医学はまさに限定的なものとなり、その認識は宗教的、美的、そして倫理的なものとなる。

15――ネルソン・グッドマンの『世界制作の方法』では「世界の制作」ということに注意を喚起している。ピーター・L・バーガーの「外在化」「客体化」「内在化」とも関連する。世界の多数化・多元化という視点は、体系の複数性や寛容の原理という点で、ときに無責任な相対主義と揶揄される。病いの経験を語るには、多様な言語がつかわれる。ウィリアム・ジェイムズに倣えば、日常言語、理論・科学言語、宗教言語、文化・風土の言語、夢の言語、神話の言語、詩の言語などの多様性が問題とされる。近代では、病いの経験は、医学言語に回収され医療化の波に吸収されている。医療による日常世界の植民地化とは何か。言語の複数性を、医療の現場で再活性化することとは何か。

16――医療における瞑想と宗教における瞑想。マクロコスモス的な瞑想を宗教的瞑想とすれば、ローカルでミクロコスモス的な瞑想は、医療関係におけるエロス的なトポス（時空間）のなかでのものである。それはどこか未練がましくすこし悲しいものである（加藤清）。エロスという言葉をつかえば、医療とはエロスの雰囲気をたたえた領域であり、宗教の世界はエロスを超えるものである。

17――「クロノトポス」という言葉は、クロノ（時間）とトポス（空間＝場所）が結合したもの。クロノトポスとは「物語の筋の結び目（knots）」が結ばれたり解かれたりする場所（マトリックス）のことである。マトリックスは、ストーリーとプロットが展開する基盤であり、ストーリーはエピソードとして「それから」という形で非連続的に記述されて、プロットという密なる結ぼれによって「なぜ」という意味づけがなされる。私の使った世界という言葉――別の場所では、治療文化、ヘルス・ケア文化――はこの意味でのマトリックスに近似する。この源泉には、多面的で、複雑で、言葉の捕獲をすりぬけてしまう「生きられた経験」とでも呼ばざるをえないものがある。経験の総体は、語られたとき断片と化すだろう。生きられた生の多様性と人間の経験の複雑多岐なる側面をひらくことはできるのか。マニュアル化された経験の断片は、結び合わされて、一つのシステムとして一般的に正当化の道をたどる。それにしても断片は断片なのだが、断片を結び合わすプロット化はおおいなる可能性としてもひらかれている。マニュアル化から漏れ出た断片・細片やエピソードは、「真にかけがえのないもの」の再生を願っているだろう。経験の細片のなかに、経験の総体のマクロ的世界の精髄を把握するという願いの行為が、臨床的対話なのである。個別の生を生きる姿（ビオス）と生命そのもの（個別以前の生＝ゾーエー）の発現（あいだ関係）によって世界と出会いつづけるということとは何か。

18 「臨床のゼロ・ポイント」と呼んだ場所は、「創造的零点」と近似である。ベンヤミンが、叙事文学の諸形式を未分化なまま包摂している基盤と呼んでいたものだろう。筆者は、臨床にかかわる幾重にも重なる物語りが発生するマトリクスとよんでいた。ゼロ・ポイントはインディファレンツと近似している。辞書では、無差別、公平、無関心、無頓着、冷淡、無作用。歴史記述は創造的ゼロ・ポイントである。さまざまな韻律を生む場所である。零点の力によって多様な物語が生まれる。こうも言える。モードをもたないエクリチュール、「エクリチュールの零度」（ロラン・バルト）の場所に、多様な語法（物語）が生成する。その発生の零度の探求がなされるが、それはあらゆる語法が、覇権を争う闘争だからである。ＳＦ的に言えば、「多元臨床物語論」といってもよい。心理学者のウィリアム・ジェイムズのそれぞれ独立した固有の存在様式をもつ無数の層位をもつ下位世界論、現象学者のアルフレッド・シュッツの多元世界論や精神科医で医療人類学者のアーサー・クラインマンの臨床リアリティ論を想起してもよい。

19 親鸞の有名な「非僧非俗」が連想されるかもしれないが、これとどう重なっていて、重なっていないのか。

20 沖縄の「カミダーリ」という現象を巡っての臨床経験を私はもっている。憑依は憑依として研究対象化されるが、人々は憑依とは呼ばない。土地の言葉で呼ぶ。専門用語と風土語の違い。標準化とは何かが問われる。風土における生存の一つの技法とは何か。対象化によって、土地の人々が感得する「真にかけがえのないもの」は失なわれるのであろうか。真にかけがえのないものは、介護の場面でよみがえるのか。私はその土地の生まれであり、いわゆるアニミズム－シャーマニズムの空気をすって育った。いわゆる憑依状態は、近代医療の疾病分類を網状に横断しているものである。研究のため純粋な憑依だけを抽出する作業はむしろ限定的なものである。宗教の研究者や文化精神医学者は憑依現象に特に執着するが、土地に棲む人々はみずからの視点から感得していた。憑依現象は具体的な生活場面と交差する。人間は意味を求める。意味とは何か。意味はいくえにも重なる多層的なものとして現象する。個人的意味づけ、家族的意味づけ、共同体的意味づけ（宗教的意味づけ、医療的意味づけ、国家的意味づけなど）。逸脱の「風土の名づけ」とは何か。土地には土地の逸脱の診断や治療体系がある。土地の診断システムと近代医療のシステムとのあいだにズレや衝突、和解がある。風土における狂気の分類はかなり精緻なものなのである。

21 介護は、西田の用語を借用すれば、自己が他者と出会う根源的な場所である。「自己の底に絶対の他を認めることによって内から無媒介的に他に移りゆくということは、単に無差別的に自他合一するという意味でない、かえって絶対の他を媒介として汝と私とが結合するということでなければならない。自己が自己自身の底に自己の根底として絶対の他を見るということによって自己が他の内に没し去る、すなわち私が他において私自身を失う、これとどもに汝もまたこの他において汝自身を失わなければならない、私はこの他において汝の呼声を、汝はこの他において私の呼声を聞くということができる」（西田幾太郎「私の汝」上田閑照＝編『西田幾多郎哲学論集1』岩波文庫 p.325）。介護の場面において、ケアする者とケアされる者とが無差別的に自他合一するということではなくて、個と個とが互いに絶対的に異なる他者でありながらつながる。非連続の連続を成す介護の場面。アルツハイマー病を患う者との介護の場面における、寄り添う他者の「現存」（presence）の意味とは何か。

6 沖縄の医介輔の歴史と語り

はじめに

1 医療の世界の二重性

沖縄県は、日本国の最西南端にあり六〇余の島からなる。住民の居住する島は三九で、そのうち医療施設のない島が八で全離島の約二〇%にあたる（一九七四年頃）（大嶺ほか 1975）。例えば、産科医、小児科医の現状を見ると、産科医の五二%、小児科医の五九%が、沖縄における最大の「都市」である那覇市に集中し、産科医のいない市町村が七二%、小児科医のいない市町村が九一%となっている（大嶺ほか 1975）。小川ほか（2001）によれば、琉球大学医学部が一九七九年一〇月に設置されてから、二〇〇三年三月までの一六年間の卒業生一四二六人のその後の進路の調査結果では、離島僻地などの公立診療所に勤務した医師は延べ数で、わずか七人（現在は一人）という実態であった（沖縄タイムス、二〇〇三年七月二七日）。小川ほか（2001）は、「先端医療を追求し、顔は北（中央）を向いたまま。南（地元）に目を向けず」「医師を養成する教育機関の設置が、離島僻地の医療の充実には必ずしも結びつかない」と述べている。いわゆる「逆転のケアの法（the Inverse Care Law）」と呼ばれる現象である。以上のことは、沖縄のみにおける特異な現象ではなく日本全体における問題でもある。それは、いわゆる近代医療とは何か、その教育体制とは何か、そして医療の本質とは何かを問うている。

科学史的に言えば、高度近代医療は、ある「対象」を限定したうえで、それをさらに徹底的に客観化し、そしてほとんどつねに成り立つ再現可能な定式の集合をめざすことによって、一方では「対象化し得ないもの」を不可視なものとしてきた。比喩的に言えば、医療そのものは、近代化とともに、いわゆる「土地」から遥か上方に遊離してしまったのである。原田（1989）は、環境社会学の視点から、第三の視点としての「民衆」の視点を強調したが、それは今回の医介輔の方々との出会いのなかで聞き取った歴史的重みのある「語り」からもうかがえることができたのである。

近代医療から遥か下方に分離された「土」の世界における医療とはどういうものであろうか。その分離され放置された「土」、つまり「対象化し得ない領域」、あるいは現象学者のフッサールが重要視した「生活世界（生世界、生命世界）」が立ち現われてくる医療の次元があらためて見直されなければならない。

以上の状況から、現代の「二重化」した「医療の現在性」、つまり「高度化した近代医療」と「ローカルな「土」と密着した医療の現場性（地域性）」の二つの次元が顕わとなる「二重性」という課題への解への模索が今回のわれわれのひとつの問題意識である。「地域医療」の姿は、プライマリヘルスケア論、世界医療システム論などと関連性をもたせながらあらためて問われなければならない[1]。

2　「医学・医療のデータ」の次元と「実践の知」の次元

医学とは何か、医療とは何か。医学や医療に対する問いがつねに、その実践の現場において「内在圧」

として背景にあらねばならない。精神医学者で医学史の研究者であるエランベルジェによれば、医学は科学プラス倫理である。しかし、精神科医の中井が言うように、それでも充分に言い尽くされてはいないのである（中井 2002）。

「臨床」の「現場性」というものは、厳密な資料の根拠に基づいたいわば「データの学」と、「いま、ここ」での対面状況における「実践」の相互性、という二つの次元の複合として現われるものである。しかもこの両次元は生の現場の連続性の流れにおいては分離することはできない、というリアリティが絡んでいる。つまり、「徹底的に対象化しえないものを相手とする学」であることを決して忘れてはならないし、いわば「総合知」（エランベルジェ）あるいは「実践知」（中井）としての医療の次元を正当に認知する必要がある。

医介輔の背景にある「制度論としてのシステム」の次元の文献は散見されるが、その「実践の知」の次元に関する解析は皆無に近い。今回われわれは、インタビューを通して聴取した医介輔たちの語りからうかがえるライフヒストリーを通じて、その実践の知を学ぶことも重要な目的のひとつでもあった。

3　医介輔と地域性

医療に対する見直しのひとつとして、昨今、プライマリ・ケアや、「地域と密着」した医療システムという表現がよくなされている。しかしながら、この地域医療という理念やその行動政策が、現実的には、地域という共同体における人間関係の希薄化やその共同体そのものの衰弱をさらに強めるという皮肉な事態に陥っているのではなかろうか。その地域と密着した医療という理念や政策行動が、その共同体のなかで生じる問題を、共同体のなかで住む人々が有してきた問題設定の能力やそれを解決する能力などの「潜在力」を侵食しているのではないか、という疑念が生まれる事態となっていることが危惧される。

そこでわれわれは、プライマリ・ケアや地域と密着する医療とは何かという問いに対するヒントを得るために、沖縄という風土における「医介輔」の歴史に触れながら、一代限りという「制度的制約」のもとで、現在でも高齢になったが地域でいまだに活動している医介輔たちに会い語りを聴取する機会を得た。

医介輔とは、医師法第一七条の「医師でなければ医業をなしてはいけない」という規定にもかかわらず、限定付きではあるが医業を行なうことができる人々であり、沖縄にのみ存在する法的身分を保証された人々である。彼らの存在とその歴史は、沖縄の風土で今でも地域の精神保健に貢献しているユタの信仰体系、あるいはいわゆる「苦悩の共同体（community of suffering）」（ヴィクター・ターナー）との関連性で捉える視点を発見することにもおそらく連なってくるのだろう（下地 1998／Shimoji 2000）。

4　WHOヘルスレポートと医介輔

地域処遇や治療サービスの点では、プライマリ・ケアとサービスをうまく統合することが要点であるが、WHOは伝統医療のヒーラーと近代医療の間でのチャンネルの構築の重要性をあげている（Herren 2002）。精神医療の分野に限定すれば、沖縄の風土に根ざしたシャーマニズム的治療システムが存在しており、現在でも重要な癒しの機能や家族療法としての側面を担っている。そのような風土に根ざした対処方法と近代の社会的制度である経済的基盤をもつ治療システムとの統合・共生は、地域医療を考える意味でもきわめて重要な課題である（下地 1998／Shimoji 2000）。このような方向性は、医療人類学的視点からみれば、プライマリヘルスケアがもつプロモーション的性格をアドボカシー的性格に変えていこうとする傾向（池田 2001）として指摘されている。

われわれが関心をもった医介輔という医療制度における存在意義（制度的次元）と、地域におけるその存在意義（ローカルな次元）を、ＷＨＯの関心の示し方と比較することは大変興味あるところである。ローカルな地域に根ざした医介輔の活動と、グローバルな意味での医療戦略というレベルとの間の接点あるいは界面に、その解は潜んでいるのではないだろうか。

われわれには、医介輔の方々に出会う旅を計画している段階から、ＷＨＯが重点視するプライマリヘルスケアが意味するものと、いわゆる医介輔の存在が意味しているものとの間には、違いがあるのではないか、という予想があった。そして高齢を押して現役で医療活動に従事している医介輔の方々の苦闘の歴史の語りを聞き取ることから、私たちの訪問の旅は始まったのである。

5　実践の知としての医介輔の経験の知

結論を先取りして言えば、プロモーション的性格の強い米軍主導で始まったプライマリヘルスケアの観点からみられる医介輔制度の文脈のなかにおいて、実際に医療活動に従事してきた医介輔それぞれが、「身体的」に、その制度を「流用（appropriation）」しつつ、目の前の病者の現実に対処する姿として、人々が「生きる術」（行為の技法（countless ways of〝making do〟）を駆使した生活の知恵としての「実践」の姿（Certeau 1980／下地 2002）が浮かび上がってきたのである。

この制度は、医介輔たちに医療行為の限定付きという制限を加えている。いわゆる「無医地区」である離島や僻地において、医療の担い手である医介輔を法的に、目の前で苦悩する患者を前にしている現場において、医療行為を容認しつつも、それは限定付きのものであった。それに地域限定という「限定」も存在した。つまり二つの限定をともなったうえでの医療行為が容認された[2]。

医介輔自身の医療実践についての語りには、この医療行為の限定という制度の内部において、それぞれの絶妙な臨床眼を働かせてきた跡がうかがえる。その姿は、人類学者のレヴィ＝ストロースの言う「ブリコラージュ（日曜大工）(bricolage)」や、あるいはいわば野生の思考の技法（arts）または制作（poiesis）をまさに髣髴とさせるものがある。またはこうも言えるであろうか。歴史学者のセルトー（Certeau 1980）は「他者のゲームすなわち他人によって設定された空間のなかで戯れ／その裏をかく無数の技法」について記述しているが、まさにこれに類似した行為を髣髴とさせるものがあるのである。制度に必然的にともなう制限の内部における個別的な実践的技法の創出をともなうこともまた必然である。

元衛生兵や元医師助手たちが[3]、研修や実践で修得した医療技術や眼識を使用しながら、その「地域限定」付きの制限がありながら、その地域に生きるために最も適した「具体の科学」を創出してきたと言えるのではないだろうか。残念ながら、その医療行為に関する細部にわたる聴取や調査は皆無に近い。今回のわれわれの調査も、その視点に気づくに至ったが、この地点まで踏み込むことはなお不十分であった。地域医療が喧伝される現代においては、なお一層この医介輔制度から多くのことを学ぶ必要がある。これからの地域医療に示唆を与えるものは、後述する医介輔たちの経験の語りのエピソードからうかがえるだろう。

6　医介輔の「生」の多元性と語りの位相

なぜ語りに焦点化するのか。語りに係る際にはまず、語りそのものの位相を捉えなければならない。エドワード・ブルナーにならって、「生」を三つの様態に区別して、医介輔の「生」を捉えてみる。その三つの様態とは、「暮らしとしての生（life as lived）」「経験としての生（life as experienced）」「語りとしての生（life as told）」（桜井 1995）である。今回の訪問は、〈「語りとしての生」の次元が優勢に立ち現われてきた出会い〉であったと言える。そして、語りをさらに二つの位相に区別すれば、〈いま・ここ〉での領域（ストーリー領域）と、〈あのとき・あそこ〉の領域（物語世界）がある（桜井 1995）。われわれが医介輔たちから聞き取ったライフストーリーは、〈ストーリー領域に媒介された物語世界の位相〉が複雑に絡むものとして語られていると言えるだろう。人類学者のヴィンセント・クラパンザーノは、「個人史的現実」と「自伝的真実」とを区別した（Crapanzano 1980）。個人史的現実は、資料や他者からの聞き取りなどで修正可能な語りであるが、自伝的真実の語りとは、その語りの拠り所となる「暮らしとしての生」や『経験としての生」から離れた「象徴的な語り」、つまり「歴史的時間を超越した語り」である。今回のインタビューでは、後述するように、この「自伝的真実の語り」は断片的なものにならざるをえなかったが、語りはつねにこの両位相を含むものとして聞かれなければならない。

1　医介輔制度の歴史

I　医介輔制度成立の背景

沖縄県は第二次世界大戦の終戦直後、戦前（一九四三年）一六二人いた医師が戦死などによりわずか六四名になり、医療施設はほとんど破壊され、結核やマラリアなどの感染症などが蔓延するなど、極端に劣悪な医療環境を余儀なくされていた（大嶺ほか 1975）。

戦後米軍統治下、医療従事者の育成、保健医療施設の整備などの施策の確保などの保健医療システムの構築が多様な制約の下に行なわれてきた。とくに、医介輔制度や、保健婦の市町村駐在制度は沖縄県独特の制度であった。

一九四五年三月二六日、米軍を主力とする連合軍は、座間味島に上陸後の五日目（四月一日）に沖縄本島に上陸、米国海軍軍政府布告第一号ニミッツ布告（「米国軍占領下の南西諸島およびその近海居住民に告ぐ」）を宣言し、奄美以南をアメリカ合衆国の軍政下においた。この布告直後に海軍軍政府布告第九号「公衆健康および衛生（Public Health and Sanitation）」（1945.4）（海軍元帥ニミッツ）を公布した。その第一条で「医業開業占領地域に於いて免許状を有する医者、歯医者、産婆『其の他の者』にして病人を治療し、病気の予防治療をなし又は薬剤を配給するものは追って軍政府より命令ある迄、各自其の業務を継続すべし」としている（医師助手制度の創設）。「其の他の者」とは、医学校中退退学者、軍隊の衛生兵、医師の代診、医師の下で補助的業務をしていた薬局生、鍼灸師、整骨師などであったが、彼らに対して医師助手

（Assistant Doctor）という名称を与え医療業務に従事させたのである。

一九四六年、五月一日、「其の他の者」は、沖縄民政府訓令第一号「沖縄民政府官制」第　条により「医官補」の辞令で修業することとなった。ちなみに、医師六四人、歯科医師一九人、医師助手五八人であり、当時の医療はすべて公営であった。

一九五一年五月五日付けの米国民政府布令第四三号が、民政副長官（民政官砲兵大佐ゼイムス・M・ルイス）の命で発布され、医師助手制度は廃止となり、代わって医師助手は「介輔（Medical service man）」なる肩書きを使用しなければならないと規定された（介輔制度の創設）。歯科助手は、歯科医介輔（Dental service man）という身分が保証された。同年、介護認定資格試験が三回実施され、登録された医介輔は一二六人であった。一九五一年、医介輔の誕生である（沖縄九六人、奄美三〇人）。

ところで一九五一年四月、開業医師法が交付され、医師および歯科医師の開業が認められるようになったが、その〈開業医の地理的偏在〉を回避するための政策がとられていた。しかし、「完全な自由診療では離島や無医地区の医療は保証されない。そこで医師助手を配し介輔制度を設けたのである」（親盛医介輔）（『沖縄介輔史四〇周年記念誌』）。介輔も、「保健所長の監督の下に」という制限付きであったが、指定地域での個人開業が認められるようになった（沖縄民政府令第七号）（沖縄医介輔会 1986）。

2　本土復帰までの展開

一九四六年当時は、医師助手は五八人、歯科医師助手は二二人であったが、その四年後の一九五〇年には、それぞれ八〇人、二八人に増加した。制度上の正式名称は、「介輔」であるが、通称は「医介輔」と呼ばれている。

一九五一年は、医療に関する法令の整備がなされた特記すべき年であった。開業医師法、歯科医師法、看護婦資格審査委員会法、沖縄群島における開業医師、歯科医師の配置など、「保健医療に関する多数の法令」が米国民政府令という形態で制定された（崎原 1987）。

一九五一年から翌五二年にかけて、介輔認定試験が計三回実施され、介輔一二六人、歯科介輔三五人が認定されたが、その後この試験はその後まったく実施されなかった。

一九五三年、対日平和条約が締結され、奄美群島は日本復帰し、奄美の介輔は、復帰後の二年間は介輔業務を認められた。

一九七一年、復帰前年、介輔は五二人に減少していた。僻地・離島など医療の恩恵にあずかりにくい地域に限定された限定地開業者は二八人であった。介輔および歯科介輔に許容されている行為は、「介輔及び歯科介輔規則」（一九五八年規則第一〇八号）に次のような制限がみられる。

①重症患者に対する診療禁止（ただし応急手当はこの限りではない）
②入院治療の禁止
③らい患者に対する診療禁止
④X線検査およびX線療法その他の理学療法の禁止
⑤大手術の禁止
⑥外科手術的抜歯の禁止

⑦広範なる化膿性歯科疾患の診療禁止
⑧保健所所長または医師もしくは歯科医師の指示によらなければ抗生物質を使用してはならない

3　本土復帰後

一九七一年、沖縄の復帰にともなう特別措置に関する法律、いわゆる復帰特別法により、「指定された地域」においてのみその業務が認められたが、その身分は「一代限り」となった。

一九七二年、復帰時点では、介輔四九人、歯科介輔一六人であった。限地開業は二二人であった。

二〇〇三年三月現在、城田信弘医介輔（この出会いの二カ月後の五月、五三年間の医療活動から引退し、黒島診療所は六月一日で閉鎖となった。現在、沖縄本島の宜野湾市に住む）によると、医介輔は、城田医介輔の他二人を入れ、計三人である（勝連町の平敷屋介輔診療所・宮里善昌医介輔、久米島の美崎介輔診療所・宇江原総建医介輔）（追記――この報告の記録時点である二〇〇三年一二月現在は、城田氏引退後、二名となった）。

2　医介輔に会いに行く――それぞれのライフヒストリー

I　城田信広医介輔（竹富町立黒島介輔診療所）大正一一年五月一三日生、八一歳（インタビューの二カ月後に引退）

城田医介輔に会ったのは、二〇〇三年三月一〇日、晴天の日であった。

黒島は、石垣島と西表島の間に位置し、近くに竹富島やＮＨＫの朝の連続ドラマ「ちゅらさん」で有名となった小浜島が遠目にかすかに見える。黒島は、『牛の島』と呼ばれる島内の道路の両側には、牧場の有刺鉄線が長々と続き……島には犬がほとんどいない。子牛に怪我をさせないため、飼わない、放し飼いにしないという約束になっている……」(沖縄タイムス 1992)。人口は約二百人、牛は約二千頭で、シマの七割は牧場が占めている。今では畜産農家は六十四戸（一九九〇年十二月現在）であり、牛のセリ市が行なわれ、年収約二億円ほどであり経済的には恵まれた島といえる。しかし、一九六二年の「ソテツ地獄」と呼ばれた大旱魃以後、離島苦ゆえ島民は島を離れ、逆説的ではあるが、過疎によって特色ある放牧という畜産形態が可能となった（沖縄タイムス 1992）。

診療所に到着するまでに、牧草地や岩盤のむき出しとなった風景に目を見張る。

城田医介輔は現在八一歳である。元は海軍の看護兵であったという。医介輔という身分の前は、「代診」と呼ばれていた。二年前手術を受け、引退を考えたが地域住民の強い要望があり、娘を呼び寄せて今でも診療を続けている。診療の合間にお話をうかがった。患者数は、多いときで一日四〜五人であったが、現在は四〜五日に一人であるという。

五三年間におきた医療の変化は目覚しいものがあったという。その経験から言えるのは、「昔の病気はもうない」「住民の（医療に関する）意識が高まった」「（住民は）医療制度でも得をした」というものであった。

研修を受けながら、医学辞書で調べながらの診療であった。黒島は八重山の他の島と違って、マラリアの原因のシマハマダラ蚊がいないのでマラリアの発生はなかったのだという。一番多い疾患は皮膚病であった。喘息も多く、家系的なものであろうと推測している。老人には高血圧が目立ち、脳卒中などの重症疾患は本島の石垣島の病院へ移送しているが、その移送手段は戦後はじめまでは「サバニ」（沖縄地方の小型漁船。杉板を張り合わせた刳船の一種）だったが、後にはヘリコプターがその移送手段に代わった。

これまで約百名の出産に立ち会った。いわゆる「とりあげバーさん」と呼ばれる助産婦もいたが、介輔の重要な役割は、お産の軽重の判断であった。重症だと判断すると、石垣島の病院への移送の手配をした。地域と総合病院とのパイプ役は、医介輔の重要な仕事でもあった。「ありがたいことに、一度も合併症には出会わなかった」という。一次医療から二次医療・三次医療にリファーしていく医療連携のひとつの姿が見えてくる。

精神障害の発生について質問すると、現在まで「記憶では一人」であったという。おそらく発生しても石垣島へ連れて行っていたのではないかという。

住民の医療意識もテレビなどの普及で変わってきた。今年になって、石垣市にヘリコプターで患者を輸送したのは三回であった。小児のインフルエンザで高熱を発した例、七〇歳の尿閉の方、そして虫垂炎の手術が必要であった方の三例であった。

二年前に診療所の閉鎖を考えたが、住民の要望がありつづけているという。娘（百合子さん）が受付などを、このインタビューの時点でも手伝っていた。

黒島診療所は、町立であり、報酬は、個人経営である（注記――城田氏からの手紙で、われわれが会った日のその二カ月後に引退したことを知った。貴重な資料も送っていただいた。これで、八重山に医介輔という職種の方はいなくなった）。

2　宮里善昌医介輔（平敷屋介輔診療所・勝連町）大正九年一一月二五年生、八三歳

二〇〇三年（平成一五年）一二月二〇日（土）の午前にお会いした。診療の合間にお話をうかがった。もとは「アンビュランスの運転手をしていた」「試験を受け合格して」医介輔となった。

一九四六年（昭和二一年）、軍隊から帰郷。前原地区医療団長の野原雅彦医師から、野原医院における六年間の助手経験と、戦時中の四年間の衛生兵の経験があれば十分にやっていけるとの推薦があり、母親の許可を得て、津堅島の診療所へ赴任した。津堅島は、勝連半島から八・一キロの距離にある（人口六九〇人、一九九〇年（平成二年））。

一九四六年(昭和二四年)、この島での三年間の勤務の後、平敷屋介輔診療所を開いた。診療の制限があり、「お産は（診療）しないが、全科はやる」という。来院患者はすこぶる多く、「ここでは、多いときは、患者は一日に、二〇〇人以上来た」。診察は忙しく、「寝る暇もなかった」、「往診は車も通らないところも多かった」。

病気としては、「栄養失調が多く、十二指腸虫症による潜血も多かった」。マラリアは、「多くはなかった」。フィラリアは「いなかった」。

現在の疾病としては、「血圧、神経痛、風邪」を主に診ている。重い病気は、病院へ「紹介」する。「実は、息子(次男)が近くの病院の院長となっている」ので、「そこへよく紹介する」という。ガン末期の患者は「診ていない」という。

現在、四〇年間勤めている看護師と、三〇年の看護師の計二人がいる。診察室の壁には、いくつも絵や

写真が飾られていたが、来院者たちからの贈り物だという。

現在の医師への提言として、「患者さんに対してやさしく」接することが何よりも大事であること、患者に対して「感謝の気持ちで向かう」こと、「愛情をもって（診療に）あたること」を語った。来院者への「感謝」という言葉が強調された。「周りからの要望がある限り、診療は続けていく」という。看護師の一人は、「先生の顔を見たら治っちゃったというものなんですよ」と付け加えた。お別れのとき、待合室には二人の老齢の女性の方がおられた。

3　宇江原総建医介輔（美崎介輔診療所）大正一五年一一月二五日生、七八歳

久米島は、那覇から飛行機で約二五分の距離にあり、人口は、現在約一万弱である。診療所開設当初（一九五八年（昭和三三年））は、約二万人であった。

宇江原氏は、脳血栓を患い、右半身麻痺で言葉が以前より不自由になっておられたが、長男嫁（看護師の資格をもつ）の援助で今でも医介輔の仕事を継続している。

小学卒。終戦後、知念地区病院の検査室に四年、那覇市の浜松外科医院に六年勤務し、その後、久米島に帰省し、久田内科医院に二年勤務、その医師が那覇で開業することになり、一九五八年（昭和三三年）、久米島仲里村字宇根で美崎診療所を「限地」開業することになった。その当時は、古本医院と、比嘉診療所の二軒があった（沖縄医介輔会 1986）。

交通機関が不備であったうえに、連日のように多くの往診で多忙で、一日の診療が終わるのは「午前○時過ぎだった」という。いつでも救急態勢をとっていた。往診の足は現在まで、オートバイ、ジープ、フォ

ルクスワーゲンと変化したが、山道は徒歩か馬であった。前述の吉本医院では、開腹手術の助手も務めていた。前頭部裂傷の少女のエピソードや、夜のイカ釣り最中での脳卒中になった症例の往診での苦労話も語ってくれた。離島のオーハ島には「くり船」を利用していた。

開業当初は、一日に百名以上も来院者があった。疾患としては、風邪、下痢などが多かった。「草ふるい」（フィラリア）もいたが、マラリアはいなかった。ハンセン氏病は那覇に送った。

現在は、琉球大学の医師と密に連絡をとっている。例えば、心電図などは、琉球大学地域医療部のコンピューターに電送され、ここで解読される。地域住民の要望があるかぎり続けていきたいという。現在は、県立病院が誘致された。

4　親盛長明（竹富町立大原介輔診療所）大正五年三月一日生、八六歳（引退—二〇〇二年）

親盛氏にお会いしたのは、二〇〇三年（平成一五年）三月一〇日、小雨の降る日の午後であった。昭和二六年、医介輔の許可証の交付がなされてからの四七年間、診療所を開業してきたが、二〇〇二年（平成一四年）、現役を引退した。

開業当時は、マラリア撲滅が目的であったが、その他の病気の患者も診た。当時は、「地球をなくさないかぎり、マラリアはなくならない」と観念されていたが、一九五七年（昭和三二年）、WHOから派遣されてきたウィラー博士が、「ウィラープランをしっかり実行したら、三年で撲滅できる」と宣言した。その宣言を聴いて、「皆でクスクス笑った」。これは、琉球列島米国民政府による〝Wheeler Plan〟のことで、米軍総合医学研究所の昆虫学者チャールズ・M・ウィラー博士が招かれ、WHOによる地球的な規模でのマラリア撲滅計画が開始された。三年でマラリアを僕滅するという意図をもった計画のことである。ところがウィラープランを実施して一年ぐらい経った頃、「まったく信じられないこと」だが、「(マラリアが)発生しなくなった」という。その計画の方法は、「DDT七五%水溶液を徹底的に散布」するものであった。「民家・家畜小屋から舟まで、ありとあらゆるもの、家具や寝具、『紙の裏』のあいだ」まで散布する徹底したものであった。「WHOは、蚊の習性をよく知っていた」と語った。「DDTは人畜無害だとアメリカ側は言っていたが、猫は顔をなめる癖があり、(その猫が)くるくる回って死んだことがあった。その頃作業員が身体の不調を保健所に訴えたことがあったが、(その作業員は)まだ元気ですよ」と語った。

一九六一年(昭和三六年)、「大原の五人の患者を最後に八重山からマラリア罹患者は消えた」。しかし充分な証拠がそろっていないという理由で、WHOによる終息宣言はなされていないのだということであった。

明治時代からマラリアのことは知られていたが、流行はなかった。しかし、一九四五年(昭和二〇年)、人口の約五三%の罹患、致命率は約二二%という大流行が起こった。その誘因として、一つは、マラリア有病地への日本軍による強制疎開であり、戦後は、二つ目として、米軍による基地建設で土地を追われた住民の石垣島・西表島への移住、そして三つ目に、食糧難による栄養失調が挙げられている。そのため八重山の異常な罹患率を呈したことが指摘されている。

一九九三年(平成五年)、竹富島へ診療所を移転した。引退までの九年間、勤務した。それ以前の四七年間は、西表島での勤務であった。

医介輔について、「一般の人は医者と医介輔とを区別していなかった」。「法的には根拠がなかった」が、医者のやることはすべてやった」という。「六〇六号、サルバルサンも注射したし、ペニシリンも注射した」。「肝臓肥大や脾臓肥大はすごかった」と述べ、サルバルサンで助かった事例の紹介もあったという。引退しているにもかかわらず、今後の医療や予防的課題にも話は広がりを見せ、中間宿主を豚とするトキソプラズマ問題や、イノシシの血清陽性が六〇％を呈していることなどが熱っぽく語られた。往診の苦労話には熱が入り、道路も橋もないところで、「行くのをやめようとした」が、「使命感と責任感でなんとかがんばった」、「医者は全然来ないしね」と、医師不足や、医師の都市集中への傾向にも指摘があった。「逆子も二人取り上げた」という。死亡宣告や、エンバーミングもした。インタビューの終了間際の最後の言葉は、「これからの医療は、世界を相手にすることだ」という言葉であった。医介輔の時代は過ぎて、グローバリズムの波に乗った現代医療への方向性を示唆する言葉だったのかどうかの確認はせずに終わった。この点についての親盛医介輔の意見を確認することは、次回お会いする際の宿題ということとなった。

5　野原廣和（元）医介輔（西原介輔診療所）大正一〇年一〇月三一日生、八三歳（二〇〇三年（平成一四年）一二月二三日、訪問）

閉鎖された診療所の二階の自宅でお会いした。

北支の運城陸軍医院衛生学校で四カ月間衛生兵としての特訓を受けた。顕微鏡での検査（マラリア、結核、検便）もした。一九四六年（昭和二一年）沖縄復帰後、一時農業を営んだ。一九五一年（昭和二六年）、医師の自由開業が開始されたとき、東風平村の山城医師の診療所で勤務、その後、那覇市へ移転開業（山城小児科医院）したため引き続いて勤務した。一九五七年（昭和二七年）、医介輔試験に合格。六年目に、山城医師から、離島僻地への経験を勧められた。離島においては外科の勉強が必要になることを説かれて、首里の源河外科医院で約六カ月の指導を受けることになった。

一九五六年（昭和三一年）、連絡船に乗り、離島の渡嘉敷村診療所勤務となった。記憶に残るエピソードとして、麻疹の流行時の昼夜の区別のない往診や、ある産婆自身の七カ月の早産があり、その未熟児（体重九五〇グラム）の泊り込みでの人工蘇生術後の回復の奮闘話などが語られた。

それから九年後の一九六四年、渡嘉敷村を引き上げて、美崎橋の長浜外科医院で外科の勉強もかねて一年間勤務した。その後、南風原村の喜屋武医院に勤務した。

一九六九年（昭和四四年）七月一二日、西原村・村長宮平吉太郎氏に是非と要請されて、町に近かったが、その地域の医師が健康を害し町に移ってから無医村となって六カ年経っており、県議会議長などの強い要請もあって、西原村介輔診療所を開設することとなった。前任の医師は、夜間の診察依頼が多く、身体を壊してしまった。町が近いこともあり、来院者は多くないのではないかと危惧されたが、山城医師から「（診療をする）人次第だ、夜も診なさい」と激励され、開業の意思を固めた。山城医師のところで勤務していた頃、その山城医師自身は、午前の三時、四時に起きて診療されていたのでその薫陶も受けていた。診療所の開設当時は、深夜の外来で数回起こされることが普通で、往診も多かった。「方言」での診察が、信頼関係をつくるうえでも有益であったと思うと語った。

一九七二年（昭和四七年）の復帰前後は、さらに往診も多くなり、自殺が多発していた。その頃死体検死・検案の件数は六九名を数えた。沖縄の本土復帰に伴い、医介輔制度の存続が問題となり、医師会はその存続に反対であったが、住民の要望や県の認定で、現状維持のまま認定されることとなった。そのころは、赤十字血液センターの採血依頼による検診、老人や幼稚園児の健康診断などで多忙をきわめた。医介輔の役割は、「浅くて広く」全科を診ることが大切である。「何が来るかわからないから」、いつも救急態勢であった。抗生物質の使用にも制限が加えられており、後には「オーレオマイシン」の使用が許可されたが、「みのがす」という運営面での処置（保健所所長の許可があればよい）であった。サルファ剤は使っていた。

開業当時は、医療器具や薬品の支給はなかったため、医師からの個人的な心づくしとして、注射、飲み薬、血圧計、血球計算機などの提供を受けた。

3 医介輔から見えてくる地域医療の方向性

1 MLPとしての医介輔

「医介輔」は「一代限り」という規定があった。ゆえに高齢化のため、現在（二〇〇三年一二月）二人となり、自然消滅する運命にあった。小川は医介輔に関する貴重な報告をしている（小川ほか 2001）。途上国では、一九九〇年代後半より、相次いで中級医療職（Mid-Level Practitioner：MLP）の養成期間の閉鎖が検討されているという。ＭＬＰとは、ラオスではMedical Assistant、タンザニアでのAssistant Clinical Officerをはじめ、Nurse Practitioner、Physician Assistantなど、医師でなくとも医療行為ができる医療人材のことである。沖縄の医介輔はＭＬＰと同義とされる。「近代の途上国における国内医師生産数の定着と各医療従事者の専門化が推進されるなか、医師でもなく看護婦でもないＭＬＰがあいまいな存在として扱われるようになってきた背景が、MLP廃止検討の動きと無関係ではない」のである。小川ほか（2001）は、「米軍占領下、一九五一年の介輔認定より一九七二年を経て、同県に医学部が建立し、医師を輩出すること二〇年余で、沖縄県の医療人材は、果たしてMLPから首尾よく医師に置換したのであろうか」と問うている。そして、「介輔の認定後も、医師不足を補填すべく数々の努力を施してきたが、その結果、保健指標として人口一〇万人あたりの医師数が県全体では増加した。一方、沖縄のMLPは診療行為が地域限定ということもあり、地域定着率は高いが、その後排出されなかったため、当事者の高齢化と共に自然消滅の一途をたどっているのが現状である」と述べている。小川の記述はきわめて的確な視点をもっているので、以下に長いが引用する。

「僻地・離島の診療所配置の変遷からも、介輔数の減少とともに、国費卒生、自治医卒医などが、地域医療を担うようになりつつあることが窺えたが二年以内の同地域勤務と短期である。また、創立二一周年を迎えた琉球大卒医の僻地・離島医療への貢献は今後の課題である。地域の休止診療所の分布を示した図（省略）からは、本土復帰（一九七二年）頃を境に地域によっては診療所の閉鎖や治療者が不在となった地域が現在に至って徐々に増えつつあることがわかった。これは、復帰時に標準に合わせた「無医地区の定義」に合致しない診療所が閉鎖の対象となったこと、更に道路・交通網の整備により一般的に僻地・離島から都市部への移動距離が狭まったことによる医療資源配置の効率化に伴って既存診療所が休診した結果といえよう」（小川ほか 2001）。

介輔診療所の意義はどこにあるのであろうか。そのひとつとして、小川は、慢性疾患の継続医療、「ゆんたく（コミュニケーション）」の場、とくに高齢者の健康維持に関わる役割を挙げている。これは、今回のわれわれの調査から、現在でも医療を続けている医介輔診療所において高齢者の受診者が多く見られ、疾患も高血圧、風邪、神経痛などの慢性疾患が多いことからもうかがえた。利用者側のニーズもその方向へ移動していると思われた。小川が指摘するように、地域住民のニーズとその効用の視点に立った保健計画策定こそが重要であると思われる。小川は、医師の都市滞在志向の強さと地域に根付きにくさと、MLPの即戦力と一地域における長期的な医療人材確保の期待に添える役割を指摘した。今後、MLPの地域医療における意義の多角的な見直しが行なわれることが必要であり、最近喧伝されている地域医療の考えや対策に対するオルタナティヴな方向性を与えるものであると思われる。

2　「苦悩の共同体」と医介輔——「風土論的地域医療論」

プライマリケアは、多角的に捉える必要がある。沖縄の医介輔の誕生の物語（歴史）、沖縄の地域の精神保健に貢献しているユタの信仰体系、ローカルな地域における（V・ターナーの言う）「苦悩の共同体(community of suffering)」などの視点は、プライマリ・ケアという概念に修正を迫るものであると思われる。これらの視点を、さしあたり「風土論的地域医療論」と呼ぼう。

プライマリケアを検討する際には、多元的医療システムという文脈で検討することがもうひとつのポイントではないかと思われる。多元的医療システムとは、高度近代医療を担う医療者のサブシステム、医介輔などのMLPなどのサブシステム、自己治療システム、代替医療システム、伝統医療システムなどの多様な医療サブシステム群を新たな視点で再検討するための認識論的枠組みとして提案したい。このような医療システムの多様な網状のネットワークが、人々のローカルな日常生活次元をベースにして、円滑に作動する方策の模索が課題となるのではないだろうか。ＭＬＰとしての医介輔の即戦力の活用や、利用者側のニーズとその効用の視点に立った保健計画策定のヒントとなるのは、一つには、医介輔の存在意義の新たな再考と、二つ目には、網目状の医療システム群の形成ではないかということがわれわれの問題提起である。

プライマリヘルスケアは、援助の論理、医療化問題やあらたな地域医療システムの再考から捉えなおす必要がある。医療人類学者の池田（池田 2001）によると、ＷＨＯのプライマリヘルスケア（ＰＨＣ）論争で明らかとなった「援助」の論理の相対化の視点、そして保健計画というものの政治経済状況下での恣意的形成過程への視点などが重要な課題となってきている。地域医療の多元化、重層化の視点から再考する必要があるが、現実的には、相反して、システムの一極化が進行しつつある。

ちなみに、アメリカの海を越えた医療援助は、ロックフェラー財団が一九一六年から二一年において英領セイロン島で鉤虫（十二指腸虫）の駆除計画を行なったのが嚆矢とされている（池田 2001）。医介輔の出自のひとつは、「戦争と健康が深い関係性を持つ次元」における米軍の沖縄における疾患別の感染症対策、とくにマラリア対策やフィラリア対策などがある。これは、地域の医師不足の切実な問題とは別次元で考察する必要がある。(4)

地域処遇や治療サービスの点では、プライマリヘルスケアとサービスにおいて諸医療保健福祉的資源をうまく統合することが要請されるが、ＷＨＯは伝統医療のヒーラーと近代医療の間でのチャンネルの構築の重要性を挙げており、沖縄の風土に根ざしたシャーマニズム的治療システムと近代医療との関係性の分析や交流の構築（下地 1998／Shimoji 2000）はきわめて重要な課題となるものと思われる。医療人類学的視点からは、プライマリヘルスケアがもつプロモーション的傾向とアドボカシー的観点との統合を目指す方向性（池田 2001）に一致している。

3　医介輔の「メティスの技法」――メティス的実践者としての医介輔

われわれが地域に根ざしてきた沖縄の医介輔に関心を示す方向性は、ＷＨＯの関心の示し方と、どの点で同じでどの点で異なるのか大変興味深い。われわれは今回の旅を計画した当初から、ＷＨＯが重点視しているプライマリヘルスケアの原点といわゆる医介輔の存在の意義の違いを見出しうるのではないかという予想があった。上述したように、現在も現役で医療活動に従事している高齢の医介輔の方々の苦闘の歴史の語りを聞き取ることから、私たちの訪問の旅は始まった。この原点は、よりプロモーション的性格の強い米軍主導で始まったプライマリケアの医介輔制度のなかで、実際に医療活動に従事してきたそれぞれの医介輔たちが身体的に、その制度を「流用（appropriation）」し、「他者が支配する領域で生きる術」を身につけてきた姿にヒントがあるのではないかという点にあった。彼らはまさに「狡知の実践者たち」（Certeau 1980／下地 2002）なのではないか。つまりこの制度をめぐる実践的歴史の積み重ねは、この制度を巧みに流用する実践者とその土地の人々が共に作り上げた新たなブリコラージュとしての側面をもつ「身体の技法」の実現の歴史そのものであり、この歴史の軌跡の体現者としてそれぞれの医介輔の姿が浮かび上がってきたのである。その姿は、古代ギリシャの心的宇宙で働いていた策略的知性、いわゆるメティス（Metis）の技を髣髴とさせるものであった。ギリシャ的メティスとは、分別、注意深さ、臨機応変、策略、コツや勘といったあらゆる精神的・身体的技法をくりだす実践の知である。医介輔は、孤島で、未知の病い、未知の出来事や確実性の保障の見えない混沌とした状況に直面し、不測の事態に出会い、危うい足取りで生き抜くことを余儀なくされ、つねに警戒心を怠らず、臨機応変の機敏さをもち、全方位体勢をとらなければならなかったのではないか。これらの身体の技法は土地の倫理に裏打ちされていたことを忘れてはならないのである。

「強者」のうちたてた秩序のなかで「弱者」のみせる巧みな技＝業であり、他者の領域で事をやってのける技、狩猟家の策略、自在な機動力、詩的でもあれば戦闘的でもあるような意気弾む独創……という表現は、ある哲学者の言葉であるが、まさに医介輔の姿をも髣髴とさせるものがある。

4　医介輔の歴史と世界医療プロジェクトの接点

1　WHOの健康戦略と医介輔の歴史的・制度的位置づけの背景の関連性

一九五七年、戦後一二年が経ってから、沖縄の八重山におけるマラリア撲滅対策が始まった。その当時の医介輔であった親盛氏は、WHO（世界保健機構）から派遣されたウィラー博士の「ウィラープランをしっかり実行したら三年で撲滅できる」という言葉を記憶していた。

一九七八年は、アルマ・アタ宣言がなされた年である。この宣言は、カザフスタンの首都であったアルマ・アタで、WHOとユネスコによってなされたものであった。そのときの保健の理念と施策が、プライマリヘルスケア（PHC）であった。その特徴は、健康の達成には、政治経済の安定や住民の自助努力が不可欠であるとした点にあった。医療人類学者の池田（2001）によると、この理念の出自は明らかではないが、六〇年代末から、すでに試みられていた。例えば、中国の文化大革命期に制度化された赤脚医生（はだしの医者）、世界保健機構による坑マラリア剤の投与と疫学資料収集の出先機関となる保健普及員の制度など地域をベースにした保健運動があった。この例に先立つ一つの歴史的事例が、医介輔制度であったのではないか、という視点が浮かび上がる。沖縄の八重山群島のＷＨＯによるマラリア撲滅対策は、アルマ・アタ宣言がなされる二一年前の一九五七年であるから、この理念の歴史的な実践形態の例として重要な位置を占めていると思われる。八重山のマラリア対策の詳細な分析を通して、二種のＰＨＣ、つまり包括的（comprehensive）ＰＨＣと、選択的（selective）ＰＨＣとの相互排除し合う膠着的な状況に対する新たな出口を模索する道の可能性が示唆される。しかもＰＨＣそのものへの批判点を明確にする側面も有しているのではないか。そのヒントは、医介輔が住み込んでいる地域との関連性のなかにあると思われる。それは、「医療の施設から地域へ」のパラダイムシフトが喧伝されている状況を打開する共同体概念の再考を迫る「風土論的地域医療」という新たな視点ではないか。地域医療に関する風土的視点について筆者はひとつの考察の試みをしてきた（下地 1998／Shimoji 2000／下地 2002)。

一九八六年には、〝Health for all〟というスローガンのもと、「ヘルスプロモーションのためのオタワ憲章」が採択され、プロモーション（啓発後援）のための具体的な項目が明文化された（池田 2001)。近代医療の医療資源配分の限界が明らかになるにつれ、新たな医療配分として案出されたのが、住民の自助努力、現地の医療資源である伝統医療の利用であり、プライマリヘルスケアのために有効利用しようとする政策の登場であった。住民を組織する医療施策の典型が保健普及員の制度であるが、彼らは現地の住民から選抜された。エージェントの呼び名は地域によって異なり、中央アメリカでは、普及促進員（promotor

＝発起人）、ボランティア（voluntario ＝志願兵）、協力者（colaborador）、ブリガータ（brigada ＝分隊）など、政治的あるいは軍事的な名称で呼ばれている（池田 2001）。

オタワ宣言は、健康の達成には、政治経済の安定、住民の自助努力が不可欠であるとした。この理念がどのような過程を経て形成されたのかは、いまだ明らかではないが、医介輔制度との関連は明白であろう。医介輔の出自問題はひとつの大きな課題である。赤脚医生（はだしの医者）、WHOによる坑マラリア剤の投与と疫学資料収集の出先機関となる保健普及員、伝統的出産介助者の養成講座などの保健運動の推進などの歴史的文脈と、沖縄における戦後の医介輔の制度が出現する文脈との関連性は、これらのより大きな歴史的文脈のなかで見直されねばならない。

二〇〇一年、WHOのテーマとして、WHOのG・H・ブラントランド事務総長が初めて選んだのが「精神保健（メンタルヘルス）」であった。WHO精神保健および物質依存部長ベネデット・サラセーノの「二〇〇一年ワールド・ヘルス・レポート――新たなる理解、新たなる展望」論文に詳しい。二〇〇一年四月七日が世界精神保健デーとされた。次いでその年の一〇月四日に「ワールド・ヘルス・レポート二〇〇一」が発表され、二〇〇二年「精神保健年」宣言がなされた（Benedetto 2002）。この宣言のキーメッセージは、非常にシンプルで重要である。

第一は、「精神疾患の疾病負担（Burden of Mental and Behavioral Disorders）」は非常に大きいという宣言である。成人の一〇～一五％が精神疾患の影響を受けている、あるいは一次医療受診患者の一〇％が精神疾患に罹患している、そして四家族に一つの家族は精神疾患や行動障害の家族を抱えているという指摘である。この疾病負担は、DALY（Disability Adjusted Life Years）（健康寿命を基準にして早死による生命損失年数に障害をもって生きた年数を加えたもの）で計算される。これによると、一九九〇年の精神疾患による疾病負担は一〇%だったが、二〇〇〇年には一二・三%に増加し、二〇二〇年には一五%にまで増えると推算されている。ところが全医療費に占める精神保健予算は中央値で二・〇%と非常に低い。つまり、一二・〇%の予算で一二・三%の問題を解決しようとする無理が生じる。ＤＡＬＹ長期化の要因のトップ二〇のなかに、三つ（四番目「単極性うつ病」、一七番目「自傷行為」、一八番目「アルコール依存」）が入っている。ＹＬＤ（Years Lived With Disability）（障害をもって生きた年数）のうちのトップ二〇のうちに、第一位の単極性うつ病をはじめ六つ（アルコール依存、統合失調症、双極性感情障害、アルツハイマーおよび他の認知症、偏頭痛）が入っている。さらに近年の自殺率の経年的な上昇が注目され、ＷＨＯでは自殺予防キャンペーンを展開している。第二に、対費用効果のある介入方法はあるという宣言である。第三に、費用対効果のある介入方法はあるが、ギャップやバリヤーがあって実施できていないという指摘である。スティグマの問題、病院中心の医療や予算配分から地域処遇への転換、一次医療への視点のパラダイムシフトの重要性が指摘されている。第四に、一〇の勧告（一．一次医療での対応、二．向精神薬の確保、三．地域処遇、四．社会教育、五．地域社会・家族・当事者の参加、六．国レベルでの精神保健政策、プログラム、法律の構築、七．人材開発、八．他分野との連携、九．地域精神保健のモニター、一〇．研究支援）が国情の違いを超えてなされ、社会資源（リソース）の程度に応じてシナリオが三段階に分けられている。

以上のＷＨＯの精神健康ドクトリンが、各国の精神衛生の政治的 - 経済的 - 社会的政策や諸制度の整理とどのように連動していくのかが今後の重要なポイントとなった。

なぜ医介輔が歴史的に出現したのかという問いの解には多元的なものがあるだろう。個々のミクロの医療行為や研究方向に多大な影響を与える、マクロな医療システムとの関係性から眼を離さないことが重点となった。一九五〇年代における応用人類学の隆盛、そして翌年の一九五一年、WHOによる初めての人類学者の雇用、一九五〇年代のアクション人類学の提唱、一九五九年のフランツ・ファノンの「医学と植民地主義」論文の刊行、第二次世界大戦以前から開発国の慈善団体の典型例であるロックフェラー財団の活動に見られるような医療協力の歴史における援助現象の多元化の活発化などの歴史的事象が、医介輔の歴史の背景にあることを忘れてはならない。

2　WHOからの日本への勧告

WHOによる日本への勧告として、地域処遇へのシフト、コミュニティケアへの力点の移動、他職種とのパートナーシップを深めること、そしてニューロサイエンスから行動科学・心理社会的リハビリテーションを含めた社会精神医学的研究と実践への方向転換、コスト対効果や戦略の提供に関する評価研究への推進、コラボレーションの強化などがある（Benedetto 2002）。とくに西太平洋地域の人口は一七億人で世界の総人口の約三〇%を占めており、急速な社会変化に高齢化が加わり、全世界的に見ても精神保健の優先順位が極めて高く、二〇二〇年には全疾患中の一五%は精神疾患で占められることが予測されている。日本への勧告の背景には、世界の健康政策や精神保健対策に関する「ドクトリン」（池田 2001）がある。これらのドクトリンは我が国における健康日本21、生活習慣病対策や自殺予防対策、少子高齢化にともなう介護対策や育児対策に大きな影響を与えている。さらに災害対策、若者のひきこもり対策にもその影響は波及している。「ヘルスプロモーションのドクトリン」に関する多角的な検証は今後も最重要課題となっている。

3　医介輔の物語は「消滅の語り」となるのか

物語の語りの発生はつねに語りの消滅と表裏一体である。物語のアーカイブ化と想起的行為のフィードバック関係が重要となる。想起的行為＝「純粋記憶」（アンリ・ベルグソン）はすぐれて社会的行為であり言語と密接な関係をもち、「物語」の構造をとるだろう（ピエール・ジャネ）。想起的記憶はすぐれて共通感覚的なものであり、共通感覚とともに近代世界から排除される傾向にある（中村 1992）。「論理」の世界から「記憶」は追放される「運命」にあるのと同様に、土の香りのする生活世界や個人の語りは日常世界の前景から排斥され後景に退いていくのであろうか。

法的に一代限りと限定された医介輔たちは、必然的に歴史的に消滅する。

筆者たちは消滅する医介輔たちとの対話をもとめその語りを聞くことを目指した。その「最後の対話」は決して「ノスタルジックな哀悼」を記録するものではなかった。われわれの出会いの直後に引退を決意したもの、引退をすでにしていたがその経験を「想起し語る」もの、いまだ現役でその医介輔という「歴史的存在」をその老いつつある身体そのもので直截に提示するもの、このようにそれぞれの限定された土地で多様な医介輔としての経験を彼らは語っていた。

すでに沖縄においては「医介輔」という言葉を知らない人々が急増している。忘却され、その歴史的任務を終え、まさに「消滅の途」にある。しかしそれは「ノスタルジックに語られる」地平を越えるその先を示している。

4 医介輔の実践の「厚い記述」をめざして

今回の旅では、「医介輔」の語りに対する「厚い記述」(クリフォード・ギアーツ)は可能であろうか。そのためには今後の展望として、実際の医介輔の臨床のフィールドへの参与観察が必要であろう。医介輔その個人の臨床現場におけるまさに「臨床的な〈私的〉な領域」が対象となるだろう。と同時に、その臨床現場の構造付与としての「歴史的社会的規定力」の分析を欠くことはできない。医介輔という「医師免許を持たない者」の地域における医療行為にかかわる歴史的証言を聞き取ることの意義は深いものがある。その意義の深さは過度の医療化が進む近代においてより深くなるだろう。

医介輔の現場における行為と限定をせまる制度とのあいだに現われる葛藤と矛盾の錯綜の図には、高度の医療化と専門性が増強する現代においてはなおのこと、多くの示唆する点が見えてくる。実際の医療行為には多重性と多様性がかかわってくる。苦悩に対する対処法の複数性も問われなければならない。臨床行為における身体性も問われなければならない。「病いの政治学」[5]も問われなければならない。固有の場所、固有の戦争に関連した歴史的時間性などのいわばコスモロジーというものと近代医療との関連性も問われなければならない。多重性、身体性、固有のコスモロジーなどの意味と〈医介輔〉の存在性との関係性が問われている。この関係性は近代医療の成立の過程であまりにも軽視されてきた領域ではないであろうか。

5　地域医療の〈アリアドネの糸〉――医介輔の意義

深刻化する地方での医師不足への改善策を検討するため、厚生労働省、総務省、文部科学省の三省庁連絡会議が設置されるという発表があった（伴 2003）。プライマリケア（初期診療）医の養成問題、幅広い診療能力（ジェネラリスト）の育成だけではなく、より重要な〈地域性〉や共同体という文脈に対する新たな問い直しが喫緊の課題となってきた。さらにＷＨＯのワールド・ヘルス・レポート二〇〇一は、医療の「地域処遇の推進」へというパラダイムシフトを強調したが、やはりその動きは結果的には一方向的で一元的な方向性を孕んでいる。このような文脈において医介輔の歴史的存在意義とは何かがあらためて問わねばならない。オルタナティヴなひとつの〈アリアドネの糸〉としての姿を医介輔の歴史的な意義に見出していく必要がある。世界医療システムとの関連における「風土論的」地域医療論という認識論的な枠組みが必要ではないだろうか。

今後はさらに、以下の二つの軸からの検討が必要である。一つは、包括的プライマリヘルスケアと選択的プライマリヘルスケアとの関連で、医介輔の存在の学びから地域医療の方向性をさらに詳細に検証する必要がある。二つ目は、国際保健や医療援助の視点から、「応用」医療人類学と「批判」医療人類学の二つの立場からの、さらなる医介輔の実証的研究が必要であると思われる。〈地域医療の今後のすがた〉を見据える際に、「サファリング（苦悩、苦痛）」に対処する方法の多元化と多角化の方向性と同時に医療のグローバリゼーション化の同時進行をともに視野に入れる必要がある。

▼注

1——この論考は原田正純との共著となっているがすべて文責は筆者にある。この論考は熊本学園大学社会福祉学部沖縄研究のひとつとしてなされた。

2——自治医大構想や各県における地域限定の医学部入学という構想につながる。この「医介輔」制度は、現在の医師の都市集中（地理的偏在）を解消しうる意味においても、さらに将来の地域医療を考えるうえでも多くの示唆を与えるものである。

3——地方の開業医は人手不足を解消する意味でも若者の働き手の必要上、地域で最も利発で器用な若者のうち「これは」と思われる若者を助手として「肩をたたく」ことで勧誘し雇用していた。これらの若者のうちある者が推薦され研修を受けることによって、医介輔となったものも数多い。これらの若者のなかでは医師の身の回りの生活のお世話をしたり、治療の助手を務めたり、往診のためのカバン持ちや車の運転などもこなす多彩な才能をもつものもいた。いわば良い意味での「地域に根差す徒弟関係」が実現していた。

4——歴史的には、プライマリヘルスケア、発展途上国における保険政策といわゆる「植民地政策」とは深い関係性がある。宗主国の国民（駐留する官僚、軍隊やその家族）の健康保健の問題と深いかかわりがある。

5——病いの政治学とは何か。その問いは直ちに病いとは何かという問いにつながる。個々の医療行為はその医療行為を支えている基底構造に大いに左右される。医療行為は、構造と実践とのあいだの関係性に関わるものである。病者とは誰か、病いであると誰がみなすのか、誰が名づけるのか、誰が治療するのか、どこで治療するのか、どのように治療するのかなどの文化・社会的構造が問われなければならない。その問いの仕方はきわめて「政治性」を帯びてくるだろう。

第3部

ソーシャル・サファリング——水俣と「傷」

7 ソーシャル・サファリング

はじめに

近代文明化は多くの公害（環境汚染・人体汚染）を逆生産（counter-product）した。特に一九五〇年代から九州地域を襲った。[1] 炭塵爆発事故後のCO中毒、有機水銀中毒（水俣病）、カネミ油症、慢性砒素中毒などが多発した。現在に至るまで、これらの影響や後遺症で苦しむ多くの人々が存在しているという「終わらない」実態があるにもかかわらず、その実態の解明はいまだ不十分なままである。実態の解明は純医学的な解明のみではなく、さらにこれをも超えて社会的行政的な次元においても包括的に行なわれる必要がある。これらの〝社会的苦悩（ソーシャル・サファリング）〟に対して、医学そして精神医学は、どのように対処してきたのか、そしてこれからどのように応答するのかが問われている。近代文明化によって産出された構造の裂け目にあらわれた存在の現われ（生命と身体）を目のあたりにして、精神医学あるいは社会精神医学はどのように相対してきたのか、特に熊本におけるその姿を記述するという秘書の役を筆者は負っている。そして、同時に、個々の「パーソナルな病い」とともに「時代病」や「文明病」というものに対して医学は、そして社会精神医学はどう対峙するのかが問われている。「リスク化される身体」と集団的身体と個的身体という視点の重要性が増している。だが、リスク情報と肉体への危害という二つの領域への乖離が曖昧化され、その不確実さのまま社会争点化されている。

1　熊本と公害——時代の病い・安全性の哲学

ある時期、九州に公害が多発した。歴史的に深刻で重大な公害が多発した。「なぜ」なのかという問いが立ち上がる。近代化路線をあまりにも性急に推進したその帰結の姿であり、推進する場所として、特定の地域が選別されて、犠牲が強いられたのだという見解がある。あの『苦海浄土』（石牟礼 1969）の作者・石牟礼道子は「水俣病事件は次の文明に進むための『人柱』だった。患者さんたちは後世のものが楽になるよう、痛みや苦しみを背負い、『全部許すて言いなはった』」と語っている。この発言は、二〇一三年四月一七日の『熊本日日新聞』紙上、水俣病の認定のあり方が司法の場で正面から問われた裁判で画期的な判断が示された翌日に語られたものである。半世紀以上も、診断と認定、症状と診断、社会的承認をめぐる行政判断と司法判断などの交差が浮き彫りにされてきた。この時代の潮流のなかで、精神医学・医学とは何かが絶えず問われつづけてきた。医学は、個々の人体の次元に関心があるが、しかしその人の身体や精神は、社会・自然環境のなかに存在していること、しかも、その時代のあり方と密接にかかわっているというあまりにもありふれているが、しかし本質的な事実があらためて認識されてきた。

公害は時代に刻印された傷跡の姿である。その変遷を鳥瞰してみよう（図1）。しかし、その鳥瞰する眼の視野からは排除されかねない個々の身体の傷跡にむしろ歴史的ドラマの全体像が顕現してくる。個々

九州に集中した公害事件史

1952（昭和 27）世界初の胎児性有機水銀中毒（スウェーデン，種麦，脳性麻痺）
1955（昭和 30）森永砒素ミルク事件
1956（昭和 31）水俣病の公式確認
1963（昭和 38）11 月 9 日
大牟田市三池三川鉱で炭塵爆発
1964（昭和 39）慢性二硫化炭素中毒事件
1965（昭和 40）新潟水俣病
1967（昭和 42）新潟有機水銀中毒事件提訴
四日市ぜんそく事件提訴
1968（昭和 43）カネミ油症事件
富山県神通川イタイイタイ病事件提訴
1971（昭和 46）土呂久鉱毒事件
1973（昭和 48）一次訴訟，原告の勝訴確定「補償協定」

2009（平成 21）「水俣病被害者の救済及び水俣病問題解決に関する特別措置法」（「特措法」）成立
→「水俣病は終わっていない」
胎児性水俣病，微量性持続性慢性問題

背景としての社会史

1956（昭和 31）
立津政順ほか『覚醒剤中毒』
1964（昭和 39）東京オリンピック
米国・公民権法制定
1965（昭和 40）2 月 7 日，米国・ベトナム
北爆開始／万国博覧会
「集団就職列車」／マルコム X 暗殺
1967（昭和 42）武谷三男＝編『安全性の考え方』（岩波新書）
1968（昭和 43）キング牧師暗殺
1969（昭和 44）石牟礼道子『苦海浄土』
“全共闘的”
1970（昭和 45）大阪田洋二＝監督『家族』
1972（昭和 47）原田正純『水俣病』
1973（昭和 48）第一次オイルショック
1974（昭和 49）コンビニの日本登場
1975（昭和 50）4 月 30 日，サイゴン陥落・ベトナム戦争終結
1975（昭和 50）有吉佐和子『複合汚染』

図 1　公害事件史

の生身の身体と歴史的変遷を見つめる二重の視線が欠かせない。一九五二（昭和二七）年、世界初の胎児性有機水銀中毒事件が、スウェーデンで発覚した。汚染された種麦を介して脳性まひ児が発症したという報告から始めよう。翌年、熊本の水俣において、「ネコてんかん」「ネコ踊り病」が『熊本日日新聞』に報道された。しかし残念ながらその報道は驚きの記述で終わり、その現象の追求はなされなかった。報道記者がその驚きの後、その追究をつづけていれば世界初の水俣病の発見者になっていたことだろう。三年後、一九五五（昭和三〇）年、森永砒素ミルク事件、翌一九五六（昭和三一）年、水俣病が公式に確認される。「公式」という出来事も再検証が必要である。国が公式確認を認めるまでの、熊本大学の学際的な研究取り組みは壮絶を極めていた。その経緯は、通称「赤本」に詳しい（興人・二硫化炭素中毒症被害者の会2010）。一九五九年、熊本大学研究班は有機水銀説を公表した。研究班の入鹿山且朗教授がチッソ工場のアセトアルデヒド工程排水からメチル水銀を抽出した。一方、水俣病事件の最中、一九六三（昭和三八）年、一一月九日、大牟田市三池三川鉱で炭塵爆発が起きた。まさに、石炭から石油へのエネルギー転換期に起きた事故であった。水俣に取り組んでいた熊本大学の医師たちは、ただちに駆けつけている。「その日」から、世界的にも未曾有の、半世紀以上にわたる、長期的な一酸化炭素中毒後遺症の地道な研究と支援が始まった。当時、人体に及ぼす影響がこれほど複雑で、長期的に続くとは予測されていなかったのである。翌一九六四（昭和三九）年、慢性二硫化炭素中毒事件が発覚し、同時進行で、調査研究が進められた。一九六五（昭和四〇）年、新潟水俣病事件が始まった。一九六七（昭和四二）年、四日市ぜんそく事件提訴。翌年の一九六八（昭和四三）年、西日本一帯におよぶカネミ油症事件が勃発、さらに富山県神通川イタイイタイ病事件提訴。その三年後の一九七一（昭和四六）年、これまで隠されてきた土呂久鉱毒事件が露呈した。一連の公害事件とは何か。偶然としては片づけられないものを含んでいる。いわば、「時代病」「時代の病い」という姿をもっている。公害問題と環境問題において、「安全性の哲学」（武谷 1967／富樫 1995）という視点が人々の意識に鮮明に浮上してきた。

一九五〇年代から一九七〇年代初めにかけて日本における重大な公害事件が集中して起きているその一方では、その間、日本は高度成長路線に邁進しており、「幸せなら手をたたこう」が流行し、「大衆が幸福感に満ちていた時代」とされていた。まさに光と闇の乖離である。「時代レベルの乖離現象」という暗い（文明の）奔流が流れていると言えるだろう。その文明の「逆生産」や暗部に対するわれわれの精神医学の関わりはどうであったのか、どうあればいいのかがつねに問われている。

2 熊本大学神経精神科教室と公害——谷中学から水俣学へ

立津政順教授が、東京都立松沢病院から熊本大学神経精神科教室へ赴任してきたのが、一九六一（昭和三六）年であった。立津は、一九五六（昭和三一）に、歴史的な書物となった、長期にわたり現場へ出向いて調査・観察をして記述した『覚醒剤中毒』を出版していた。奇しくもその年は、水俣病の公式確認の年でもあった。その立津の方法は、その後、水俣病の研究方法の哲学として弟子たちに継承されていくことになる。現場に出向く、当事者たちの生活の場で診る、患者側に立つという方法である。あくまでも生活史が展開するフィールドにおいて、医学的認識を切磋琢磨する方法である（下地 2010）。医学的認識というものは、フィールドというローカルな場において、患者から学び、磨かれて、変容し深まる。医学的いうことを嫌い、固定化する自己の傾向を自省し見直す作業を積み重ねることを怠らないという姿勢である。医学それ自身の視点や認識の固定化は医学的死と言ってもよい。教科書的記述は絶えず書き換えられねばならない。立津の弟子たちの薫陶のエキスである。立津の「医学は患者から学び、その中から問題をひろいあげ実験を組んでいく」という理念、これは一〇周年記念集のなかの原田の記述であるが、この理念は、在任中に奇しくも出会うこととなった公害病に対峙する際にも弟子たちによってつねに実践されてきた。この理念の現実的な形を、『立津政順教授開講一〇周年記念――教室業績集』（一九七一（昭和四六）年）にみることができる。ちなみに筆者は、この業績集の刊行の二年後に入局した。

さらに、この理念は、原田正純が熊本大学気質学教室（主任は鹿子木敏範教授、原田が助教授）を退官後、熊本学園大学の教授に就任し、日露戦争下の一八九四（明治三七）年、足尾銅山の鉱毒事件に関わった田中正造の「谷中学」に通底する「水俣学」（原田 2007／原田 2008）を提唱することに連動していったのである。

3 身体の汚染と精神医学――診断基準・認的基準・身体の真実

環境汚染物質による人体被害の「実態」は、いまだ十分に解明されていないが、解明されたかのごとくみなされている風潮がある。これは忌々しき問題である。九州地域に集中的に見られた多数の公害には、ある共通のプロセスがある。概略的に述べてみよう。

ある生活障碍が出現する。ある地域に棲む人々は苦悩し、苦痛し、不快感で生活が障碍される。「これは何だ」と疑問符が打たれる。苦悩は、言葉で、あるいは身体の言語（身体症状、身体変形）、あるいは生活のしづらさとして表現される。「現地の声」は聞き届けられるのか。その声の宛先となるのは誰なのか。原因は何か。原因物質は何か。「原因」を問うならば、そのレベルが問題となる。例えば魚介類を食したことを原因とするのか、あるいはその魚介類のなかに含まれる未知の物質が解明されるまで原因不明とするのか。「原因の思想」に虚偽意識が秘かに侵入する。原因論議というものには、実態を不可視化する混沌効果を秘めている。係わる次元性を無視して原因物質が判明しないかぎり、原因は不明だとする論陣をはるということの背景にはある種の意図があるだろう。原因と、原因物質という言葉の水準の違いを意図的に混同するプロットが潜行しているだろう。ある魚介類を食した後、激烈な症状が出たとき、魚介類を原因とするか、その魚介類のなかに含まれる「原因物質」が特定されないかぎり、その魚介類を「原因」としないという論を張るのか。これは裁判などの場において意図的に論理階型の水準を破るということである。「文明原因論」はこの場合には、また論理階型の水準が一段上昇するだろう。

専門家は、現地の人々の訴え（声）を記述し、そこからある一定のパターンを抽出する。次いで、パターンを標準化する。診断基準が生まれる。その際、過去の「教科書」、文献や経験が参照される。ここにも陥穽がある。「世界で最初の公害の場合における人体への影響」の際には、いわば教科書という基準となる標準はない。「現場が教科書である」。現場が教科書ならば、現場に学ぶことによって事の真相を捉えていくのが常道である。研究の進展にともない、ことの詳細が極められ、理解が深められていく。これが「科学というものの健康な姿」である。しかし、その姿が歪むときがある。どういうときか。水俣病事件がその典型となってしまった。なぜか。この問いの解は、「公害補償裁判や、認定に関与する医師のふるまい、行政のふるまい」などにおいて、そのつど露わになってきた。「補償問題」と「認定審査委員問題」がからむ。からむのがいけないということではない。その「からみ」を前提として、どう医学がふるまうかということが肝要なのである。医学というものが問われなければならない。診断基準というものは何か。「科学的」研究が進めば変化し詳細を極めていくものだろう。医学的診断基準の背景には、もちろん法的・社会的状況がある。状況という奔流に呑み込まれたそのとき、構築された基準というものが、いわば「診断基準」から「認定基準」へと「変質」してしまった。この変質は、幾度も指摘されつづけなければならない。認定基準は、医学的診断ではないのは論を俟たないが、その認定基準も事の真相が深まれば、適切に変化しなければならないだろう。ある時点で作成された認定基準が、あたかも科学的医学的真実であるかのようにふるまいはじめ、いつのまにか固定化されてきた系譜がある（下地 2010）。「論理階型のエラー」（下地 2002）は混沌化作用を有している。

4　近代化構造の裂け目と存在の現われ――ビオスとゾーエー

環境汚染物質の人体への影響や公害による人体（脳を含む身体）への影響をどう捉えていくのか。これまでの「失敗」から見えてきた、これまで欠如していたひとつの視点は、身体の現われの次元における、「特定の公害の汚染物質によって影響を受けた生身の身体（脳を含む）」（ゾーエー）と「医学的、社会的、行政的、司法的な判断などによってそれぞれ規定された公害認定的身体」（ビオス）というものとは異なっているということである。この区別の混同は、陰に陽に、社会の人々と同様に専門家の間においてあまねく浸潤している。ここに多大な混乱の因があるのではないか。「水俣病は終わらない」という叫びや祈りの震源にはこの気づきがあるだろう。行政は、苦肉の策を案出してきた。申請者のうち、認定審査会の認定したものが「水俣病」であり、排除された者は「症状」が存在するが「規定」に合わないという判断のもとに「被害者」とされるという奇妙な弁別の事態が現出している。これは、行政の苦肉の策であろうが、まさに「カテゴリー錯誤」の乱用の典型例である。初期の激烈な有機水銀中毒と、長期的な微量の有機水銀による人体に及ぼす影響とはおのずと異なっている。現在ではむしろ世界的には、微量汚染や長期経過後の影響、胎児への微量な影響に関心が集まっている。国連環境計画や、世界水銀規制条約制定への動きにそれは端的に表われている。しかし日本においては、「行政的水俣病」が、「医学的水俣病」を凌駕している。行政的水俣病は、「司法的水俣病」をも凌駕している。あたかも四種の水俣病があるかのようである――医学的水俣病、行政的水俣病、司法的水俣病、主観的水俣病。しかし、これらの視点は、「リアルな有機水銀が影響を与えている生身の身体そのもの」というリアリティを捉え損なっているだろう。あえて言えば「当事者の生身の身体から発せられる『主観的水俣病』が『真の水俣病』である」という視点が科学的に検討されねばならない状況に来ているのではないだろうか。「科学と政治をめぐる病い」というのっぴきならない領域が、この世界ではイシュー化している。

5 熊本県在住の精神科医と環境汚染との闘いと研究の軌跡

1 水俣病をめぐる系譜

水俣病の公式確認から五九年を超える。しかし、まだ「水俣病は終わっていない」。なぜか。その「なぜ」に応答する解には、多様な文脈の潮流が交差している。病気とは何か、障碍とは何かという本質的な問いが突きつけられている。水俣病は、大部分の精神科医あるいは医師の忘却の海に沈みかけている。あるいはすでに、過去の遺物となり、あの公害の猛威がふるった時代のノスタルジックな出来事と化しているのだろうか。教科書の片隅に追いやられて読む対象と化しているのだろうか。水俣病をインターネットで検索してみれば、詳細な記録や当事者の語りを読むことができる。行政や国の政策上の不十分さを指摘している論説にも事欠かない。どの新聞でも偏見や差別を批判しつづけている。これらの観点からおおむね脱落していることは、有機体と環境との接点という本質的な出来事の総体である、と思う。その境界面において展開されている大いなる「ドラマ」という観点が抜け落ちている、あるいは排除されている。ここで「ドラマ」という言葉には、まったく貶めの意味は含有されてはいない。ドラマという言葉を歪曲し、これは第三者的立場からの冷厳な視点であり、現場の実態からかけ離れた卑しむべき視点であると言わないでもらいたい。このドラマから逃れることは、何人といえども逃れることはできないのである。何人もこのドラマにすでに組み込まれている。ドラマの奔流に呑み込まれている。筆者が使ったこの言葉は、神経内科学研究者のヴィクトーア・フォン・ヴァイツゼッカーが『病院論研究——心身相関の医学』で述べた、病いというものは実にドラマチックの地平を開くものだという言葉と共鳴するものである。このいわば「病いのドラマ」はどこで展開されるのか、その場所はどこか。有機体と環境の境界において病いのドラマの地平が開かれていく。有機体とは何か、環境とは何かが問われている。地平の流れのプロセスを捉えるため、われわれの意識面に投影するため、やむを得ないが横断像を描かなくてはならない。その描き方が問題である。誰が描くのか、何のために描くのか。まず理念的に言えば、その投影像の理念型を挙げるなら先に記述した「四つの水俣病」ということになるだろう。そして、現実の世界で、その病いの像を固定化したときに、ドラマの悲劇性が突出してくると思う。原田正純は、一九七二（昭和四七）年、『水俣病』（岩波新書）を書いた。それ以後、原田は、二〇一二（平成二四）年に亡くなるまで、水俣という環境とコミットしつづけた。ローカルな水俣から地球規模の空間を、人体と環境という視点から、当事者の側に立ち、文字通り駆け抜けた人生であった。若い頃ジャーナリストに憧れた原田は、研究者であり、「書く人」であった。そして何よりも、当事者に寄り添いつづけ、医学とは何かを問いつづけた医師であった。亡くなる四年前に書かれた自伝的著作である『マイネ・カルテ』では「水俣は社会を映す鏡である」と述べていた。水俣を見ると社会が見えてくる。そして「水俣は医学を映す鏡である」と言い換えることもできる、と思う。

原田はその晩年、「水俣学」を提唱する。栃木県の渡良瀬川上流域、足尾銅山鉱毒事件の田中正造の提唱した「谷中学」を真に継承するものであった。現場に密着しつづけ、有機水銀の微量影響や胎児性世代への影響を半世紀以上も診続け見守りつづけたことは、世界的にも見られない研究でもあり、その研究は次世代にも継承されている。

当時、立津政順教授の率いる熊本大学神経精神科教室の医局員は、総出で水俣の現場へ出かけていた。そこから「病いは現場で見ろ」という教訓が生まれ、その教訓は水俣学へも継承されている。

2　三池炭塵爆発後一酸化炭素中毒をめぐる系譜

一九六三（昭和三八）年一一月九日午後三時一二分、福岡県大牟田市の三井三池炭鉱で戦後最大の歴史的な炭塵爆発が起こった。熊本大学の医局も直後に駆けつける。事故から一カ月ほど経って、三井三池災害医療調査団の団長として東京大学名誉教授の内村祐之が訪れて、現地で動く医師たちに、ＣＯ中毒は治ったようで治らない、訳のわからない精神症状がずっと続くから注意をするようにと言い残している。この指摘の本当の意味は、当時の教科書の記述にはないもので、その後の研究の歴史で明らかになる。ここでも、水俣病の歴史的な長期に及ぶ調査と同様に、ＣＯ中毒の世界に類を見ない半世紀以上にわたる医学的調査が行なわれている。その長期的観察によれば、教科書の記述は、書き換えなければならないものであった。医学的診断というものが問われていた。まるで「プロクルステスの寝台」というギリシャ神話が再現されているような転機を辿る。認定基準や医学的診断がプロクルステスの寝台と化している。問題解決の進行として、哲学者のデューイの五段階が基本とされることが多い。まず問題になるのは、問題感知あるいは問題発見の段階であるが、ハーバード大学の精神科医で医療人類学者のアーサー・クラインマンのいう「カテゴリー錯誤」や、前述したプロクルステスの寝台という視点に対する自省が不可欠である。教科書の記述と現実（障害の実態、生の現実）の乖離が問題とされる際のチェックポイントである。

当時、「訳のわからない精神症状」（内村祐之談）と言われていた現象のある側面は、現在では高次脳機能障害として記述が可能となっているが、相変わらず、炭塵爆発後のＣＯ中毒の症状論では無視され、その重要な部分は教科書にはいまだ記述されていないのが現状である。カテゴリー錯誤は、差別や誤認の震源となり、「詐病」「災害神経症」「怠け者」という言葉が乱用されることにつながる。爆発事件から五〇年も経つが、後遺症に苦しむ患者や家族および支援者は、（世間には）「見えにくい」（しかし家族には見える）精神症状である「高次脳機能障害」を鍵語として旗印にし、交通事故後の後遺症や他の脳機能障害に苦悩する患者家族・医療保健福祉の支援者たちと連携を構築し広げつつあることは明記すべきである。

3　慢性ヒ素中毒をめぐる系譜

土呂久鉱毒事件は、一九六二（昭和三七）年に亜ヒ酸の生産を停止した休廃鉱による環境汚染であった。この鉱山は明治の中頃から亜ヒ酸の製造を行なっていた。これが発覚したのは、教研集会における小学校の斉藤正健教諭がその事実を公表し、全国ニュースになったのがきっかけであった。従来のヒ素中毒は、職業性の中毒であった。土呂久のような「複数経路の複合汚染されたヒ素中毒」（原田 2008）は、従来と異なるものであった。つまり、職業性の中毒による診断基準を、複合汚染経路をもつ公害病に当てはめることは、論理階型のミスを誘発する。このような初歩的なミス（カテゴリー錯誤）が現在でも不問に付されている。土呂久ヒ素中毒の研究には、立津門下の堀田の貢献が大きい（堀田 2004）。堀田は、土呂久を皮切りにして、秋田市の中条のヒ素中毒事件、スリランカ、中国クイタン、インド・西ベンガルのヒ素中毒へと、まさにローカルから地球規模の研究へと広げ、それは現在でも継続中である。この研究にも熊本大学医局や体質研究所の気質学（鹿子木敏範教授）の仲間や原田が親密に係わっている。

4　慢性二硫化炭素中毒をめぐる系譜

日本では発生していないとされていた二硫化炭素（CS_2）中毒が、八代市のレーヨン工場で発生した。日本で初めての血管障害型のCS_2中毒例の発表者は、平田宗男医師であった。平田は、最初の患者を熊本大学精神科に連れてきた（興人・二硫化炭素中毒被害者の会 2010）。ここで診断が確定した。原田によれば、CS_2中毒研究の経緯は、他の中毒モデルになる要素をもっている。企業と研究者が共同して研究した稀な例であり、医学的にも政策的にもきわめて大きな示唆を与えた。CS_2中毒の経験は、研究成果や情報の公開、労働者の立場に立った研究・退職後の追跡調査の必要性、事実に基づいた疾病概念の変革の必要性などが教訓として挙げられる。しかし、それは他の公害事件では教訓として学ばれなかった。暴露濃度や暴露期間が異なれば「あたかも他の疾患のように病像が変化する」ことなどが生じて、単純な基準（切断線）を当てはめることができない「中毒モデル」を提示するものであったのである。

5　カネミ油症をめぐる系譜

カネミ油症は、水俣病とは異なる面をもった中毒である（原田 1989）。水俣病は、工場排水に含まれた毒物が魚介類を経由する食物連鎖を介して人間が発症する。カネミ油症の場合は、人間が直接食した食品そのものが汚染された中毒である。水俣病の胎児性の場合には、環境汚染があり、食物連鎖によって妊娠した母親が食し、胎盤を経由して胎児を害する。胎児性油症は「黒い赤ちゃん」として当初は衝撃を与えた。カネミ油症の場合も、その実態はまだ明らかにされず、ただ「認定基準」のみがひとり歩きしている。

しかし、「認定基準は、カネミ油症ではない」ということは明記されねばならない。ＰＣＢ（ポリ塩化ビニール）やＰＣＤＦ（ポリ塩化ジベンゾフラン）が含まれた食物を食べた人が、数十年後にどうなるのかということは、世界中の人類が経験したことがないので、どの専門家にもわからないのである。つまりいわゆる「専門家」というものはいまだどこにもいない。「現場」に密着するその営為努力の過程からいわば「専門家」というものが育っていく。カネミ油症は「油症研究班の診断基準で認定された人が油症患者である」という奇妙な事態が起きている。世界は、その他の環境汚染物質に関しても、長期の微量汚染の影響を問題視しているという切実な時点に差し掛かっている。

おわりに

公害病は、有機体と環境とのあいだに生起する多様な次元から浮き上がる社会的苦悩というものを突き付ける。主体は有機体と環境との関わりの関数（＝機能）である。これはまさに社会精神医学の領域であるが、この領域の地平はいまだ十分に開かれてこなかった。この領野の地平を開く教訓が、文明病の側面をもつ公害による心身障害をめぐる総体に内蔵されている。

近代化にはその「逆生産」としての公害病・環境汚染がある。近代化の負の遺産の教訓を生かす現実的課題がある。世界的に過酷な公害が九州に多く集中した。それには理由があるだろう。いわば「環境汚染結合性精神神経障害」はいまだ気づかれないまま潜行している、さらに気づかれたとしても十分に実態が解明されていない。実態解明に関わってきた熊本県の神経精神科医たちはどのように応答してきたのか、応答しつづけているのか。応答の歴史的ドラマを証人として記述することが、不十分ではあるが、筆者に課せられた任であった。

社会的苦痛（social suffering）（下地 2002）と安全性の社会、リスク社会（身体の統治テクノロジー）がひとつの社会的争点となってきた。東日本大震災後の原発問題とも関連して、リスク問題と現実の肉体への危害という二つの領域の乖離が、十分に解明されることなく曖昧化されている。まさに社会精神医学領域においても、自らの出自を自省するうえにおいても、検討すべき新たな地平が開かれはじめている。

▼注

1——公害問題は環境と福祉というコインの両面の問題として再問題化されはじめている。それは福祉環境学やあるいは環境福祉学へと発展しつつある。福祉環境学は水俣病事件をきっかけとして原田の提唱した水俣学として結実しつつあり、環境福祉学は、炭谷らによって展開されている。水俣学のモットーは、まず現場に依拠し、現場に学ぶことを主眼とする。二つ目に学閥や学問の壁を超え、国境を超え、専門家と素人の壁を超える学問であり、そして学問の有り様を模索していくことというものである。住谷は環境福祉学では、従来の福祉国家を批判し、あらたな「環境福祉国家」を目指すとしている。両者に共通していることは、いのちの価値を重視し、弱者の立場に立つことを要としており、環境福祉学はソーシャル・ファームやソーシャル・インクルージョンに注目し、環境と貧困との強い結びつきに焦点化し、環境と福祉の相互作用に目を向けている。

8 「水俣病」研究の方法論再考——医学的思考の新たなパラダイム転換

はじめに——「水俣病」の系譜学の視点から

水俣病事件は実に多層的、多次元的で多領域を横断している。さらに位相を異にする近代文明の根幹に触れるものである。「水俣病学」は「水俣学」の一部を構成している。特定の「生」を固定するアイデンティフィケーションによっては「生」そのものを汲みつくすことは不可能である。水俣病事件は身体レベルから心理・社会的・民俗的・経済的・政策的な諸相にわたる多重構造を呈している。これらのうちのどれか一つの次元に還元できるものではない。極めて多数の「次元横断」が推奨され、「学際的」な関与が必要である。「学」に対する反省的な問い、糾弾、当事者自身による自身の「パワー」への認識の覚醒、ローカルとグローバルとのあいだの弁証法的関係、持続的発展や近代文明の絶えることのない問い直し、被害者・加害者の二分法に対する反省的まなざし、生命と環境、権利擁護などの「ポリティカリー・コレクト」な用語がメディアを疾駆する。疾駆する「語法」の背後にあるのはどのような効果なのだろうか。多数の描線が描かれる。切断の線、逃走の線、予期せぬ線、岩盤に走る亀裂の線、法的線、固執される線、コスモスの線、「発見」の線、「学」の線、その他の諸々の多数多様化しつつ交錯するコンステレーションの曼茶羅図が創出する。水俣学の研究はまた同時に集団または個人において描かれている線の研究であり、その線の研究それ自体の研究でもある。

われわれの今回のプロジェクトは、ひとつの「生」の軌跡の線の姿の報告である。われわれの眼前には、原田の、持続的な住民の顔が見える「医学的なまなざし」だけに回収されない「総体的」で「文明史的」な仕事が、いまでも粘り強く進行中である。今回の報告はその道程で露わになった多層的で多次元的な「水俣病」多重体の一部である医学的次元に係わるひとつの「証言」であり「オルタナティヴ」な実践の軌跡である。

住民の方々の医学的診察の集積で判明してきたことは、「従来の水俣病の判断基準が不適切である」という時あるごとに指摘されてきたことと連動する結論ということではあるが、しかしこれまでの「判断基準**批判**」も「修正的」なものにいまだ留まっているということが明らかであった。その「修正的営為」は同じ水準におけるカテゴリー内部のものであるという指摘である。その営為は同カテゴリー内部における、いわば「交通整理」という役割を担い必要不可欠なものであったし、従来の基準を批判的に捉える強力な反証にはなってきた。だが両者の共通性はいずれも「症状レベル」の内部におけるものであったことは否めない。この傾向性は現在でも、医学・行政・法レベルにおいて踏襲されている。これらの検証作業は、結果的には、「症状レベル」の「境界線」をめぐる論争に終始するという背理を招いている。感覚障害問題は重要問題ではあるが、その問題に論議が集中するとかえって基底にある「根本問題」が忘却され捨象させられてしまうという逆理を招く。現実には、いつのまにか水俣病診断は「感覚障害」が「政策」的にもまたすべての領域でも中心を占有するマスターストーリーになってしまっているのではないか。これは「奇妙な」ことである。例外は、オルタナティヴな方向を指差している、津田（2004）の「水俣病は食中毒である」という見方で、その重要な指摘のひとつである。「原因施設」「原因食品」「病因物質」の区別の重要性を津田が指摘したことは「画期的」なものである。食品衛生法を適用する際には「病因物質」の判明は必要条件ではない、という明晰な批判もなされていた。

「基準」は社会的に問題を共有する際には有効である。しかし喫緊の課題は、基準の適用という次元における「固着」を回避するために、その基準自体そのものを批判的に相対化することである。制度的固着という病理を認識し、それに対して適切な対処をすることが肝要である。「制度的に固着することは制度における病いである」。制度的病いは硬い線分性のなかに胚胎している。われわれは「従来の基準を社会的争点とせざるを得ない過程に陥りがちな数ある陥穽を自覚しつつ回避するオルタナティヴの方法」を見出さなければならない。

水俣病研究の歴史には膨大な資料が集積されてきた。その発掘も進行中である。臨床症状の分析データ、疫学所見、病理解剖所見、毛髪水銀や臍帯血水銀値測定、画像診断などの多数の資料群がある。これらの集積資料を「科学的に」分析する、という作業は非常に有効である。しかし、その際に、これまでと同様な思考の枠内（フレーム）で、これらのデータ群と症状の分析を対応させるという方法が同様に施行されるならば、同様の「陥穽」に陥ることは必須である。

境界線問題がつねに関係している。「健康」と「病気」のあいだの境界はどのように引かれるのか。これまで水俣病の診断や判断をめぐって、症状次元における症状の整理と「科学的」検査（毛髪水銀、画像診断、神経学的測定など）との対応関係を証明する研究がなされてきた。しかし「ある歴史的時点」以降は、「医学的知識」は「判断基準」というものへ「固定」されてしまい、「本来の目指すべき道から外れ、あるひとつの描線のみが引かれている」。実はこの「ある歴史的時点」がひとつの大きな問題を含んでいるが、今回はこの問題については触れないでおきたい。ここでは「ある一つの描線」に焦点づけたい。この「単一線の描線」は、政治的判断や司法判断、企業の対応などとのあいだに強い相互影響関係のなかで引かれるという点においてその問題を孕んでいる。そもそも「知識」というものは、つねに「固定化」への惰性が内在しているものである。このような固定化傾向を孕み凝固しがちな「知識特性」をまず認めたうえで、この固定化状態をいかにほぐし、その変化度を高めるのかが肝要なのである。「基準」を「完了形」とみなしているかぎり、水俣病を捉えることはできない。水俣病の医学的研究は「ある歴史的時点」以降、ほとんどなされていないと言える。医学的研究の継続的営為は原田たちの研究のみといっても過言ではない。ここでいう「研究」とは、真摯な研究の過程の中でおのずと従来の枠組みを超えてしまうものを指している。従来の定義に追随した研究はいわゆる「定義内研究」と呼ばれるもので、その意味においては意義を有している。しかし水俣病そのものは従来の定義を超える未知の領域に及んでいるものである。以上のような意味で、原田たちの研究は真摯な研究のなかで従来の定義の枠組みを超えるものとなっていることを、医学者や司法、それに医療審査委員会、一般大衆も認識することが肝要である。

言明には、「事実確認的言明」と「行為遂行的言明」の二種類がある。事実確認的言明とは「客観的事実を叙述する言葉」である。行為遂行的言明は「X はこういうことにしましょう」という「意図」を含有している。現在の水俣病の「認定基準」は、行為遂行的傾向が事実確認的側面を圧倒しているということになり、この点でも再考が必須である。この点に、被害者側と国や県とのいわゆる「インフォームド・コンセント」が成立しない根本的理由が存在している。

簡明に言えば、「水俣病」は、**ある**まとまりを有している（つまり、**ある程度**の基準を設けることは可能である）が、「多形的（polymorphic）」で「不均質（heterogeneous）」な症状群を胚胎しているという実態を、どのように捉えるのかということが重要である。「水俣病は多型的で不均質なかたちで一人の身体に現われる」のである。この「水俣病」の「事実」を「虚心胆懐」に認識するという「事実確認」がまず出発点となる。

人間が未知の現象の基底にある本質追求を指向するにはまず「分類行為」を行なう。この分類行為というものを相対化しつつ分類行為を遂行するという分類行為の二重性が、実際の認定行為においても問題となる。分類行為に必須なのはこのような分類行為の二重性の認識である。この二重性を否認する分類行為は、ただ「分類枠組みという内部」における分類行為であり、本来の二重性を含有した分類行為というものではない。強いて言えば、分類行為には二種類ある。一つはある限定された認識の枠内における分類行為であり、二つ目はその認識の枠組みそのものをつねに見据えたうえでの分類行為であり、それは「発見論的」認識行為というものである。この認識は境界線問題に連なっている。

ある「X」の「不鮮明な状態」を把捉するために、そのXの「境界設定」を行なう。ついでその境界内部を精査する。これが一連の分類行為である。しかしその過程において、その過程の本来の意味が忘却される危機に晒される。境界描出の直後からその描出プロセスのコンテクストは構造的に忘却される危機にある。たとえば、**ある**「出来事」が起きると「実態調査」が希求される。しかし「実態調査」**それ自体**の方法論は批判の対象にされることはなく、不問に付されることになるということが真の「実態」なのである。「実態が見えていない」という批判がなされるが、このときに使用されている用語の「実態」には二重性に要注意である。「ある枠組み内の実態」であるのか、その「枠組みそのものの実態」なのかがまず認識されていなければならない。

「水俣病は多型的で不均質な姿で一人の身体に現象してくる」と言ったが、「多形的・不均一性という属性を包摂する認識の型」が要請されている。現在の水俣病の認識の枠組みにおいて、この「多型的」認識の型を認容する道はあるのか。「多型的」認識の型を排除する現行基準の「枠組み」は、「水俣病」の本質的把捉を疎外するものである。この本質的把捉の疎外機能を現行の判断基準は保有している。多形的と不均一性という「リアル／アクチュアル」な水俣病の真の姿から目を逸らしてはいけない。「生」の姿を直視すること。被害者の真の身体の声を聴くことは如何に可能なのかが喫緊の課題である。

境界線問題には人間の認識が関与せざるを得ない。認識の意図は回避不能である。現行の判断基準の認識の意図とは何か。「**ある**意図」はそれ自身の真の姿を秘匿し、総体的な「生」の一部分のみを離断し記述する方法を周到に行なうだろう。その離断された断片は、ある意図を秘匿した「認定された型」として制度化される。当初は明確であった「**ある**意図」は、しだいに一般的意識の舞台から退場し、次第に「医学的」「行政的」な論議は、その「共有型」の「内部」の詳細に終始することとなってしまうのである。

「パラダイム転換」の「営為」はこれまでもなされてきた。「病気」とは何か、「障害」とは何か、「公害病」とは何かがつねに問い直されねばならない。われわれはあえて、従来の枠組みそのものを超出する新たな「実践／認識の方法＝型」を提案する。それは別に目新しいものではないかもしれない。しかし、有害物質による人類の身体への影響を探求するときには基本的な方法である。それは従来の疫学的方法と重なるものである。一つには、「ジェノグラム（Genogram）」という方法、二つ目は、「生態的‐地政学的方法（ecological-geopolitical method）」という生活の場（ニッチ）を重視する方法である。ニッチとは、実は多元的な有り様をしているが、ここでは食生活の流通場と重なっている生態的な場のことを指している。三つ目は、神経病理学的認識レベルにおける、「発達論的（developmental）」な認識の方法を導入する。いわば「発達論的水俣病学（Developmental Minamatalogy）」である。「多次元」的な観点の導入が肝要となる。以上の認識の方法が含む複数の水準を視野に入れた「分厚い認識＝記述」を意図する「多次元的水俣病学（Multidimensional Minamatalogy）」が目指されることとなる。

ここであえて「水俣病学」という言葉を採用したのは、原田が提唱している「水俣学」に対抗するものではなく、むしろその一部分を補完するものである。われわれがこのような目新しい用語を提出するのは「鬼面人を威す」ためではない。固有の顔が見える「現場」から始まる、絶えず深まることを疎外しない「方法的視点」から生まれてきたコンセプトを明示したいがためである。

1「生態的ジェノグラム」作成法

もともとジェノグラム（Genogram）とは、三世代以上の家族メンバーとその人間関係を盛り込んだ家系図作成法のことである。ジェノグラムでは、家族に関しての情報が図示されるので、複雑な家族模様も一目で把握できる利点がある。このグラムを作成し家族全体を「俯瞰的」（方法的行為）に見ると、症状や病態が家族という場において「個」の「多様」な姿で現われてくるのがわかる。ちなみにジェノグラムを総覧すれば、これまでの「病像論」は変化せざるを得ないだろう。

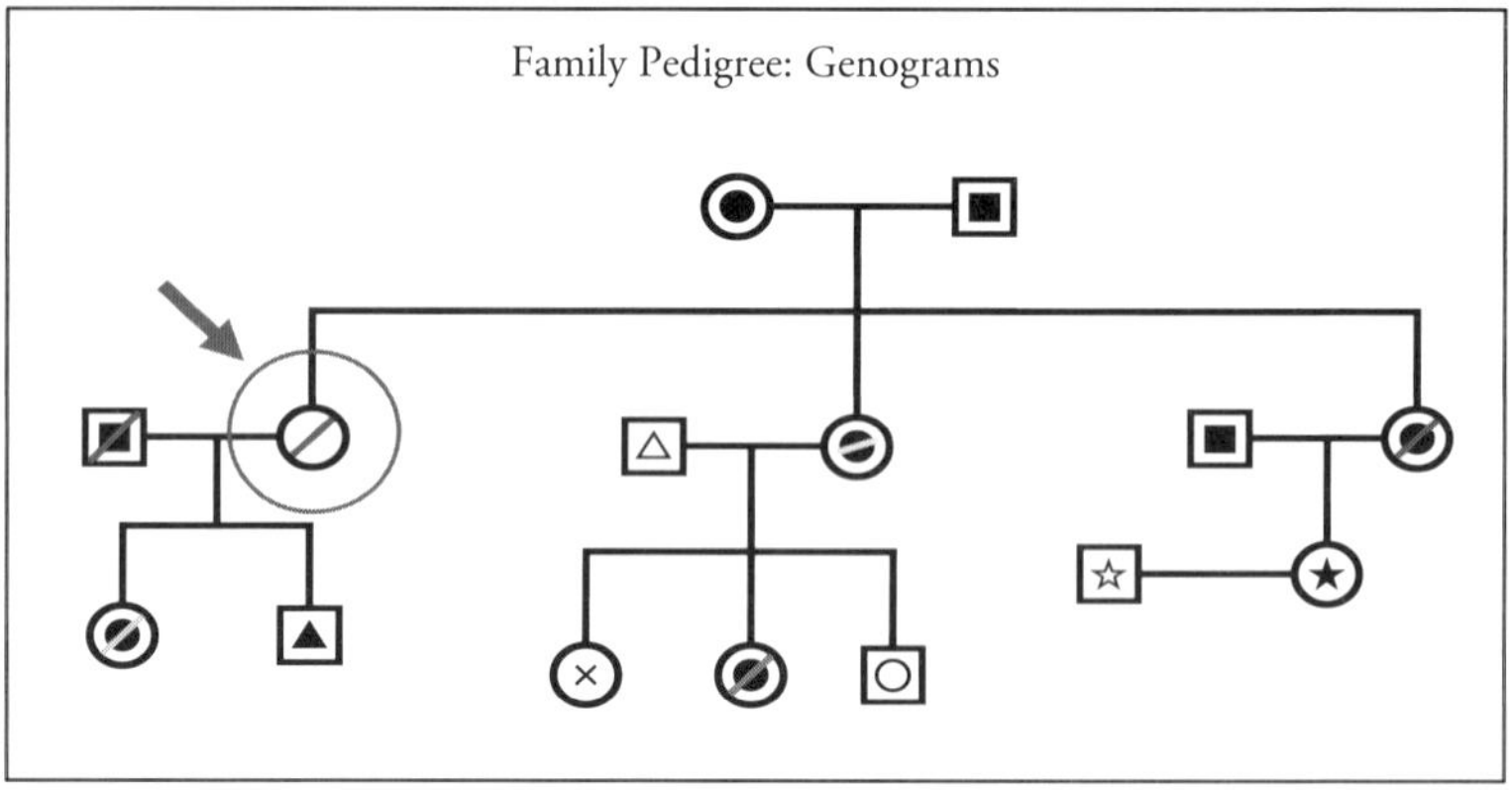

図1　症状の「多型性」とマップ

住民は検診の際に自前のジェノグラムを事前に作成しておくとよい。家族の病い（illness）の全体像も把握しやすい。家族や地域の「病いの星座」が浮上するだろう。当事者にも自らの位置づけが可視化されるという利点もある。もちろん専門家と当事者とが共有するデータともなる。図1はその形式的例である。記号の違いは、各自の愁訴や症状の多様性を示す。診察医は医学的ジェノグラムを作成すればよい。記号の脇に神経症状や状態像を記入するとより把握しやすい。記号の脇に生活地域、生活日時、食生活なども記載すれば「厚い記述（thick description）」ができる。実際的には、個別の記載の内容は、おのずと「従来の基準枠内の項目」に固着していないので、病態解明にも通じることになるだろう。

水俣病は窒素工場廃棄物が食物連鎖を通じて住民の健康被害を招く病態である。「原因施設」－「原因食物」－「病因物質」という因果連鎖がある。[1] 誰（個人）が、何時（時間）、何処（場所）で、何（原因食品・病因物質）を、どのように、「食」したかということが、すべての判断つまり司法、政治、医学的判断などの「基本」となる。その基底（マトリックス）の上で、住民の健康被害は考慮されなければならない。健康・生活被害は、多次元的なものであることを認識することが重要である。医学的次元では、症状を目安として判断作業が始まる。一般的には、症状のまとまりやときには一つの症状を特定することによって認定作業が行なわれる。多くの症状群に切れ目を入れることによって、分類行為が行なわれる。この切れ目を入れるという「切断」行為によって、いわゆる「基準」というものが「作成」されている。ここに境界線問題が胚胎する。「作成」には、実は、誰が、どこで、どのようにして、「切断」したのかがつねに背景にあることを忘れないことである。「切断」によって生じる境界線をめぐって連綿と長い苦闘の歴史が続いている。実は、「境界線の引き方を争点に限定すること」は、「水俣病」を論じる場合にはきわめて不適切であり、本質的な問題を見失うことに意図せずして陥ることになる。なぜならば「水俣病は多形的・不均質な症状像を呈する」からである。この多形的・不均質さを回避しないひとつの方法として提案されたものがジェノグラム方法である。

水俣病という病態の多形的・不均質という属性を考慮に入れた方法が生態的ジェノグラムである。食物連鎖を通して複数の領野を横断する多重な網のなかにある生活の場を基底に据えて「症状」を捉える方法である。この症状の次元を表象する家族図や地域図を作成することにより、「症状のレベルと同時にその次元を包括する一つ上の位相となる次元」において、「水俣病」を浮かび上がらせるという効果がある。[2]この作図を通して、症状レベル内の境界線をめぐる袋小路（「症状」論争）は少なくとも回避できるだろう。病像論の袋小路の地平を開くことが肝要である。当事者と検診医や審査会メンバー、行政担当者たちは共にこの図を共有し活用することにより、従来の「基準の線引き」をめぐる果てしない論争の陥穽を回避することが可能である。しかし、〈当事者－検診医－審査会－行政－国家のループ構造〉を従来通り踏襲するだけでは、〈自己言及的円環〉の内部に自閉する結果となるだろう。

2 水俣病は「家族類似性（Family Resemblances）」を呈する

水俣病の認定においては、当然だが、人間が行なう分類行為が密接に関係している。しかしこの当然のことが不問に付されている。分類する行為とは何か。分類行為は排除と包摂と密に関係している。分類においては多様な分割線が引かれる可能性を孕んでいる。まず問うべきは、当面しているが未知なる「X」とは何かということである。分類は名付けに連なる。その瞬間、名付けられた実在の対象は、「対象」と「観念」に分裂する。より緻密に言えば、実在の対象は、対象と観念とのハイブリッド種と化すのである。そこに錯誤や社会的政治的操作の介入が侵入する余地が生まれる。つまり水俣病というリアルな実在は、括弧つきの「水俣病」へと変身するだろう。しかし、水俣病を患う身体そのものは、「水俣病」次元とは別の次元にリアルな身体として捨象されたままなのである。

分類体系には二種が区別される。モノテティック（monotheist）な分類体系とポリテティック（polythetic）な分類体系（図2）である。モノテティックとは例えば『『哺乳類』を『乳を出す』『臍がある』『混血である』などの『すべてを満たす分類項目』から成るものとする」ことである。モノテティックな体系においてはカテゴリーを診断基準に従って同定する。一方、ポリテティックな分類体系においては、その分類カテゴリーに属する成員となる条件は、共通項目ではなく、重複項目である（多配合的分類）。これはヴィトゲンシュタインの「家族類似性（Family Resemblances）」にあたる。例えば図3の症例1と症例4には同

I　共通項による分類（monothetic system）

（C列が共通項）

症例＼属性	A	B	C	D	E	F	G	H	I	J	・	・
1	+		+			+		+		+		
2	+		+	+			+			+		
3		+	+					+				
4	+		+		+				+			
5	+	+	+			+		+				

II「家族類似性」（family resemblances）による分類（polythetic system）

	A	B	C	D	E	F	G	H	I	J	・	・
1	+		+			+		+		+		
2	+			+			+			+		
3		+	+					+				
4	+				+				+			
5		+	+			+		+				

図2　モノテティックとポリテティック

一の診断名が与えられているが、名称以外には共通の項目はない。以下に述べるように人間の発達段階のどのレベルでその個人が有機水銀に暴露されるかによって、身体の構造的および機能的障害は異なった様相を呈するので、明らかに水俣病はポリテティックな分類体系に属する。つまり水俣病は、家族内においてもいわゆる「共通症状」を有しないケースが存在する可能性があるということを示唆している。

このように水俣病は、プロテウス的（いくらでも変形し一定の形をもたない「超多形的」な性格をもっている）であり、この点を無視すると、従来の長い歴史が示すように、今後もカテゴリー錯誤をしつづけることになるだろう。一般的には、モノテティックな分類法こそ自然をその継ぎ目において離断する自然分類であるという先入観が支配している。これまでの病像論は批判側も含めてモノテティックな分類に過剰に固執するかぎり、その継ぎ目をめぐる論議にのみ巻き込まれていかざるを得ないだろう。逆に言えば、政治的に

II　分類　多配合的分類（polythetic system）
「家族類似性」（family resemblances）（L. Wittgenstein）

症例	属性	診断
1	A－B－C	X
2	B－C－D	X
3	C－D－E	X
4	D－E－F	X

図3　多配合的分類

「巻き込み」を意図するならば、その論議に限定し固執する策をとればよいということになる。巻き込み策には充分に慎重に自覚的に対応しなければならない。対応策の主体は「住民の知」との協働にある。

3 水俣病は「発達論的」な病態である

身体（脳）には発達時期（胎芽、胎児、乳児、幼児、成人以後）がある。どの発達段階で有機水銀に暴露されるかによって、身体の構造と機能の障害は異なってくる（白木 1998）。その上さらに個体側の条件も重なってくる。ここに「胎児性」水俣病の問題の根がある。「老年性」水俣病というカテゴリーも当然あるはずだが、それは今まで明確なカテゴリー名では記述されていない。高齢化した水俣病という捉え方はなされてきたが、高齢の段階で有機水銀に暴露された場合にどのような「症状」が出現するのかという問題は残されている。水俣病はライフスパンという因子が大きく関与している。以上のことを共通の舞台で論じやすくする意味でとりあえず「発達論的水俣病学（Developmental Minamatalogy）」と呼んでおきたい(3)。

食生活とそのニッチという文脈のもと、アセトアルデヒド生産量・アサリ貝や臍帯血の水銀量のグラフと「個人史」（発達時期）を重ね合わせたグラフも大いに活用すべきである。神経系の障害部位に関して、中枢神経の系統的進化にかかわる進化論的な問題も潜在している。生物の種によってその障害部位は異なっているので、動物実験と実際の人体汚染を単線的なアナロジーで結びつけることは慎重でなければならない。以上は水俣病を考えたり論じたりあるいは「判断」したりする際の、水俣病の固有の「顔」を直視するための最低限の「倫理」である。単に「判断基準」を「遵守」することに終始する「審査」という円環に内閉することではない。円環を開くには方法が必要であろう。その基底にあるものは「当事者の知」との協働である。科学の知（声）と当事者の知（声）が対話する多数の声の共存（響存）が歴史的決め手になるだろう。審査会は当事者との協働参画が必須である。

4　いわゆる「高次脳機能障害」問題

感覚障害問題からいわゆる「高次脳機能障害」の問題へと関心が移行しているかに見える。しかし高次脳機能障害は、すでに他の領域でも、その「定義」をめぐる論争に巻き込まれている。カテゴリーの境界をめぐって論争が渦巻いている。またしても境界線問題が浮上する。他の領域には、交通事故後遺症や脳血管障害後遺症やCO中毒後遺症などがある。すでに国家的には判断基準が設けられている。しかしながら「基準」を設けるやいなやただちに、個々のケースにおいて、その基準の境界問題が発生してくる。なぜならば、「症状」の「レベル」の問題に限定することからくる「錯誤」問題が生じるからである。水俣病問題で「高次脳機能障害」を取り上げるやいなや境界問題が派生するだろう。しかも上記の領域とはまた異なる境界問題が派生してくるのである。それは感覚障害などの症状レベルの「境界」問題と類似の問題が派生してくるのである。「高次脳機能障害」の研究は、きわめて重要な必須行為であり、継続的に推進すべきであることは言うまでもない。言うまでもないが、「境界」という「陥穽」へのリスクマネジメントが必須であろう。その最大のリスクは、またしても境界線をめぐる不毛なヘゲモニー争奪戦の様相を呈してくることである。境界線問題の「問題」とは、具体的に生きる当事者の「経験」を捨象した「当事者不在の定義」への転落ということを意味している。その「問題」に取り組むには、より自覚的な境界線をめぐる制度分析に当事者の知を参画させることが肝要である。

5　生態的・地政学的方法

ジェノグラム法、ポリテティック分類法（家族類似性）、発達論的認識などのそれぞれの視点を総合的に捉えるためには、いわば生態的・地政学的方法（ecological-geopolitical method）をとる必要がある。「原因施設」「原因食品」「病因物質」の連鎖、食物連鎖、住民の生活の場（ニッチ）という基底の上に以上の方法論が展開するという俯瞰図を描くとよい。この連鎖のコンテクスト（文脈）があらゆる症状レベルの科学的論争や病像論、住民のサファリング（苦悩・苦闘）、政治的対策などが展開しているのであって、この暗黙化しがちな文脈を無視したすべての「主張」「論」は重大な欠損を露呈することになる。個人のサファリングを根底的に理解するために、そのサファリングを糸口として「生態的」マップは描かれる。個人の家族内マップとしてのジェノグラム作成と地域を視野に入れた「地域マップ」作成（住宅マップにサファリングマップや「認定」者マップを重ね書きするなどの工夫〉は、いわばエコロジカルマップとして〈住民－多領域の専門家－行政－法の円環的協働〉には不可欠であり有用である。

おわりに

われわれの目的は、単に従来の方法を補完する方法やオルタナティヴな認識の方向を指差すことだけではない。一つ目の方向として、家族の各成員の「症状」を家族図にマップするジェノグラム作成法について述べた。これによって、症状レベルにおいてのみ論争される弊害を回避できることを示し、これまでの「判断基準」という症状の要素の組み合わせで判断する難点（アポリア）を解消できることを示した。二つ目に、「病態を認識する」というその「認識の型」のレベルを問題化した。「水俣病」を認識するには、ポリテティックな分類という視点が重要であることを示した。その際、「家族類似性（Family Resemblances）」（ヴィトゲンシュタイン）という視点が重要であることを示した。それにより、感覚障害論議や、高次脳機能障害などのあらたな問題にも対処できることを示した。そして、これらの認識はすべて、食物連鎖を共有する生活の場（ニッチ）に暮らすという生態的・地政学的認識を基礎（マトリックス）にしていることを強調した。この文脈は捨象されがちであり、決してすべての論議（判断、政策、医学）で忘却されてはならないことを強調し、この文脈を可視化する方法としてエコロジカルマップという方法を紹介した。

一九七〇年前後に医療の分野で**ある**「固着」が生じた。それは**なぜ**か。非常に不思議な「ミステリー」な転換点があったのではないかと想像する。その間の事情は一つの証言から推測することができる。その

「固着」が生じた暫く後に「五二（一九七七）年判断条件」が成立しているのである。「固着」とは、精神分析的視点によると、ある「時代の病いの徴候」を示唆しているからである。その前兆が一九七〇年頃に起きたのではないかと推測される。

「結局、その第一次班というのは、初期のころには、自分たちの学問的な欲求というんでしょうか、水俣病の研究で教授になったり博士になったりした人たちが二〇〇名くらいいるという話ですが、その人たちは偉くなったばっかりで、患者のあとをみないという、そういう長い年月がまだ続いております……水俣の症状というのはその方々が分類した期間までで、その後の患者さんの症状の変化というものは全然研究されておりません。素人でさえ、私たちの仲間が調べた結果によりますと、その定説とされている水俣病の症状がだんだん違っているということがわかってまいります」（石牟礼 1972）。筆者はこの証言は非常に重要なことに触れていると考えている。

その後「定説」は「マジョリティ」となり、その見解を批判する研究は「マイナー」な研究とみなされている。しかし「科学」とは「反証可能」による「可塑性」にかかっている。「凝固することは**ある**病いの徴候を意味している」のである。実証的に反証され、瑕疵を指摘されれば、「受け入れる」のが「科学的」である。「判断基準というシステムに固着した意志は、実存的生の経験（体現性）を排除する危険に満たされている」。「水俣病の生は一律化する境界を貫いて流れこみ境界を越えて流れている」。水俣病が孕む多形的な豊穣性への配慮を織り込み涵養すること、そして「当事者不在の定義」は地平を開かないということを認識に刻印すること。「水俣学は生の実存の豊穣な多義性とそれに由来する想像力を働かせる〈涵養（＝耕作 cultivation）の倫理（エチカ）〉なのである[4]」。

▼注

1——「連鎖」は多次元的多重性の様相を呈している。多次元的多重的連鎖は或る〈環境 - 生体〉という相互影響体に集約化される。食物連鎖、流通連鎖、固有の企業設置連鎖、企業の論理と近代文明の連鎖 貧困の連鎖、差別の連鎖、生命の連鎖、そして「生への意志」の連鎖などが複雑系を構成している。それぞれの連鎖系において、探求の線が引かれなければならない。〈国民国家 - 企業 - 司法 - 庶民という線〉はのっぴきならない線として引かれている。「あなた」や「わたし」はいかなる領域でどのような線を描くのだろうか、描かざるを得ないのだろうか。既存の線上を操作的に歩むのだろうか。しかし端的に歩みつづけること。

2——症状というものは「病気」の記号である。症状とは病気そのものとは別の次元の問題である。しかし水俣病認定作業においては症状というものを有機水銀による病気そのものと信じているフシがある。いわば『症状信仰』というものが背景にあるのではないか。病気そのものを把捉するには、「症状論的エポケー」という、症状を一旦カッコに入れることが必要である。症状論的エポケーを行なわずに、症状レベルでのみ検討すればそれは必然的にそのレベル内における「論争」という渦のなかに呑み込まれてしまう危険性が付きまとうだろう。

3——胎児性水俣病や小児性水俣病という類型を承認させるのにも長い年月がかかっているのに、そのうえに何を付け加える必要があるのだろうか。しかし人体のライフスパンから有機水銀の影響を捉えるには、「受精卵性水俣病」という奇妙なカテゴリーも登場する意義を認めてもよかろう。神経病理学からは白木（1998）が示唆を与えている。

4——カナダの先住民が居留する地域に「水俣病」が見られる。かつての文化の痕跡がわずかに残るのみである。目立つことは、青年の自殺の高率、糖尿病の高率、不登校の高率、そして貧困に伴う〝ゾンビ〟の出現である。ゾンビとは、歩く姿がまるでゾンビを思わせるアルコール中毒者の謂いである。公害病が発生する地域にはその土地を選択する、ある意思が働いている。

第4部

関係性の詩学——精神科臨床と「老い」

9 「世に棲む老い人」の臨床人類学――〈関係性の詩学〉の人類学に向けて

はじめに

老い人をめぐるさまざまな潮流がある。老い人の存在は、歴史的・文化的に、多様に類型的に構築されてきた。その最たるものは、生物学的、生理学的、認知的衰退であり、退化のプロセスだという一元的なリアリティの構築である。一方では、多様化と画一化のせめぎあいの過程で、多様な老人像が老年人類学(gero-anthropology)から報告されている。エイジング(加齢・発達・老化)についての構築の主たる社会的産物である「エイジング・エンタープライズ(高齢化事業体)」(Estes 2000)への批判から、エンパワメント(有力化)とディスエンパワメント(脱力化)の矛盾、ジェンダー的、エスニック的な課題がもちあがってきた。他方では、アドボカシー(advocacy)や、アドヴァンス・ダイレクティブ(事前の意思表明)、自己決定権の論議のなかから、これらの「ヤヌス的両面性」が指摘され、認知症高齢者や関係者たちの「主体性・主観性(subjectivity)」(Herskovitas 1995)や「身体性」の問題が重要な鍵として浮上している。トラジェクトリ(軌道・人生行路・軌跡)やライフコース、人類の「時間と空間」の複雑性・重層性の視点を含む〈総合知〉が各領域で要請されている。この小論は顔の見える関係性のなかでの気づき(awareness)の一端であり、この気づきへの応答（response）の一部である。

1 ミクロな「行為空間」——〈共にある身体〉

カラハリ砂漠に棲む狩猟採集民グウィの日常行動を〈まじわる身体の経験の視点〉から分析した書物がある。菅原の『身体の人類学』（菅原 2002）である。人と人とが生身の身体として直接的にかかわりあう、身体として共存している、その経験の成り立ちを明らかにするために書かれている。「身体的な経験」と「言語世界」とのあいだで織りなす関係の探求において、「共にある身体」という言葉が、われわれの小論がめざす方向を示す鍵語である。人々の身体がそなえている素朴な共感能力に光をあてる。「身体の事実性そのもの」が万人に保証してしまう普遍的な経験の枠組みに対して、菅原は、独自な思い入れを込めて、〈共通感覚〉の用語を当てた。この言葉は、ふつう常識・良識と訳される「コモンセンス」と区別するために、この著書ではつねに〈 〉がつけられている。共通感覚という言葉は、「共にある身体（複数）」の「共振」それ自体に対応すると思われる。言語のレベルにおける言語的コミュニケーションだけではなく、互いの身体をも巻き込んだ直接的な間身体性を探求する試みである。言語論的転回を通過した後、「言葉」と「身体」との間に織りなされる関係を問題視する。

菅原は言う。「〈共通感覚〉とは、われわれの生物学的な身体が本来的にそなえている外界に対する志向性の束としてイメージすることができる。たとえば、口が食物を摂取したり、あるいは言葉を発するために開かれる。指がさし示すために伸ばされ、性器が欲望の対象に向かって膨張する。これらは疑うことのできないわれわれの生の事実である。異文化の人々が身体としてまじりあっている姿から湧き出す〈意味〉（センス）を私が感知することがあるとしたら、それは私がその文化のコンテキストにあらかじめ精通しているからではない。かれらの身体の用い方が、私がかれらと分かちあっている〈共通感覚〉によびかけ、それを震わせるのである。要は、〈共通感覚〉の分かちあいを前提としなければ、白国語をつかって異文化に生きる人々の身体のかかわりあいを記述するなどという作業は開始することさえ不可能なのだということを謙虚に認めることである。

「間身体性」の再生への道ひらきは、われわれの端的な生の事実から出発するほかはなく、メルロ＝ポンティの書いた「私が意思伝達（コミュニケーション）をもつのは、〈表象〉とか思惟とかにたいしてではなく、語っている一人の主体にたいしてであり、或る一つの存在の仕方にたいしてであり、彼の目ざす〈世界〉にたいしてである」（Merleau-Ponty 1945）という記述にきわめて接近していく。いわゆる言葉が破壊されたと判断されたとき、文化的に慣習化された身体の身振りが崩壊した事態を想像せよ。ここに通常のコミュニケーションは成り立たないことは自明である。だが、この事態に至っても、根源的な交流という事態は起きるのではないだろうか。共通感覚というものの進化を基盤とした重層構造の再考も必要である。たとえば、大脳の広範な神経細胞の脱落を示す老人の主体性に関する論議はいまだ不十分である。ある論文では、「生きがいの構造論」として、前頭葉性、辺縁系性、脳幹性生きがいという脳の発達段階の生きがいのヒエラルキーという生きがいの再考を促している試みも取り上げる価値がある。

I　「臨床人類学する」ということ

文化精神医学、医療人類学の視点からは、「臨床という現場性（〈いま〉と〈ここ〉）というものは、一つの「世界性」の特性を有している。医療空間は「多元的現実」が折りたたまれている複雑な系である。

われわれは「ストーリー」を通じて、「病いの語り」を通じて、病いの経験にかかわる。その病いの物語は、「個人的経験 - 文化表象 - 集合的経験」（Kleinman 1988）という三角形の枠組みで分析され、「厚い記述」となる。この空間は単なる物理的空間でも医学的な言説空間でもなく、さまざまなストーリーがせめぎあう共鳴空間であり、多声的な空間である、というのが実際的である（下地 2002a）。この多声的で多元的な空間においては、科学性の問題、生命の欲望と科学技術の絡まりあい、倫理問題、フーコーの「生 - 権力」問題、生命の本性（「大いなる自然との同一性」「自利・利他の乖離関係」）、死との折り合いなどの多くの水準が折りたたまれている複雑系である。この複雑系がそれとして尊重されたとき「やわらかな空間」が現われ、逆に、その医療空間がある一つの水準に固定したとき、〈硬い空間〉に変貌する。

「専門家の身体」と「患うものの身体」とその背景の文脈との関係性も大切である。「生の現実」とその「言語表現」、言葉と生体の関係性が、つねに基底にある。

大脳の「進化」や「文化」などが絡むこの「臨床世界」を言葉で表現することは不可能に近い。「臨床人類学する」という聴き慣れない言葉が採用された所以である。「臨床人類学する」ことは、関与する者が、この世界の内部の一構成要素であることを、先ず、自覚することから始まる。この世界の関与者は、倫理的レベルにおいては、すべて共同性と均等性をもった「臨床素」（現象学で言うところの現象素に当たるが、その身体性が強調される）である。もっとも病いをめぐる複雑な連立方程式を解いている「専門家」と呼ばれるものも、その連立方程式の部分である、という矛盾的状況から自由にはなれない。その状況の内部に属しながら、同時にその状況に関与するというアクロバティックな〈離れ業〉だとも言える。この世界が現象する仕方を自らの身体と想像力を働かせながら、「臨床素というノマドたち」（もちろんある関係性のなかで関与するものたちのことで、その関係性という全体の一部でありながら同時に、個別性を有するものたちのことである）――そしてなによりも「再‐身体化された個人（re-embodying persons）」（Lyon 2001）が相互に出会い参入する行為空間が、状況に対応して即時的に作られては壊され、また壊されては新たに作られていく、という永続的な関係性の流れが生成する、というのが実際の体験に近い。この関係性は、ミシェル・フーコーならば、「戦争モデル」や「闘技性（agonism）」という概念で分析した諸力の永続的な関係性とみなすだろうし（関 2001）、コノリーならば、「アゴニスティック・デモクラシー（agonistic democracy）」（Connoly 1991）の場と表現するだろう。私の好みで言うならば、バフチンの「対話の原理（dialogism）」(Clark and Holquist 1984)という言葉をもちだしたくなる。「他者」に対する「闘技的敬意(agonistic respect)」（Connoly 1991）が、当然、浮上する。「他者」という言葉で意味されているのは何か。「老いとは他者である」（「老いて失明し、道を横断するにも人の手を借りずにはすまなかった最晩年のサルトルの言葉」（中井 1987）という言明に含意される「自己の他者化」という意味も見逃せない。

「闘技的敬意（agonistic respect）」とは、各人の動態的自由を重視する「権力関係」（フーコー）を基礎とし、自らの自由を実現させるために相互に他者存在が不可欠と考える人々の態度のことである（関 2001）。この世界と自己との関係性を問題化し続ける臨床の生の流れのなかにわれわれ（＝「私」）はすでに・つねに存在している。老いや認知症の老人に向かい合う世界の関係性というものが、どのように成り立ち、どのように変遷していくのか、この世界に関わる（「臨床素」として、あるいは「棲む」人々）すべての人々の素性は何であり、どのような「情報テクノロジーの適用を通じた人々の行動・コミュニケーションの体系的モニタリング」という「データ・ベイランス（データ監視（dataveillance））」（Lyon 2001）の自己増殖的状況にあるのか。この世界の〈法〉とは何か。誰が作り、どのようにわれわれの身体の振る舞いや考え方をステレオタイプ化しているのか。あるいは、誰がその禁忌を犯し、誰が判断するのか。どのように〈経済化〉され、流通する価値観や意味づけはどの点に特に意味を与え、あるいは与えていないのか。何が語られ、何が語られることが憚れ、語られないのか。

しかし、とりあえず「世界」という言葉で記述したこの生成しつつある動態的な臨床世界の現場性は、相対的に閉じた系ではあるが、同時にいわば外の世界と歴史的にも空間的にも流通しあう開いた系である。迷路のような〈複雑系としての生〉をその複雑さのままで尊重することは、切り捨ててしまえないわれわれの義務である。

2　会話・徴候の読み・異文化・特異化

老いや認知症性高齢者の〈語り〉の可能性とは何か。その前に、語りとは何かという問いが待っている。語りが成立する〈会話〉という行為それ自体は、語り手 - 聞き手双方の、声の韻律、視線、姿勢、身振りの変化といったいまだ〈データ化されない徴候〉が重要な意義をもつきわめて身体的な出来事である。この会話の発生においてのみ、他者は観察される「対象」から「相手」へと生成するだろう。すなわち、他者を「対象化」しようとする試みは、「会話」の発生と同時に、実は破綻するはずである。「対象化」と「会話」のせめぎあいの場に対するリフレクションが問題となる。

「自らが自らの声で語る」ということは何を意味するのであろうか。「私」の声の発生には、時間の問題がある。記憶と忘却、恐れと否認、「闘技的」な感情や情動の生成の流れのなかで、時には長い年月がかかる。即興性やタイミング性という因子は、臨床の現場ではひそかに尊重されている。この〈時〉に関するセンス(意味＝感覚＝方向)の重要性。徴候(不完全なデータ)の読みと推論知(Ginzburg 1986)。時間と語り、「身体技法」(マルセル・モース)や、声の音調の変化(tonal variation)、視線の動き、互いの関係性のなかで互いに醸し出す感情をおびた身振りと雰囲気への覚醒(alartness)。いわば〈間身体性〉のスキルへのセンスという言葉でとりあえずまとめるしかない。

この世界に住むすべての人々の声を語る権利の証人(witness)も問題化される。沈黙を強いられている人々の代理人とは何者なのか。「あなた」は誰なのか、という問いも問われている。

「わたし」は、患う者の声、老いの声、身体の声を聞いたことがある、と断言できるであろうか。果たして患う者は、他者論でいう「他者」であろうか。他者とは、「私」自身である。老い人は「他者＝わたし」である。老いは「異文化＝わたし」である。レヴィ＝ストロースの『野生の思考』から示唆を受けた理学療法士の三好(吉本・三好 2000)は、抽象的な人権やヒューマニズムの視点では不十分であり、「老いや障害を異文化ととらえる」観点が、どれほど医療や介護、福祉のパラダイム・シフトにとって重要であるかを強調した。老いによる「他者化」をこうむっている身体を見つめている「わたし」の視線を想像せよ。〈肉体としての身体〉と、〈イメージとしての身体(＝ボディ・イメージ)〉の乖離(吉本・三好 2000)、その身体の〈二重性〉という人間のアポリア。文化の定義は、多様な領域で多様に語られる。老いへの気づき、老いの身体の他者化をめぐって生じる自己と他者双方の文化の呪縛とその解消、科学の定義、経済の定義、心理の定義、社会や歴史の定義の構築のなかにありながら、われわれは生々流転する生のリアリティの渦中にある。その生の流れのなかで参入する行為空間そのものが、老いの臨床ないしはケアの行為において、〈徴候の読み＝感情行為＝会話〉とすでに一体となっている。

明確な分類の図式に書き込まれた〈ファイルの自己〉(Chatterji 1998) は、この類型化から溢れ出す。分類化からつねに逃れ出る「過剰」な身体。生としての個体は、予見不可能な生成であり、分子レベルや集団レベルのステレオタイプ化を逃れて、自ら「特異なもの (singularity)」となっていく(根源的な単数性＝個のかけがえのなさ)。既成の網や類型化から破れ目を作って抜け出していくプロセスに、かけがえのない大切なものが生成するその可能性の芽を摘まないことに〈配慮(ケア)〉すべきなのである。このような事態をフェリックス・ガタリは、「特異化 (singularite)」と呼んだのではなかったか (Guattari 1989)。

3　「リスクを飼いならす」ことの再考

〈抽象的な「情報の世界」とは異なった世界〉である生の生成のなかにあっては、つねに予見不可能な未知との遭遇に晒される。生きた経験の現在はリスクに満ちている。高齢者のあらゆる疾患や死への傾斜へのリスクへの対策が、監視のシステム内の操作可能性を極端に規律化する動きのなかで、今日、急である。この動きは「リスクを飼いならす」ということで括ることができる。この「リスクを飼いならす」動きには、生の生成の流れを隠蔽し抑圧する裏面がある。リスク監視対策も、「制度である限りその網目から絶えずこぼれ落ちるのが、人間関係である」（小沢 2002）という言葉から再考が迫られるだろう。「感情労働」の研究の視点からの組織分析では、「傷つかないことへ向けての組織化」が看護組織を巻き込むことについての指摘がなされている（武井 2001）。

4 身体の社会化

この世界に参入するすべての人々、一時逗留する〈旅人＝異邦人（guest, hospes）〉も、訪問者も、語りたいときに自由に語れ、というメッセージの発信には、しかし陥穽もある。「語ること」が一つの「ノルム」として標準化される不可視のシステム（データ・ベイランス）というものが、痕跡なく、対人関係性のなかに浸透する。語ることの均一化、あるいは「制度化される語り」、そして「ファイル・セルフ」（Chatterji 1998）の構築に対する感性が大切であり、医学化された高齢者の身体のファイル・セルフという視点から、テクノロジー、マーケット、メディアによるエイジングの表象化の構築の検証が大きなアジェンダとなる。認知症高齢者とはこうであるというひとつのステレオタイプ化された言説と暗黙のうちに方向づけるプログラム化という「身体の社会化」に対する歴史的な感覚に目を向けなければならない。そのとき、ある時代に、ある施設で、ある治療関係で、ある関係性のなかで、このことは人々が語ることはできたのに、あのことは決して語られなかった、ということがどうして起こったのか、ということの問題化のプロセスが動き出す。

5　認知症高齢者の語りと会話、あるいは認知症会話の祝祭

認知症高齢者が言葉で語る、その〈身体が語る〉。語るということは、言葉が語り、視線で語り、息遣いで語り、身体全体から発する匂いや雰囲気で語るということを含むものである。排泄物、尿や糞便や汗や体臭で語る。そのさまざまなレベルのメッセージへの相互の応答と、互いの感性と想像力が駆動しその徴候の読解行為が重畳しつつ、〈会話〉のプロセスが進む。室伏（1989）は、虚構の世界の「偽会話（Pseudodialog）」とケアにおけるなじみ関係の形成について貴重な現象を報告した。

言語という薄い皮膜のような表面に亀裂が生じたところに、「イメージ」が生成していると仮定すれば、認知症高齢者のその「イメージ」に対する感性が求められる。認知症高齢者の言語が亀裂した向こう側、つまり言語の限界に散逸し湧きあがってくるイメージや感情の共感可能性を問題化しなければならない。ベケットやドゥルーズが闘った、〈言語が消尽されつくした限界点〉、あるいは言語の外に達しついにイメージにたどりつく過程（ドゥルーズ＋ベケット 1994）の問題化が、認知症高齢者においても、自然的プロセスとして顕現しているのである。はたして〈言語の外〉とは何か。

語るということは、すぐれた相互行為である。語りや会話や介護の世界は、つねにすでに「間身体性」（Merleau-Ponty 1945／菅原 2002）の出来事である。理学療法士の三好は、端的に「ウンコ・オシッコの世界」（吉本・三好 2000）と呼び、新たな関係性の可能性を発見している。この世界には多様なディメンジョンがあって、スキルの次元から、バフチン＝ラブレー的な次元までを含み、ケアする側の、これらの次元の間を往復する視点のネットワークという概念が導入される。

2 老いの〈身体消失〉から〈再‐身体化〉へ

1 〈再‐身体化〉のスキル

老いと癒しという言葉は多数の領域の間を彷徨っている。どのような領域にも収まりきらずに、あたかも居心地が悪いとでも言うかのようにあちらこちらと横断している。この有様は、実際に実感される老いと癒しの〈現実〉とこれらの〈言葉〉の間の乖離(ずれ)の程度に対応している。この〈ずれ〉あるいは〈食い違い〉は、特に医療現場において著しい。老いという言葉は、多様な意味の幅をもって使われる。認知症や老いの「見なし(epistemology)」の瞬間は文化によって多様だが、老人や認知症とみなされた個人は、ある「空間」への参入を余儀なくされ、未知の世界の住人・「異人」となる。老いや認知症老人からその「人称的」な特権性が、「非人称的」な空間へと転位させられたとき、生身の個人性から「身体が消失する」(Lyon 2001)のである。「ファイルの自己(file self)」として描き出される姿と、情動をもつ経験の主体としての姿との間の乖離が生じる(江口 2002)。生身の個人はデータ・イメージ化(コード化)され、「情報テクノロジーの適用を通じた人々の行動・コミュニケーションの体系的モニタリング」という「データ・ベイランス(data veillance)」の世界に拉致されると言えるだろう。コード化の弱毒化のためには何が必要なのだろうか。「再‐身体化(re-embodying)」(Lyon 2001)のスキルが中心的な課題なのである。

老いは文化論から読解することもできる。大脳の器質的障害の症状はひとつの生きる姿であり、或るパターン化されたものであれば、これはひとつの文化としてみなすこともできる。この観点からも認知症者の人権の見直しも必要だろう。三好（吉本・三好 2000）は、老いを「異文化」であると言う。この視点は、神経科学者のラマチャンドラン（Ramachandran and Blakeslee 1998）が鏡失認や幻肢（ファントム・リム）の研究とその治療から、これらを単なる症状とみなすのではなく、自分の身体や周囲の空間に突然起こった混乱への対処として、脳が構築した防衛手段であるとみなす観点にきわめて近い地点に立っている。無意識が耐え難い事柄や理解できない事柄を無理やり抱き込むときに取る普遍的な戦略としてのきわめて正常な対処機制である。これまでの認知症老人の記憶の問題や、症状の発生についても新たな理解や接近のヒントが多く含まれているのである。この視点は背景に、「他者の尊厳（ディグニティ）」を今一度見直す契機をもっている。画一的で一元的なシナリオを撥ねつけながら、ローカルで非連続的で〈科学としての〉資格を剥奪された非論理的な知（local, discontinuous, disqualified, illegitimate knowledge）（川本 1995）——規格化からつねにはみ出してしまう知——を排除しない、「異なる声」への配慮（ケア）の視点をもっている。

2　「野性の技（スキル）」をめぐって

「野性的」という言葉は、〈いま＝ここ〉に生起している臨床現場に分け入り、「治療者」の身体性や、老い人や患う者の身体性を再問題視し、治療における「生 - 権力（bio-power）」あるいは「規律権力（pouvoir disciplinaire）」の弱毒化の技法でもあり、人々の「生きる技」の活性化を意図するものでもある。際立った闘技的（アゴニスティック）な生の流れ（フロー）に対する感性へのネーミングである。バフチンに倣えば、医療の世界に「カーニバル性」を注入する工夫（スキル）の別名であると言えるだろう。

臨床の野性の技とは、ステレオタイプな類型化や「生 - 権力」の場の脱臼（dislocation）につながる。(1)

複雑系としての臨床の現実においては、マニュアル化やプログラム化の簡略化は一定の条件でしか成立せず、きわめて柔軟でエラーの発生を許容する「レシピー」の概念（中井 2002a）への感性が要請される。精神科医の中井によれば、「レシピー」の実現のために用いられるものが「スキル」であり「テクニック・タクティクス・ストラテジーのヒエラルキー」である。

3 記憶論のパラダイム・シフト——老人とエピソード記憶

老人への治療においては、これまでの記憶論を超える発想の転換が必要である。中井は「発達的記憶論」（副題「外傷性記憶の位置づけを考えつつ」）（中井 2002b）で、記憶に関する魅力的な論を展開する。〈言語〉と〈知覚表象（イメージ）〉の関係に関する基礎論にもなっている。

記憶障害にはまだ奥があるだろう。それは人間における記憶の意味と深い関係がある。これまではもっぱら認知症の症度を決定するのは「一般記憶」のテストに限られてきた。テストし、計測し数字化の方法をとり、他方では計測されないものは排除していくのが記憶の研究の方法であった。認知症の老人の語りは、言葉の語りであり、これは計測されず、「語り」は「騙り」とみなされ排除された。一般記憶と並んで長期記憶を構成するエピソード記憶が重要な意義をもっているのではないか。

エピソード記憶とは、パーソナルな「個人的な記憶」で、定量的に研究しにくいもので、「自己体験にもとづく自己を原点とするパースペクティヴという観点からの記憶」である。

老人におけるエピソード記憶の位置づけには重要な側面がある。中井は、老人のカウンセリングのコツを二つ挙げる。一つは、「徹底的なエピソード記憶の『煤払い』を目的としたさまざまのテクニック」。二つ目は、「自尊心の再建」である。特に人格形成期あるいは重大な転換期の体験の「煤払い」は、人格およびその尊厳そのものの煤払いであると強調する。サリヴァンの「老人が最近のことを覚えないのは人格形成上の重要性がすくないからではないか」という発想の転換に注意を向ける。老人同士の会話は「相互煤払い」であると言う。

エピソード記憶にはまだまだ深い意味が潜在している。認知症者の精神療法の鍵はエピソード記憶にあるといってもよい。老人のエピソード記憶を調べる方法として、一つは、「面接で過去を聞く方法」がある。例えば、本人が旧制女学校を出ていれば、制服の種類やその色を聞く。あこがれていた映画俳優の名を聞くなどして話を膨らませていくと、思いがけないエピソードが出てきて、その副次効果として、本人の人格の煤払い効果とその場に居合わせた家族がしばしば感動してくれることであるという。旧友再会を行う方法、年賀状を出す方法などの有効性にも触れている。二つ目に、モンタージュの方法。本人にとって重要人物例えば亡き夫の絵を描いて見せて、これでよいかどうか、相違点を聞きながら、二人合作の絵を再現させる方法である。

認知症者との会話にはその外傷性が潜在している。中井の記憶に関する方法は、従来の記憶論を突破する契機を含んでいる。認知症老人への交流の窓をひらくその工夫とともに、治療者へのエンパワメントにもなっているのである。チーム医療としての医療従事者たちが認知症老人に対して無意識的にあるいは制度的に与える「二次的外傷体験」あるいは「医原性外傷（iatrogenic trauma）」への自省とその回避策にもなっている。

認知症者との会話をヴァナキュラー化するにはそれなりのコツがあるだろう。神田橋は、認知症という状態の精神療法のコツとして、「答えに窮させる状態を引き起こさないように配慮しながら対話してゆくと、思いもかけぬ歴史の証言を聞きだすことがしばしばあり、そうした確かな記憶を再現したことが老人自身にも確認されることで、人としての自信が回復し、自己制御の機能が瞬時に向上するものである」（神田橋 1990）と述べており、中井の方法と直結している。

4 老いのカーニバル性をひらく――老いの類型的表象のスペクタクル化を超えて

「呆けること」とは実はどういうことなのか。それを老賢者と老愚者元型という視点から見直すと新たな視野が開けてくる。山中（1998）は、実に卓見に満ちた『老いの魂学（ソウロロギー）』という書物を著している。この中で紹介されているユング派分析家のアドルフ・グッゲンビュール＝クレイグの発言に注目したい。山中によれば、彼は、これまでの「老賢者」元型ばかりをみてきた人々に手痛い一石を投じ、呆けることの意味、「呆けることの大切さ」を説いている。死に際を実に見事に掃き清めて行った賢い老人を一方の極とすれば、ペニスを出し、廊下をいざりつつ恋人を訪ねる九四歳の例を、さしずめ他方の極であろうと述べ、ここに一人ひとりの、一つひとつの人生があることを指摘する。

「老賢者－老愚者」スペクタクルを超えた、第三の老いのイメージとしての「カーニバルとしての老い」を歴史的に抽出したことがある（下地 2002b）。「笑う寒山拾得」「トリックスターとしての老人」「翁童」の表象につながる。老いへのニーチェ的「ヤー！」につながる喜ばしき〈歓待（hospitality）〉というイメージである。記憶力の衰退には哀切と闊達な両面性がある。鎌田（2000）は、画家岡本太郎のエピソードを挙げている。彼が朝日新聞のインタビューに答えた「余白」という欄の記事のエピソードである。ホテルで自分の名前を忘れ、フロントのホテルマンに「名前なんかにこだわるな！」と叫ぶくだりに、鎌田は、「抱腹絶倒のあまり、哀しくなって涙が出た」と言う。このエピソードは、中井（1987）の言う「ふっきれる」と「ありのままの自分をそれなりに肯定すること」へとつながっている。われわれには、このようなセンスのカーニバル的な〈身体感覚を開く〉ことの意味の見直しが求められているのではないか。

5　「汚穢（pollution）と禁忌（danger）」としての老い

人間は、何をそして何故に恐れ忌避するのか。文化人類学者のメアリー・ダグラス（Douglas 1966）の著書に『汚穢と禁忌（Purity and Danger）』がある。「清め（cleansing = Purity）」に関する観念をめぐって、「異例なるもの（anomaly）」と「曖昧なるもの（ambiguity）」を排除する体系を明るみに出している。曖昧なるものは、「私自身」と「それ」との間の境界を侵そうとするので、恐怖をかきたてるのである。汚物への反応、曖昧なるもの、異例なるもの（anomaly）への反応恐怖は、〈老いたる身体のイメージ〉に体現され、「おぞましきもの（アブジェクション）」として「表象化」される。この表象化は、各時代、各文化によって大いに異なるという事実がある。このことは、〈老いの肉体としての身体〉と〈老いのイメージとしての身体〉の二重性という問題に通じている。

「おぞましきもの」に対する、われわれの社会の「応信性（addressivity）」や「応答可能性 = 責任（responsibility）」が問われている。依然として老いや死に対する関係性（アゴーン的対話）には、われわれの場（風土の場・施設の場・医療の場）を、単一の類型的ではない、より多様な語り = 老い方を可能にする〈想像力〉が求められているのである。

3 老いの身体のイメージの歴史的一瞥

近代化とは、老いと死に対する折り合いの付け方の歴史でもある。老いと時間に関する研究は、老いをめぐる時間として、ライフコースの人類学では、物理的時間、生物的時間、心理的時間、あるいは個人的時間として、生物的、心理的、実存的時間、そして社会的時間として、歴史的時間、社会文化的時間、産業的時間、家族的時間との関わり、ライフステージによる時間の差異などが注目されている。ここではその一端に触れるだけである。片多順の「文化人類学的老人研究の展望」（片多 1982）は老年人類学の歩みを要領よくまとめているが、ここでは別の角度からの記述となる。

老いに関する忌避と受容には歴史性がある。歴史学者のG・ミノワ（Minois 1987）によれば、老いの問題を裁判にたとえるなら、プラトン（前四二八〜前三四八）は弁護人、アリストテレス（前三八四〜前三二二）は検事である。ボーヴォワールは、『老い』（Beauvoir 1970）で、「廃品」になることによって得られる自由と幻滅こそ「尊厳」の源であると述べた。

老いとは「他者」である、と老いて失明した最晩年のサルトルは言ったそうだが、まさに「不如意性」（中井 1987）がテーマとなる。老い人の「自己」にとって、まさに老いた身体という「異者との出会い」、「異者への驚き」であり、「別離」の累積だと言えるだろう。異質なもの、他者なるものとの〈折り合い〉、これは若い治療者においてもまた老人自身にとっても、自己と老いという「異質なる他者」との終わりのない「対話」である。

1　ペストと老人の歴史人類学——人口統計からみた老人層

老人というのは単なる生物学的退化ではなく、ひとつの社会的階層である、否、階層化した歴史的段階を踏んでいる。G・ミノワ（Minois 1987）は、人口統計によって割り出した「ペストを生き延びた老人」の人口率の増加現象を指摘した。一三四八年のペストの第二波は特に子供のペストと呼ばれたが、ペストによる若年層の死亡率の上昇のため、これまでにない老人という「社会層」が浮上したという。おそらく15世紀は歴史の中で、〈人が祖父になる術を覚えた重要な時期〉であった。一四八〇年以降、ふたたび若年層の人口率が上昇を開始し、印刷技術の普及は、老人の共同体の記憶係としての役割をも剥奪した。

2　老いの「群集化」と「難民化」——多様な「ニッチ」の発見について

老いは群集化し、難民化する。第三の老年社会層が、多様な「ニッチ」（生態的地位——「他からあまりおびやかされずに棲んでおれる、眼にはみえないが安定した領域」）（中井 1987）の発見に至るか、発見できずに「群衆化」するか、あるいは脱社会化である「難民」と化すかという中井の問いに対して、われわれの社会は、どのように応答可能（アンサラブル）か、あるいはどこまでその呼びかけに応じられるか、世界に答えを返さざるを得ないということで、責任（レスポンシブル）があるのである。老人と魔女狩りとは歴史的に深い関連性がある。魔女狩りの対象において、ペストや都市の没落などを背景とする生産力の減退、性差や地域差の指摘と同様に、老人とも関連があった。「おぞましきもの」を身辺から排除し社会を啓蒙＝明るく（illuminate）しようとした時代の魔女狩りと老いとは深い関連性をもっていた。一五六五年から一六四〇年にかけてパリの最高法院で裁判に掛けられた一六四名の魔女の平均年齢は五〇歳を越えていたのである。『痴愚神礼賛』の著者であるエラスムスも老婆の嘲罵にかけては過激であったが、この発言は、一六世紀に起きた男女の人口比の逆転現象――古代から一五世紀まで女性は男性より短命であった――があったという時代背景の読みが必要である。『痴愚神礼賛』における老いへの嘲罵に関しては、『フランソワ・ラブレーの作品と中世・ルネッサンスの民衆文化』の著者バフチン（1980）の分析を視野に入れなければ歴史の半面しか見ないことになる。称賛と嘲罵、冬と春、老年と青春、誕生と死、という〈対〉の「闘技的（agonistic）」「対話」が広く行なわれていたことが重要である。異質なるものたちの生き生きとした諸関係の顕現がテーマになるだろう。

3 新たな老いの多様なスタイル化へ向けて

人間の老いを嘲笑とカーニバル的笑いという両極から見直してみる。ラブレーの作品からバフチン（1980）がとりだした「時」を異にする力や現象の「アゴーン的対話」、つまり生成の両極、変容の初めと終わりの対話、称賛＝嘲罵の融合から生まれた〈笑う人間（ホモ・リーデンス）〉という概念から、新たな老いの身体のイメージが喚起される。高度情報化社会における〈「記号的身体」と「生身の身体」との乖離・対立〉という人類のアポリアが浮上する。

老いのカーニバル性の再考が必要である。バフチンの言う生の普遍的なカーニバル性に着目するのも一つの袋小路からのループホール（loophole）（Clark and Holquist 1984）のひとつの条件である。称賛＝嘲罵の融合、祝祭的である根源的両面的価値をもつ〈カーニバル的笑い〉の概念の導入である。だが、〈老いのカーニバル性〉が顕現するには、〈日常的に安心が得られてなじみのある居場所＝棲み処〉が条件となるだろう。

4　老いの文化装置

かつて伝統的共同体は老いを表象する上で風土に根差した文化の言葉をもっていた。琉球列島には、独自の長寿儀礼「カジマヤーの祝い」（下地 2002b）がある。九七歳をその共同体が祝うカーニバルである。老いを祝うカジマヤーの儀式は、老いとのひとつの折り合いの形としてその土地の人々がつくりあげた文化装置である。この装置は、風土・神話・歴史・人々たちの間の相互関係性の現われである。老いをめぐる「文化の言語」をもつ「風土」の老いとの折り合いの風土の祝祭性の姿である。死者儀礼（霊魂〔マブイ〕と後生〔グショー〕をめぐる儀礼）や老いをめぐる儀式などは、風土に根ざした老いと死者とのひとつの〈会話〉の顕現である。

はたして近代化の過程で解体した老いの文化装置を新たなかたちで構築することは可能だろうか。高江洲（高江洲ほか 1944）は、沖縄の長寿文化における、「生の有限性（＝不可能性）を安心して生きることを保証するもの」として、三つの視点を挙げた。第一の文化・風土的制度とは、制度的なものによる生の有限性を甘受し表現する場であり、ある文化・風土・死生観に基づく儀式や老人に対する風習を規定する老人観が含まれる。第二は、「語る存在としての老人を語る周囲の人々の語り方」であり、同時に老人の語りと伝達のことを指す。そのとき過去の歴史・心象風景の再発見と回復や身体的死を超えたものが生まれると指摘する。第三は、老人の患者に対する「若い治療者の逆転移」の視点から、三つの治療者の位置を挙げている。第一に、治療者自身の死の問題＝自己愛の問題に決着を付けていることの指摘。第二に、歴史的相対性（エリクソン）の重視。異なる文化的・歴史的背景をもち、異なる世代の臨床的出会いのダイナミックスへの自覚。第三に、「若い治療者たちは老人によって分析されている」と理解するステップから、次いで、「自利利他の姿勢」の指摘がなされている。

以上は、老人に対する制度論から精神療法に至る巾を持つ重要な指摘である。高度情報化社会において新たな文化装置の「発明」は可能であろうか。

4 認知症者との会話——〈会話〉の人類学

均質的で等方向的な物理空間にまで還元された無機的な管理社会、監視社会化する現代において、老いの生命論的な意味づけは可能であろうか。老い人を語るにあたっては、生物学的な語り、心理社会的な語り、個人的あるいは伝記的な語り、他者の老いや自己の老いに関する語り、時代の語り、文化の語りなどの多重な語りが想定される。これらの語りは、出発点の相違であり、見方（アスペクト）の相違でもある。老い人をめぐる「語りの多様体（ミックスチャー）」は、老い人との〈会話〉が基本にある。会話とは、対面相互行為であり、「同時性」が際立つ身ぶりのトポスである。医学的言語は徹底的に認知症老人を「対象化」することによって語る。対象化の極には、その対象化という行為の定義上、会話は成り立たない。対象化の極と会話の極とのあいだの往復運動というものが問われなければならない。この往復運動にはひとつのスキル（技術、戦術、戦略）が要求される。会話への志向性と共に要求されるのは、専門家が否応なく身体化される極端な医療化（medicalization）のまなざしを含む監視社会（surveillance society）（Lyon 2001）的背景へのセンスである。管理（マネジメント）の倫理ではなく配慮（ケア）の倫理によるスキルが要求されるのである。

現代のテクノロジックで統計的規範への功利主義的強迫観念に向かっているように見える医療世界において、徹底的な対象化の動きに晒されようとも、それぞれの「認知症性老人」は、徹底的な対象化からはみだしてしまう「相手」ではなかろうか。中井（2002a）は、医学も何かを「相手」に将棋を指しているが、その相手は何であろうかと問う。「ある人はそれを『病い』といい、ある人は、それは抽象概念の実体化であって相手は『病める人間』であるという。『生物学的・心理学的・社会学的人間』だともいう。『人間の集団』だと疫学はいうであろう。『運』あるいは『実存的なもの』も排除できない。実に、医学は『相手とは何か』と問いつめられると困るものではないであろうか。医学には他の『学問・技術』にはない混沌・未分化なものがある。いずれにせよ相手は複雑な系であり、たえず予想を裏切るように動いている」。「記号化された身体」、あるいは「ファイル化された身体」としての老い人ではなく、生身の個人としての「再－身体化された」老いの身体の復権につながるものである。

認知症者には「主体」がある。江口（2002）は、近年の老いをめぐる民族誌を簡潔にまとめて、「その特徴として、『語り』ではなく『つぶやき』や『声』に、記憶や認識ではなく情動や感情に、疾患が問題になる医療施設における『ファイルの自己』ではなく、家庭や地域を含めたより広い文脈（つまりはクラインマンのいう〝local moral world〟）における主体に焦点を当てて、過度に生物医学化しつつある今日の老人感に対して、もう一つ別の視点を提示しようとしている」ことを述べた。これは認知症性老人の「主体」について、小澤（2001）の「痴呆という生き方」や、室伏（1989）の言う「痴呆性老人とは、痴呆というハンデイキャップ（障害）をもちながらも、その中で彼らなりに、何とか一生懸命に生きようと努力している姿、あるいはそれができなくて困惑している姿」と捉える視点を共有するものである。

5 医学・精神医学は科学か

I 徴候の知（＝総合知）としての医学・精神医学・精神療法

「対象」と「相手」とは異なるものである。老い人をめぐる医療の場は、身体を極端に医療化する。この「医療化の促進で捨象されていることとは何か」と問うことで見えてくるものが重要である。では何が足りないか、と中井（2002a）は精神医学者で犯罪学者でもあり精神医学史研究者でもあるエランベルジェと共に問う。エランベルジェの解答はこうである。医学や犯罪学が科学でない理由として、疾患の研究や犯罪の研究からは「疾患は治療すべきであり、犯罪は防止すべきであるということが論理的に出てこない」。犯罪学と医学は「科学プラス倫理」であり、これを総合科学と呼ぼうと提唱したが、それでも不十分なのだという。囲碁や将棋は数学化できない。それは、科学と違って徹底的に対象化することのできない「相手」がいるからであると指摘する。「対象」ではなく、「相手」という言葉を使うとき、「相手」への「尊厳」への配慮がある。医学も何かを相手に将棋を指している。その相手とは何であろうかと、中井は問う。「相手は絶えず予想を裏切るように動いている複雑な系」であると言う。相手を固定し対象化しようとしても絶えず予想を裏切る力動関係にある。それは戦争術に似ている。中井は、この力動関係の混沌・未分化性をその未発達性ではなく、痛みうる人間が医学や精神医学をやり、犯罪をおかしうる人間が犯罪学を行なうからであると言う。

病気をめぐる場は、その場所性に係わる根深い権力性がつねに顕在化する、権力性の潜在する場である。この論点は、フーコーの権力＝知の概念や、『監獄の誕生』で論じられた「規律権力（pouvoir disciplinaire）」と『性の歴史Ⅰ――知への意志』において展開された「生の政治（bio-politique）」という二つの権力についての分析にもつながるだろう。彼は、「規律権力」は一七世紀に、「生の政治」は一八世紀にそれぞれ形成された権力形式で、これら二つを、「生に対する権力の組織化が展開する二つの極」として捉え、「生‐権力（bio-pouvoir）」という共通類型の下に置いた（関 2001）。この原初形態は「牧人＝司祭型権力（pouvoir pastral）」と名づけられた。スキルの工夫は、「生‐権力」の弱毒化をも志向することが課題となるのである。

2　データの知、言説の知、臨床の知

データに根拠をもつ医療が求められているが、そのデータとは何か。データとは、「後知恵」であり、必ず「時遅れ」であり、後の祭りという側面をもつ。医学のいま・ここでの現場においては、完全なデータを得ることはできない。〈不確実性〉があるなかで、「不完全なデータ（徴候）」（中井 2002b）から推論して出来事に対処しなければならないのである。

データと物語、そして徴候の知とは深い関連性がある。イタリアの歴史家カルロ・ギンズブルグは、医学的徴候学の起源を論じている。人は何千もの間、狩人だった。狩人たちは、獲物を追跡しているうちに、泥に刻まれた足跡や、折れた枝、糞の散らばり具合、一房の体毛、絡まりあった羽毛、かすかに残る臭いなどから、獲物の姿や動きを推測することを学んだ。「人は絹糸のように微細な痕跡を嗅ぎつけ、記録し、解釈し、分類することを覚えた」（Ginzburg 1986）のである。この英知の特徴として、「経験的・不確実な

データ」から出発して、実際には実験が不可能な複雑な現実にさかのぼる能力にあるという。単純な例としては「あるものがそこを通った」という物語的な配列の仕方であり、そこから「物語を語るという考え自体」が生まれたのである。おそらく狩人が「物語を語った最初の人」である。この推論的知が「過去と現在と未来に向けられると診断と予後という二つの顔を持つ医学的症候学になる」のである。このギンズブルグの「兆候の知」を中井（2002b）は独自に抽出し、医学という実践における状況に応じて変化し職人的で大局観に関する「スキル」を論じ、技術（テクニック）と戦術（タクティクス）と戦略（ストラテジー）のヒエラルキーが確実に働いている「生の現実と相渉るもの」のタイプの知を仮に「実践知」と呼ぼうと提案している。中井は、このスキルの三段階をその頭文字から「TTS複合」と呼んでいる。

臨床の場において展開する「認識の知」と「臨床における野生の知」という不可分ではあるがとりあえず区別することが必要な二つの知を統合するにはどうすればよいのか。筆者（下地 2002a／下地 1995）は、「データの学」と「言説の学」（井原）を「認識の知」とし、一方、身体や行為の次元をレヴィ＝ストロースの「野生の思考」に倣い、「臨床における野生の知」という二つの知を、二項として「臨床の知」の世界を捉える試みをしている。

3 〈悲鳴をあげる身体〉――老い人のパニック・ボディ

老い人の身体は単なる生物学的に退行化した身体ではない。鷲田（1998）は『悲鳴を上げる身体』で、身体の可処分権を検討しながら、医療制度に独占された身体の解釈、生身の個人の身体間の交流を「超個人的なシステム」が代行する身体政治、あるいは「非人称の空間」について触れ、身体は、本当は〈間身体的〉な関係としてしか存在しないのではないかと述べている。認知症性老人の身体は、非人称化の視線のなかで、「悲鳴を上げている」のである。この身体の姿を、鷲田は、「パニック・ボディ」と呼んだ。

老い人の声がその老い人が係わる場においてこだまするることができるのか。老い人の声がこだまする場は如何に可能か。「バイオ・ポリティックス」（フーコー）の貫徹に対する「広義の反照的均衡（wide reflective equilibrium）」（ロールズ）（川本 1995）の突き合せの作業を続けていくこと、つまり「生活・倫理・科学」の三者の突き合わせを絶えず継続することが要請されてくる。そこから「医の心」と「ケアの心」（嵯峨 2001）を実らせる際に、「一つの声（monologism）」ではなく、「数多くの異なる声（many different voices）」、つまり〈ポリフォニー（多声）〉の感性をもったスキルの創出が要請される。

社会の〈成熟〉について、波平（1999）は「老人を大切にできる社会」、松下（2001）は「老人を畏敬する社会」と簡明に述べた。中井（1987）は、「多様な『老い方』を許容するような社会を成熟した社会と言い、一様な老い方しか許容しない社会は老人を『群集』化し、老人には場がない社会は、老人を行き場のない悲劇的な『ボート・ピープル』のような存在にする」と書いた。

老人の研究は、ライフコースの研究、人生のトラジェクトリ（軌跡）、人類の多様な時間と空間の研究、ターニング・ポイント、ヒューマン・エイジェンシーなどのキーワードが象徴する方法で新しく展開されつつあるが、認知症性老人の「主体性」の問題、認知症というカテゴリーの組み替え、ケアの論理・倫理、自律性の問題、エイジング・エンタープライズの問題、身体性の問題などのすべてがリンクしている。エイジングの問題は、幾重にも重なる構造の決定と非決定とが言説実践の現場の過程、間身体性のせめぎあう、生きられた場においてつねに・すでに顕現しているのである。

〈対話原理（dialogism）〉とはまことに、「他性を讃える技」――他者に対する『悦ばしき知（froliche Wissenshaft）』である。(2)

▼注

1――臨床の野生の技とは、いわば現実の世界と虚構の世界との橋渡しと関連している。臨床の現実の多元論と係わるものである。

2――臨床医学は対話原理に満たされている。対話原理は臨床のあらゆる場面において浸透する独白原理から抜け出す道を探求する企てではなかろうか。バフチン（1980）は対話原理とは抜け道の形而上学であると述べた（Dialogism is a metaphysics of the loophole）。不確実性と危険に満ちた臨床の場は対話原理の躍動する場でもある。対話原理は不確実性や無知であることを源泉とする。他者の未知性や世界の予言不能性を讃えるところから対話原理は生まれる。現代における認知症の意味も最終的決定的に捉えられたものではなく、その多様な対話のなかで更新されていくだろう。バフチンに倣えば、認知症は新たな意味を携えてこの世に帰還する祝祭を迎えるのではないか。

10 風土と老人観——医療人類学的視点から

はじめに

風土と老人観をめぐって、老いの多義性と多面体性にできるだけ多角的な光を当てる。まず、それぞれの断章を概略する。①老いの類型的表象のスペクトル化を試み、老愚者極と老賢者極の二極類型を提示し、その両面的価値を指摘する。死の観念が喚起する恐怖は老いたる身体に体現され、「おぞましきもの（アブジェクション）」として表象化されるが、このおぞましきものに対するわれわれの「応信性（addressivity）」があらゆる時と場所で問われている。依然として老いや死に対する関係性（＝対話性）には、われわれの場（風土の場・施設の場・医療の場）を、単一の類型的ではない、より多様な語りを可能にし、文化的想像力を喚起する場へと転換する可能性が潜在している。次いで、②老いをめぐる歴史的断片（老いの発見、老いと魔女狩りなど）を一瞥する。③老いの文化装置にふれ、老いや死の不可能性をめぐる臨床的接近をとりあげる。老人の語りと「哀悼的想起」（ベンヤミン）との関わりについて述べている。④琉球列島の風土に根づいたひとつの文化装置としてのカジマヤーという長寿儀礼を紹介する。そして、⑤ナーシングホームの人類学の成果を例示し、老いと死をめぐる施設（施設の風土性・文化性・政治性）の制度論的分析のひとつの試みを述べる。⑥ヘアー・インディアンの老人の死をめぐる「自己決定」か「棄老」か、という問題、および倫理領域における共苦の実践論、自己決定論や生命の質論などの背後に隠見する「姥棄て山」問題などを再浮上させて、その背後にある象徴的次元の問題性を指摘する。最後に、⑦対話原理の場（トポス）としての老いと死のケア、および「他性」を讃える「悦ばしき知（frӧliche Wissenshaft）」の可能性にふれる。

老いと死は究極的には「他者性」の問題であるという視点をとった。たとえ老いと死をめぐる普遍の表象が可能だとしても、あるローカルな文化風土における特殊として自らを顕現するしかないと考える。老いや死をめぐるローカルな場における具体的な個人や象徴的次元（風土・医療・ケアの場）での想像力を駆使した身体技法の創出が結局は肝要であるという立場である。

1　老人観のスペクトル――「老賢者－老愚者」スペクトルを超えて

歴史学者のG・ミノワ（Minois 1987）によれば、老いの問題を裁判にたとえるなら、プラトン（前四二八～前三四八）は弁護人、アリストテレス（前三八四～前三二二）は検事である。プラトンは、八〇歳で書き上げた『法律』で、老人の欠点を認めたうえで、いまでは一瞥もされない老人政治を讃えた。逆に、アリストテレスは、五〇歳そこそこで書き上げた『ニコマコス倫理学』のなかで、老いにあらゆる悪徳を負わせた。ユング派のグッゲンビュール＝クレイグは、ユングの老人の元型としての老賢者像のみでは一面的であるとして、真の老人の精神療法の成立には老愚者の元型が必要であると指摘した（山中 1998）。

この観点がわれわれのスペクトルの元になっている。

図式的にいえば、老賢者「極」には、老子・モーゼ・仙人などの表象があてられる。貝原益軒は、「人生五〇にならざれば血気定まらず、知恵開けず……人生の道理を正しむこともかなわざれば、長生きするを要す」と長寿を讃えた。老愚者「極」には、いわゆる恍惚の人・認知症性老人などの表象が入る。吉田兼好は、「命ながければ恥多し、長くとも四〇にならぬうちに命果つるが見苦しからず」（『徒然草』）と、当時の平均寿命を考慮しても、老人には極めて手厳しい。一六世紀のユートピア主義者にとっても老いは難題であったが、一般的には老いを隠蔽する方向をたどっている。トマス・モアの描く『ユートピア』でも、当時の老人がひどく軽蔑され見捨てられていた事実を指摘しているし、聖職者が衰弱しきった老人に服毒自殺をすすめる記述も見える。老・病・死のない世界を夢想する観念は、その反対給付として、真の老いと病いと苦悩を忌避し排除する動きを強める。現在の「健康老年」という概念にはこの暗黙の動きが潜在しており注意を要する。

ボーヴォワールは、『老い』（ボーヴォワール 1972）のなかで、「廃品」になることによって得られる自由と幻滅こそ尊厳の源であると述べた。近代化とは、象徴的次元における、老いと死の象徴化の失敗あるいはその不可能なものとの折り合いのつけ方の苦闘の歴史でもある。老いとは「他者」であるとサルトルは述べたが、死とは、絶対的な「他者」であると言える。老いと死への関わりを特徴づけるものは、まさに「異者との出会い」、「異者への驚き」であると言えるだろう。異質なもの、絶対に他者なるものとの折り合い、これは若い治療者においてもまた老人自身にとっても、自己に対する老いという異質なる他者との終わりのない「対話」のアリアドネの糸となるだろう。

この直線的軸を円環に変換すれば、結びつく二極は重なりあらたな第三の老いのイメージ（笑う寒山拾得、老いたトリックスター、翁童の表象）が喚起されるのではないか。高度情報化社会が抱え込むいわば記号的身体と生身の身体との乖離・対立を解消する契機が、老いと死をめぐる臨床的現実において潜在しているのではないか。ここでなによりもバフチン（1980）の言う生の普遍的なカーニバル性に着目する必要がある。祝祭的である、と同時に嘲笑し笑殺し再生させるあの根源的両面的価値をもつカーニバル的笑いの概念の再検討である。高齢化が叫ばれる社会においては、近代化解釈による正論的な老いの抽象や現代の狭い生物学的肉体や生理描写とはまったく異なる、新たな生に対する独特な美的概念の再発見が課せられているのではないだろうか。

2「老い」の「発見」

第三年齢層の出現

老いの発見とは、いささか奇異な表現ではある。一つの歴史の断片がある。G・ミノワ（Minois 1987）は、人口統計によって割り出した「ペストを生き延びた老人」の人口率の増加現象を指摘した。一三四八年にジェノバに上陸した、ペストの第二波は特に子どものペストと呼ばれた。ペストによる若年層の死亡率の上昇のため、これまでにない老人という「社会層」が浮上した。その効果として、おそらく一五世紀は歴史のなかで、人が祖父になる術を覚えた重要な時期である、とミノワは言う。まさに疫病の時代は逆説的にも老人にはかえって「好都合」であった。とはいえ、老人が社会的に重要な地位を占めるのはつかの間の出来事であり、一四八〇年以降人口の回復とともにふたたび若年層の人口率が上昇を開始した。さらに印刷技術の普及は、老人の共同体の記憶係としての役割をも剥奪する。「第三年齢層」現象が見られたとはいえ、この現象は、きわだった老人人口の増加をみる現在に至るまで前景に立つことはなかったようである。第三の社会層が、多様な「ニッチ」（生態的地位）の発見に至るか、「群衆」と化すか、あるいは脱社会化である「難民」（中井 1987）と化すかという事態は、個々の次元や社会的次元でもつねに・すでに発生しているのである。

3　老いと魔女狩り

魔女狩りの対象において、ペストや都市の没落などを背景とする生産力の減退、性差や地域差の指摘とは別に、老いと関連が深いことが強調されることは少ない。おぞましきものを身辺から排除し社会を啓蒙＝明るく（illuminate）しようとした時代の魔女狩りと老いの表象とは深い関連性をもっている。ひとつの例証として、一五六五年から一六四〇年にかけてパリの最高法院で裁判に掛けられた一六四名の魔女の平均年齢は五〇歳を超えていたということが挙げられる（Minois 1987）。人文主義者といえば書斎に閉じこもる老賢者を思い浮かべるが、実はその第一人者で『痴愚神礼賛』の著者のエラスムスも老婆の嘲罵にかけては過激であった。これらの言説や行為は、一六世紀に起きた新しい事実である男女の人口の逆転現象（つまり古代から一五世紀まで女性は男性より短命であった）が一部影響しているかもしれない。ただし、ルネッサンスの老いの表象、たとえば『痴愚神礼賛』の老いへの嘲罵的表現は、バフチン（1980）の言う両面価値を有するカーニバル的視点からの再読解を要する。

4　老いの文化装置

高江洲（高江洲ほか 1944）は、沖縄の長寿文化における、生の有限性（＝不可能性）を安心して生きることを保証するものとして、三つの視点を挙げた。第一の文化・風土的制度とは、制度的なものによる生の有限性を甘受し表現する場であり、ある文化・風土・死生観に基づく儀式や老人に対する風習を規定する老人観が含まれる。第二は、語る存在としての老人を語る周囲の人々の語り方であり、同時に老人の語りと伝達のことを指す。そのとき過去の歴史・心象風景の再発見と回復や身体的死を超えたものが生まれると指摘する。第三は、老人の患者に対する若い治療者の逆転移の視点から、三つの治療者の位置を挙げている。①治療者自身の死の問題＝自己愛の問題に決着をつけていることの指摘。②歴史的相対性（エリクソン）の重視。異なる文化的・歴史的背景をもち、異なる世代の臨床的出会いのダイノミックスへの自覚。③「若い治療者達は老人によって分析されている」と理解するステップから、次いで、「自利利他の姿勢」の指摘。以上は、老人に対する制度論から精神療法に至る巾をもつ重要な指摘である。老いることは、さまざまな別離（喪失）の集積の歴史である、つまり自己のさまざまな他者化の連続であり、その究極は死である。しかし喪失・欠如はつねに獲得・創造と一如である。ベンヤミンは、過去の声の受容である「哀悼的想起（eingedenken）」という概念を提出した。哀悼とは、なによりも過去の死者へと身を開き、その声を聞き取る態度である。死者たちとは、過去の人間、事物、出来事のすべてであり、すでに過ぎ去りしもののことである。最も親しんだものが迂遠に感じられるという異郷化（depaysement）が老いと死の相貌の「不気味なもの（アウラ）」の正体である。老人の語りおよびその語りを聴くこととは、哀悼的想起である。老いの語りを聞き取るものは、そのアウラの痕跡に事後的に照明をあて構成するという「回り道の方法」をとる。そのとき老人の代替不可能かつ究極的には知ることが不可能な根源的歴史性が、個別性・一回性として立ち現われてくるだろう。ホスピタルとは、まことに、遠い客人である他者の歓待の場所である。近代化の日常ではアウラ的なものは排除されているが、アウラ的なものの現われであり歓待の表現でもあるカジマヤー儀礼という文化装置を次に紹介する。

5　南島の島々の独自の長寿儀礼――カジマヤーの祝い

めぐりくる干支にあわせた琉球列島の独自の長寿儀礼は、九七歳をその共同体で祝う。それぞれの島々は、豊かな霊魂感を表現する「文化の言語」をもつ「風土」を顕現している。死者儀礼（マブイ＝霊魂とグショー＝後生をめぐる儀礼）や老いをめぐる儀式などは、風土に根ざした老いと死者とのひとつの対話であるだろう。池上永一の小説『風車祭（カジマヤー）』（池上 2001）は、小説とはいえかなり実状を反映しており、長寿に異常な執念を抱く島の老女をめぐって展開する。長寿文化における長寿という「生きがい」と医療人類学者の波平（2000）の「死にがい」が交叉する。そのとき老いを地域の大勢の人々が祝うなかを、昔は馬車、今はオープンカーでパレードする。波平によれば、死にがいとは、自己の生存期間を超えた時間の流れのなかで自己の存在をおいて見るという自己の認識によって生じるとされる。死にがいという概念はベンヤミンの「哀悼的想起」と通底する。

老いや死をめぐる自己と他者の対話・記憶・歴史をどう語ればよいのか。バフチンの言葉を挙げる。「……対話のコンテキストには果てがない……どんなに遠い過去の対話から生まれた意味も……その後の対話のなかでたえず更新されてゆく……対話のどの瞬間をとってみても、そこには忘れられた意味の膨大な集積がある……絶対的な死というものはありえない。どんな意味にもいつの日か必ず帰還の祝祭がある」（クラーク＋ホルクイスト 1990）。

カジマヤー儀礼は、老いと死との歴史的な対話関係から生まれた風土のかたち（装置）である。たえず主体たちが土地の神話との関係からあらたに手作りで練り上げたひとつのカーニヴァル形式なのである。

6　ナーシングホームの人類学

老いを語るにあたっては、生物学的な語り、心理社会的な語り、個人的あるいは伝記的な語り、他者の老いや自己の老いに関する語りなどの「多様な語りの多様体」の研究が極めて重要であるが、ここでは高橋（2000）の貴重な仕事の一部を手がかりとする。ガブリウムの著作（The Mosaic of Care［1991］、Perspective Story in Nursing Home Ethnography［1995］）は、ナーシングホームの居住者たちのナラティヴ（物語りとそのヴァージョン）に関する研究である。ナーシングホームで起きた一つの出来事に関するナラティヴの差異をとおしてその社会的集団間の視点の相違、個々の居住者とその家族の関係性、そして施設ケアにおける意志決定のプロセスを浮き彫りにした一つの記述がある。その出来事とは、ある女性居住者が浴室を使っているところに男性居住者が入ってきたことが、居住者・スタッフ・家族の間で騒動を引き起こしたというものである。女性居住者たちがジョンを「認知症」とみなした過程が注目されている。出来事に関する多元的語りの研究は、それぞれの視点の相違から他者の老いというものがどのように表象されていくのかを問う格好の材料を提供している。高橋は、ナーシングホーム人類学の限界を指摘しながら、施設性と脱施設化、伝統社会から分断された高齢者モデルと伝統的共同体の老人モデルなどの二項対立的枠組みや、「老年の障害化」、その障害的高齢者のノーマライゼーションの結果生まれた新たな老年観である「脱老人化」（筆者注——「副作用」としての老いと死を隠蔽する効果）などでは捉えることができない老いの経験の共有の場として、施設を捉えていく方向性を提案している。

「老いの対他的定義」の追求と同時に、その「内的体験としての老い」との折衝の場の探求の方法としてのナラティヴ研究は、自らが占める居場所の場所論的分析と連動することによりさらに意義をもつ。医療人類学者であるR・マーフィー自身が進行性の神経障害者となりその体験をふまえて分析した『ボディ・サイレント』（Murphy 1987）にも匹敵する、人類学者自身の老いの体験を通した新たな老いの人類学のひとつの可能性をも示唆する。

7 老いと死の倫理

文化人類学者の原（1997）は、一九六一年から六三年にかけて、ヘアー・インディアンの人々と共に生活をしたときの体験をふまえて、極寒のキャンプ地に残ることを選択し、結果的には死に至る老人の死が、老人による「自己決定」か社会による「棄老」か、と問うている。深沢七郎の小説『楢山節考』の「棄老の伝統」に「教化的に服従」する女おりんはむしろ例外的であり、恐怖と反抗を示した男またやんの例が普通ではないかという主張に対して、原は、「守護霊のお告げ」でたやすく死を受容するように見えるヘアー・インディアンと付き合ってみると、このような現代人的な視点のみからの解釈に屈服することはできないと反論する。とはいえ両者ともに、「自己決定」の背後には無視し得ない文化・風土の存在が控えていることに注目している。

生命学・科学論者の森岡（1988）は、共苦の実践論、自己決定権論や生命の質論などの「正論」の背後に陰在しつねに自らの姿を隠そうとする「姥棄て山問題」をあえてとりあげて、この問題を日常生活の隅々で新しく「発見」しようと試みつづけることの重要性を指摘した。小澤（1998）も、「権利主体としての痴呆性老人」問題を抽出し、その多様性と多義性や困難性を論じている。以上の論の背後には、それらの根源に異質なものが共棲する共同体や象徴界とはいったい何なのかという最大の問いが存在することを示していると思われる。いまだ医療における「他者性」の発見への地図は描かれていない。老いや死の表象の結晶化や外部化の現れがそれぞれの風土や制度において具体化するが、この観点から老いや死の遠ざけと近づけの力学のマクロ・ミクロの医療空間的分析が要請される。

8　対話原理（ダイアロジズム）の場（トポス）としての老いと死のケア

老いや死の「隔離化」あるいは死の「ポルノグラフィー化」「転倒された死」（太古の「飼い慣らされた

死」から現代の死へ）などの表現がなされる。とはいえ老いと死は依然として、われわれの場（風土の場・施設の場・医療の場）を、より多様な語りを可能にする文化的想像力を喚起する場へと転換する根源的な可能性としてある。

老いと死をめぐる医療の場は、医療化された身体を構成するばかりではなく、倫理的（モーラル）なドラマの場でもある。バイロン・グッド（Good 1994）が、象徴形成としての医療を理解するうえで根源的なものであるとした「合理的・技術的・生理学的なものと、存在論的・救済論的（soteriological）なものとを併置すること」は、老いと死をめぐっても妥当する。老いや死という他者性、裂け目、空所は、さまざまな想像力の源泉である、と同時に象徴的形式の豊かな水源であると言えよう。

おそらく問題は、老人観や死の観念についての多様な文化・風土的視点の比較研究が要請されているというよりもむしろ、どのように固有の風土やミクロな医療の世界が老いや死を定式化しそれに応答するか、風土的あるいは医学的知識の独特な形式を構成するのか、ということに関っていると思われる（Shimoji 2000）。

対話原理とはまことに、他性を讃える――それは他者に対する悦ばしき知（froliche Wissenshaft）（クラーク＋ホルクイスト 1990）である。われわれはつねに・すでに老いと死に出会っており、「他者性」に対する悦ばしき知の遂行のなか、ある「美学的（aesthetic）」なものが顕現してくる際だった決定的な次元につねに・すでに立ち会っている。

第5部

レジリアンス――傷から回復へ

11 レジリアンス・病い・文化——レジリアンスの医療人類学

はじめに

現在、精神疾患という〈種類〉をめぐって、新たな視点が脚光を浴びている。この視点とは何か。それは、新たな文脈の構成の下で捉え直そうとする際に、歴史的および概念史的にヒポクラテスを系譜にもつキーワードである。その名を「レジリアンス」という。新たな文脈構成の下で、「ヴァルネラビリティ（脆弱性）」概念に加えて、生体に内在する「自己回復力」概念によって、疾病の全体像を捉え直そうとする動きである。レジリアンスの研究は、生物・心理・社会・文化的のそれぞれの〈位相〉においてイシュー化している。

ヴァルネラビリティが強調される時代があった。現在、レジリアンス概念が新たなメタファーとなりつつある。レジリアンスは、科学の歴とした「対象」となり、同時にその姿は多重多層的なものとして現われ始めている。この概念の登場は、精神医学・医療界の制度、専門家や素人の意識に大きな影響を与えないわけにはいかない。この概念を意識することによって、多種類の「動く標的」といわれる精神疾患もまた新たに「動く」ことを余儀なくされるだろう。どう動くのか。この概念と同伴しつつトラウマ概念もいまや動きはじめている。レジリアンス概念は社会・文化・歴史的文脈の下に新たに変容した姿で記述されるだろう。

レジリアンス概念は、病いの「回復のストーリー」を内蔵するが、これを大いなる「近代医療」のプロジェクトの姿として捉え、そのプロジェクトからは外部とみなされるその他のオルタナティヴな病いのストーリーや「社会的苦悩」についても検討する。

1　精神医療界におけるレジリアンス・ダイナミズム

レジリアンスという言葉は、精神医学領域では、「スーパーキッズ」という用語が物語っているように通常、個人のレベルで使用されることが多かったが、現在では、家族レジリアンス、コミュニティ・レジリアンス、あるいは国家レジリアンスという使われ方も現われはじめている。レジリアンスの定義は多義的である。多くのジャンルや研究分野、〈位相〉の異なるレベルにおいて、この用語が使用されながら、『「レジリアント」な人々』というある〈種〉の属性をもつ個人や集団に関心が集まっている。最近の論文では、さりげなくこの言葉が挿入されてもいる。生物学的研究分野では、すでに市民権を得て研究の「対象」となった。この不明確かつ不確実な概念が指差す「標的」に向かって、遺伝子解析、免疫システム、視床下部‐下垂体‐副腎（hpa）システムなどの多様な領域で精力的な探索が行なわれている。この「対象」とその対象の「概念（観念）」は、互いのあいだで作用を及ぼし合う。この対象は、仮説的ではあるが「実体」の地位を今や獲得したようである。

わが国において、この概念のレビューと問題点は、加藤敏・八木剛平＝編著『レジリアンス』（加藤・

八木 2009)を手にすることで、現在の到達点を眺望することができる。この刊行の前年の二〇〇八年は、『臨床精神医学』の特集、日本精神神経医学会総会でのシンポジウムで取り上げられるなど、日本の精神医学会にとって「レジリアンス元年」と言われている。

加藤によれば、一九八〇年以降、精神疾患理解のための理論モデルは、①脆弱性モデル、②ストレスモデル、③生物心理社会モデルである(加藤・八木 2009)。①②のモデルは、還元論的立場が優位であり、③のモデルは、メタ理論に位置している。これに続くモデルが、レジリアンスモデルであり、「明確な予防・治療的視点を打ち出す理論布置を持っている。このモデルの何よりの特徴は、発病の誘因となる出来事、環境、ひいては病気そのものに抗し、跳ね返し、克服する復元力、あるいは回復力を重視・尊重し、発病予防、回復過程、リハビリテーションに正面から取り組む理論的布置をもっていることに求められるだろう」と加藤は述べている。さらに「病因論の観点からは、病因を一義的に特定する立場は取らず、単純な因果論的見方から離れ、発病は非線状的、あるいは多元的に決定されるという柔軟な立場をとる」と述べ、生物心理社会的モデルでは、病気に対する回復力は主題的に問題にされなかったことから、レジリアンスモデルがこのモデルを引き継ぐ形で注目されるようになったと指摘する。

この概念は、多くは「ヴァルネラビリティ」と対比し記述される。「ヴァルネラビリティからレジリアンスへ」というパラダイムシフトとして表明される(加藤・八木 2009)。ヴァルネラビリティ(脆弱性)概念は、易傷性、受苦を含意し、衝撃を受け破壊される弱さと脆さというメタファーを内在する。カタストロフィ・自然災害や病いに偶発的に遭遇し脆くも解体するというイメージが誘発され、精神疾患の発病メカニズムの研究にとってはぴったりのメタファーとなった。ヴァルネラビリティ概念は、社会保障や政策の次元において、その「根拠」として強力な作用効果を有するが、一方では、その「逆生産（counter-product）」の視点からすれば、「クリシェ」と化している。日常生活場面において、カタストロフィーやヴァルネラビリティ概念は、拡張され偏在化し、路地裏で闊歩するまでになった。しかしながらナラティヴ研究によれば、語りの論理の中心には、つねに〝傷ついた物語の語り手〟が位置し、物語は「傷（wound）」に依存しているということは忘却されてはならないのである。

2 歴史的・文化的文脈におけるレジリアンス

一九六〇年代頃から、統合失調症やうつ病の「軽症化」がイシュー化し、連動するかのように、六〇年代から七〇年代にかけて「ヴァルネラビリティからレジリアンスへ」というパラダイムシフトが地上に現れた。一九七〇年代に、「逆境にもかかわらず」、サバイブしている子供たちを、研究者やマスメディアは、「非脆弱性（invulnerable）」あるいは「不屈な（invincible）」という語彙で「名づけ」はじめた。英語圏では、レジリアンスが使用される文頭に、大凡「despite（にもかかわらず）」という前置詞が付与されている。この使用法を『にもかかわらず』語法（〝despite〟idiom）」と呼んでおこう。この語法は、逆境（adversity）に遭えば傷つき解体するはずだが、予想に反し「跳ね返すのみならず、むしろ成長する人びと」という〈種類〉が存在することに対する研究者やメディアの反応を含意している。特に児童心理学世界で注目され、精神医療界に急速に波及した。一九七五年のパインズの論文（Pines 1975）では、「非脆弱性の人びと（The invulnerable）」が焦点化され、その論文タイトルは、「非脆弱性の人びとの礼賛（In praise of〝invulnerables〟）」

であった。これは有名なエラスムス『痴愚神礼賛（In Praise of Folly）』を模していると思われ、その主題は人間の営為の根底には「痴愚の力」（モリア〈Moria〉神）が働いているのだと主張したものであった。レジリアンスの力の学際的な研究動向は、いわば「レジリアンス礼賛（In praise of Resilience）」（筆者の造語）といってもよい事態に至ってはいないだろうか。この「新種の人びと（マイノリティ）」は、これまでも存在していたが、不可視の「民族（ethnicity）」であって、最近になって発見されたのか。これまで発見されなかったのは、新しいパラダイムをもった探検家が存在しなかったからなのか、あるいは近代の精神医学や医療のひとつの「認識論的盲点」であったのか、それとも「自然の力を露にあばく」（ハイデガー）テクロノジーが開発されていなかったからなのか。技術は、「自然の潜在的な力」を「挑発」し「仕立てる」こと（ベーコン＝ハイデガー的視線）であるとされているが、精神医学や医療はようやく、レジリアンスという回復の力を論じられるような段階に到達したというのだろうか。一九七六年三月七日付の『ワシントンポスト』では、〝Trouble's Bubble to some Kids〟（Washington Post 1976）の見出しで、逆境「にもかかわらず」元気な子供たちのストーリーを取り上げている。「例外的な」力や回復力を際立って発揮する「レジリアント」な個人としての子供たちに驚き関心が集まった。「スラム街のスーパーキッズ（Superkids of the Ghetto）」（Buggie 1995）という論文のタイトルがその間の事情を物語っている。

ところが二〇〇一年、マステンは、論文『日常の魔法――発達におけるレジリアンス・プロセス（Ordinary Magic）』（Masten 2001）において、レジリアンスという現象は、ある選ばれた人びとにだけ起きる「例外的な（extraordinary）」現象ではなく、人間に基本的な適応システム（human adaptational system）に由来するものであり、通常見られるプロセス（ordinary process）であることを指摘し、リスク－転帰・プロセスにかかわるモデルとして、二つの経路を図式化するに至っている。一つは、個人のストレス反応性の個人差が問題となる「属性（attribute）」モデレイターモデル、もう一つはリスク誘発性モデレイター（risk-activated moderator）モデルである。後者のアナロジーとして、自動車装備のエアバックや免疫システムが挙げられている。病いの「偶発性」や「痛み」にではなく、その「回復」と「治癒」に関心が移動しはじめている。その「魔法」は、例外的なものではなく「誰にでもどこにでも見られる魔法」というメタファーとなりつつある。

3 精神医学・医療自体のレジリアントな姿

レジリアンス現象への注目は、多次元の領域に対して、どのような影響を与えることとなるだろうか。この小論はレジリアンスに関する生物・心理・社会レベルの多様な領域における探求を揶揄するものではない。例えば災害。災害はさまざまなレベルで死や健康被害を産出する——個人（生理的、心理的）、家族、共同体、社会、国家間そして地球という多重な網目状の影響システムが揺らぐ。その衝撃度、既存のインフラストラクチャー、残存したその基幹施設、その出来事の意味——共同体や隣人、そして政府の反応の仕方——国際間の対応などの纏綿。発展途上国における資源やインフラの欠乏の露呈と内外の反応、それらのあいだの相互作用。これらのさまざまな相互作用と作用するレジリアンス、そしてそのことの帰結として変化を被るレジリアンスという概念が、ループ状に、これら多様な次元やジャンル、そして個人や研究者たちにも影響を与える。

メンタルヘルスの「転帰」に影響を与えるトラウマや災害・逆境への対応には三つのアプローチが指摘されている（Kirmayer et al. 2010）。

①トラウマ効果に焦点をあてるアプローチ――ＰＴＳＤ、うつ病、その他。外傷暴露後に遷延する慢性の問題を抱える人びとの〈種類〉に関心が集中し、個人のヴァルネラビリティや対処行動、精神疾患に焦点を当てる。

②個人の資源やレジリアンスに焦点があるアプローチ（ホブフォールの資源保護理論）――①客観的資源（物質的‐機能的・象徴的資源）、②条件資源（結婚形態、職業、所属集団）、③個人的な性格資源（価値意識、目的や生きる意味）、④活力資源（金銭、時間、情報）。以上の個人関連資源の減退は、対処行動（coping）の制限と心身の不調を誘発するので、資源の最大化が目標である。

③第三のアプローチは、これらの多様な資源の相互作用のダイナミズムの認識と、個人や集団のヴァルネラビリティやレジリアンスの社会的次元における役割に焦点がある。これをカーマイヤーは、「社会的エコロジカル」アプローチと名づけている。災害に対するアプローチは、個別のトラウマや、いわゆる統合失調症やうつ病などの精神疾患とは異なる次元の問題ではあるが、ヴァルネラビリティやレジリアンスという概念の使用を検討する際には示唆的なものである。

医療人類学の領域では、カーマイヤーたちが編集した〝Healing Traditions : The Mental Health of Aboriginal Peoples in Canada〟（Kirmayer and Valaskakis 2009）の第三章（五つの論文を含む）のタイトルは、〝resilience :

Transformations of identity and community》となっており、レジリアンスという用語は、ひとつのメジャーなカテゴリーの位置を確保している。この章は、文化的連続性、社会病理、コミュニティの癒しの仕組み、イヌイットのメンタル・ヘルスや病いの概念などが主旋律であり、グローバリゼーションが、民族文化的アイデンティティと「苦悩の社会的起源（social origin of suffering）」やその経過に影響を与えており、人間の本性というものは、個人的、集団的歴史を背負った文化的存在である、という認識を組み込むことの重要性を指摘しているが、その記述の下で、レジリアンスという概念がキーワードとなっている。個々の文化のひとつのレジリアンス機能の姿として、「クレオール化」が生み出されており、アイデンティティの異種混淆に開かれたメスティソ（mestizo）精神医学の出現の可能性を想像することの重要性を示唆している。

レジリアンス概念の出現と時を同じくするように表舞台に登場してきた種々の概念群がある。「人権」「エンパワメント」「アドヴォカシー」、そして病者自身の「語りの奪還」（Frank 1995）などの概念である。今後はこれら「家族類似性」ともいえる概念のあいだの相互作用にも目配りが必要となるだろう。

回復のための第一原則はその後を生きる者の中に力（パワー）を与えることにあり、その場所においてレジリアンスが働くのではないか。レジリアンスが働くためにはその適切な働く場所や条件が前提になるだろう。ハーマンは、著書『心的外傷と回復』（Herman 1992）のなかで、「回復のための第一原則はその後を生きる者の中に力（パワー）を与えることにある。その後を生きる者自身が自分の回復の主体であり判定者でなければならない。その人以外の人間は、助言をし、支持し、そばにいて、立会い、手を添え、助け、暖かい感情を向け、ケアすることはできるが、治療（キュア）するのはその人である。善意にあふれ意図するところもよい救援の試みの多くが挫折するのは有力化（エンパワメント）という基本原則が見られない場合である」と述べている。その著書の翻訳者でもある中井（2002）は、「ハーマンさんは、ボスニアへ行って、ここはもう全員がトラウマを受けていて自然回復力を待つより仕方がない。トラウマというのはやっぱり外からのものでありますから、非常に長くこじれていない限りは、人格の芯は健康だということをしばしば感じさせるものがある。それが一つ。自然回復力です。原語は resiliency で、元来「跳ね返す」という意味らしいですが、自然回復力と訳していいだろうと思います」と述べている。個人レベルと共同体レベルのレジリアンスを往還する視点をこの文章から読み取ることができる。いずれにしても、精神医学や医療自体のシステムがそれ自身に対する「反省的な自己点検（reflexive monitoring）」としてのレジリアントな反応の仕方としてレジリアンス概念に注目するようになったと解釈してもよい余地がある。

4 レジリアンス概念への注目の歴史——近代の諸鍵概念の共鳴連動（同時多発）現象

一九六四年、人間を対象とする医学研究の倫理的原則として、ヘルシンキ宣言がなされた。この宣言には、生物学的領域におけるレジリアンス研究が、法的次元に関わる際に問題となる要項が含まれているのではないかと思う。プラセボの使用に関わる原則である。「治療に結びついた医学研究のための追加原則」の三二条の内容は以下の通りである。「新しい治療行為の利益、リスク、負担および有効性は、現在最善と証明されている治療行為と比較考慮されなければならない、ただし、以下の場合にはプラセボの使用または無治療が認められる。①現在証明された治療行為が存在しない場合、または、②やむを得ない、科学的に健全な方法論的理由により、プラセボ使用が、その治療行為の有効性あるいは安全性を決定するために必要であり、かつプラセボ治療または無治療となる患者に重篤または回復できない損害のリスクが生じないと考えられる場合」。この内容は、〝The Science of The Placebo〟（Guess et al. 2002）でも指摘されているように、ヘルシンキ宣言は原則的に、「反プラセボ」の立場（anti-placebo stance）をとっている。プラセボ効果とレジリアンス効果を説明するそれぞれの身体内部メカニズムの研究を見れば、双方の生物学的説明は互いに鏡像関係にある一対の異性体と言えるものではないか。今後は、この両者の統一的な視点が問題とならざるを得ないだろう。しかし、ヘルシンキ宣言の上記部分が見直されずにそのまま適用されつづけるならば、レジリアンスの生物学的メカニズムの研究の推進には大きな阻害要因となるであろう。ヘンリー・ビーチャーが、第二次世界大戦中、外科手術の麻酔を担当する軍医として従軍したときの体験で、モルヒネの在庫が切れ、手術に支障が出はじめ、棄て鉢になった看護兵が代わりに食塩水を注射したが、驚いたことに、負傷兵の容態は落ち着きを見せ、手術によるショックを回避することとなった事例は、プラセボ効果として述べられているが、レジリアンス効果としても記述が可能である。『抗うつ薬の時代――うつ病治療薬の光と影』（Healy 1997）の著者ヒーリーは、特異性をもつ化合物である「魔法の弾丸」よりもプラセボ効果の果たす役割は新しい発見であると指摘している。回復のメカニズムに関して、薬物の効果、シンボルの効果、「分類効果」などを検討する際には、プラセボとレジリアンス概念の今後の変容が多大な影響を及ぼしていくであろう。

ＷＨＯがプライマリヘルスケア（ＰＨＣ）の概念を提唱し、地域の個人と家族の全面的な参加・関与と自立と自己決定の精神を謳ったアルマアタ宣言は一九七八年のことであった。ちなみにＰＨＣの原則は、①ニーズ指向性の原則、②住民の主体的参加の原則、③資源の有効‐効率的な活用の原則、④強調・

統合の原則である。この宣言では、健康に関与するすべての専門家と土着の伝統的な治療者との協力を公然と指向するものであった。この宣言は、第三世界における近代型精神科医師の絶望的不足のインパクトを受けて出されたものだともいわれている（中井 2002）。しかし、それのみでは説明がつかないだろう。ポルトガルでの第三四回世界医師会総会で採択された患者の権利に関するリスボン宣言は、一九八一年である。一九八六年、オタワ憲章では、ヘルスプロモーションが謳われ、エンパワメント概念がさらに脚光を浴びる時代となっていた。この状況は、七〇年代の「物語論的転回」「言語論的転回」や、文化精神医学における「疾患カテゴリーから文化的コンテキストへ」（Littlewood）という変化、上記したアルマアタ宣言、ＰＨＣの原則、八〇年代のヘルスプロモーションやエンパワメント概念の登場、アドヴォカシー（advocacy）活動などとも共鳴連動しつつ共起しているのではないか。

5 レジリアンスの語りの可能性と限界

レジリアンスには、「回復」という名のストーリーが潜在する。一方で、病いや疾患には単一の視線のみでは語り得ない錯綜した「混沌」という側面がある。フランク（Frank 1995）は、疾患の「偶発性」の次元において、病いを患うということは「物語」へと「呼びかける（call）」ことであるという視点から、病いの物語を、①回復の語り、②混沌の語り、③探究の語りという三つの語りに類型化した。この類型は、固定的なものではなく、「破片（bits）」と「断片（pieces）」のなかで語られるあるいは語り難いものや沈黙の意味を聞くためのひとつの概念図としてのツールである。この三つの語りの「語り、聞き取る」というエチカの次元では、「証言（testimony）」と「証人（witness）」がキーワードとなるだろう。回復の語りという類型は、きわめて「レジリアンスの語り」に近似しているのではないか。語りは、自らの傷の周辺を巡ることから発せられる。傷の中心では、語りは混沌のなかにある。現代における多様な語りの領域においては混沌の語りの領域が回避される傾向がある。フランク（Frank 1995）によれば、「近代医学のプロジェクト」は、「修復可能な者」に関心を示し精力を傾け、その他の人びとは不特定の他者として放置しようとする意図が暗在している。[1]「レジリアントな人びと」への過剰な関心は「非レジリアントな人びと」とのあいだに皮肉にも境界を引いてしまう危険性が暗在している。病いの諸相は、多層的で異言語混淆的なものだが、同時に多くの声を響かせることを要求する。この認識からすれば、語りの三類型は、いわば「レジリアンス礼賛」に対する相対化のツールとなるはずである。レジリアンスの概念や物語は、「文化的に最も好まれる語り」の形式ではある。レジリアンスの語りの限界は、まず、「致死という現実（mortality）」の解体(Frank 1995)という限界にある。回復の語りがもはや機能しなくなったときや、障害が慢性的に残ってしまうときには、また別種の物語が必要であろう。しかし、回復の物語を超えて生を肯定する病いの軌跡の物語のありようを描き出す分水嶺を踏み越えるものとして、レジリアンスの可能性を見たいのである。そのためには、プロットを失った「混沌の語り」や、「探求の語り」を排除しない「実践的レジリアンス」というものがひとつの鍵となるのではないか。

探究のストーリーは、苦しみに真っ向から立ち向かおうとするものであるならば、この語りの限界は、不死鳥のメタファーに伴う危険性に通じるものがある。混沌の語りは、弱さと抵抗する力の欠如を表わしているのだとしたら、レジリアンスの欠如をも表わしているだろう。ただレジリアンスの概念が、ヴァルネラビリティという苦しみを覆い隠すものとして作用すれば、これを解毒するものが必要である。この分水嶺においてレジリアンス概念の今後の発展の可能性のヒントをみたい。

6「実践的レジリアンス」――カーマイヤーの『レジリアンスのルーツ』

医療人類学者のカーマイヤーが率いるプロジェクト『レジリアンスのルーツ――土着のメンタルヘルスにおけるコミュニティとアイデンティティの変容』は、新しい多文化研究プログラムである。サブプロジェクトのひとつに、〝Stories of Resilience, Healing and Transformation〟がある。コミュニティにおけるレジリアンスや癒しのストーリーを収集することに始まり、レジリアントな集団や、その土地固有の診断と治療の枠組みを観察検証し、アボリジニの住民の間におけるレジリアンスの増進要因や過程を探求することを目的としたものである。レジリアンスは、単に元の状態への回復ではなく、新しい健康の状態への変容を含意している。個人レベルから家族や共同体の次元まで多次元的に横断する。当事者に**ついて**の研究ではなく、当事者を尊重し、そして**ともに**（with）かすかに直観される未知なる実在「X」を模索する「実践的レジリアンス」（筆者の造語）という潜勢力なのである。[2]

実践的レジリアンス研究は、当事者、支援者、研究者の、互いの衝突・学びの知、トポス体験をひとつの好機と捉える。さらに法的次元から政策次元までをも往還するハイブリッドな具体的な場所へと着地する。このトポスにおいて異なる立場の異なる言語が衝突し、すれ違いあるいは融和し和解する。その潜勢的な場所は、多言語が響き合う場所となることが企図されているだろう。プロジェクトの目的は、土着のレジリアンスの視点に声を与えること、現在のレジリアンス理論に欠如している文化的に適切なレジリアンス概念を開くことである。

おわりに

レジリアンス概念の登場によって、精神医学・医療は、この概念と相互作用することにより今後、変容するであろうか。しかし、どのように。医療制度やミクロの治療現場も影響を受けるであろうか。しかし、どのように？　人は病いのトポスに参入する、あるいはトラウマのトポスに巻き込まれる、傷というトポスに放り込まれる、そして精神医療というトポスに参入する。さらに多くのトポスに出入する。傷ついた者は語り始めることができるだろうか。近代医療のプロジェクトである回復の語りは、病いの軌跡のある表象のひとつである。病いの生の軌跡は沈黙や致死的現実の位相までをも大きく包摂している。

レジリアンス概念の転回の潜勢力は、精神医学とその医療自体を対象とする相対的な視点が育まれるという地平を開くことにあるのではないか。レジリアンス概念を検討する際には、あの「ヴゥドゥ・デス（Voodoo Death）」を忘却してはならない。「レジリアントな人びと」の〈種類〉に過度に注意が傾くと、皮肉にも「非レジリアントな人びと」が不可視化するという帰結になりかねない。

医療人類学には、「医療を対象とする（of）人類学（The Anthropology of medicine）」と「医療に基づいた人類学(Medical Anthropology)」という二つの分野がある。波平が監訳した『医療の人類学』(Romannucci-Ross et al. 1983）の原題は、〝The Anthropology of Medicine〟であり、近代医療をも含む本来の医療自体が研究対象となっている。この著書は、レジリアンスという用語はひとつも見つからないが、まさにレジリアンス事例の宝庫でもある。自己治癒力あるいは自己回復力、自然治癒力あるいは自然回復力と翻訳されるときもあるレジリアンスには、多くのメタファーが含まれている。近代医療も〝medicine〟のひとつであるという気づきへの促しというリフレクシヴなモニタリングの作用も持っている。あるいは病いという生の現実に対処するために人類が構成したレジリアンスの形が「医学・医療」だと言えなくもない。大脳や身体のメカニズムから個人、家族、コミュニティや社会、国家レベルまであるいは地球にまで射程の幅をもつ複合的レジリアンス。あるいは遺伝子や進化までも含めてもよい。かつて筆者が報告したコミュニティにおける「文化（風土）が癒す」（下地 1998）という事例。病いは、クラインマンの「苦悩症候群（syndrome of distress）」（Kleinman 1988）としての表現だけではなく、resistance（クラインマン）であり、Loophole（バフチン）であり、「生の技法」であり、他者に対するメッセージでもあった。[3] 治癒力を鍵語にして医学の歴史を試みに区分すれば、古典の「自然治癒力」の時代から、近代の「医学的治癒力」の時代、そして「レジリアンス的治癒力」の時代を経て、「社会的身体」や「社会的苦悩」と関連する『社会的治癒力』の時代ということになるかもしれない。

「レジリアンス論的転回」の潜勢力の鍵は、精神医学や医療がもつ限界とジレンマとを、研究者たちがよくわきまえていることであるのかもしれない。

▼注

1――「修復可能なもの」というのは種々の意味を含んでいる。治療可能なものとは、医学的介入によって治療可能という意味をもっているがここには皮肉な出来事が起こりうる。過剰な医療依存社会においては医療への過剰な期待に対する反作用が噴出しやすい。過剰なマーケティング化が進めば正常と病的との境界領域にマーケティングは焦点を定めるようになるだろう。いわば「本物」の精神疾患ではなく病的か健康なのかのあいまいな領域への精神薬理学的なアプローチに重点化するようになるだろう。いわば精神科的診断の拡大化(インフレ現象)は格好のマーケティングの機会と連動する。同時に、「正常」領域は「安易な精神科的診断」によって浸食されていく危険を蒙ることになる。

2――実践的レジリアンスの潜勢力の現勢化の現われは「水俣病」の発生とその後の苦闘をめぐる歴史的現在的事態の過程にある。それは初期の激烈な病像と死、胎盤を有機水銀が通過することによる身体問題とその後の障害、水俣病の認定問題、生活問題の総体に係わっている。カナダの先住民の水銀汚染問題においても実践的レジリアンスは、環境、人種差別、貧困、自殺、不登校、アルコールなどの種々の問題とも密接に係わっている。二〇一四年夏、水俣の患者とカナダの先住民患者の当事者間の歴史的な連帯が結ばれたことは特記すべきである。実践的レジリアンスは、医学はなにができるのか、精神医学はどうふるまえばよいのかを含めて、すべての諸学に係わっている。なによりも身体という個的身体と政治的身体をめぐってレジリアンス問題は開かれる。

3――「苦悩症候群」や「生の技法」という言葉で何が語られているのか。「魂の精神薬理学化」や「大脳のエステ化」(いわば大脳の美容術)ということや、精神医学的診断のインフレ化に抑止をかける意味を含んでいる。人間の　差異の多様性を大脳の神経科学的不均衡化へとシフトし、「診断」するという潮流に抗うことによって、人間本来の「野生の力」あるいはコンビビアルな資質の回復を志向している。

12 精神医療における「リカバリー」を再考する

はじめに——リカバリー概念の普及

「リカバリー」という概念の急速な普及には、近代のプロジェクトが、その背景に、垣間見える。〝近代のプロジェクト〟は、回復の語りを好み、「不安を掻き立てる沈黙のなかで語られる『傷ついた物語』」を否認する傾向がある。

リカバリーは、生物学のレベルでも精神病理学のレベルでもひとつの標的となっている。レジリアンス（回復力）への注目と事情を一にする。これまで、たとえば、統合失調症の研究の歴史を遡れば、発病過程と治癒過程の精力的な研究がなされてきた。では、なぜ今、リカバリーなのか。先頃刊行され、わが国の現状が俯瞰できる構成となっている『精神科臨床サービス』誌の『「リカバリー」再考——生きがいを支援する』という特集（二〇一〇年）がひとつの参考となるだろう（池渕ほか 2010）。

リカバリーの語りは、医療社会学者のフランクに倣えば、レジリアンスの語りに類似し、回復の語りと呼ぶことができるだろう。病いの語りを、回復の語り以外に、混沌の語り、探究の語りなどに類型的に区別すれば、病いの語りというものがより鮮明に浮き上がるのではないか。リカバリーの語りの可能性と限界性については、筆者の「レジリアンス・病い・文化——レジリアンスの医療人類学」（下地 2010）を参考にしていただきたい。リカバリーを再考する際には、精神の病いをめぐる根深いスティグマ問題、理念的普及をはたしているノーマライゼーションやエンパワメントなど、文化・社会レベルにおいてなかなか実現されがたい背景も再考することが肝要である。ソーシャル・インクルージョン（社会的包摂）が喧伝されるなか、いわゆる「狂気内包性社会」というものがその概念からは排除されているという事情も再考する必要がある。

1　リカバリーをめぐる諸問題

I　臨床的現実——確実性と不確実性の〈あいだ〉

リカバリーという〈現実〉とは何か。リカバリーは、臨床リアリティと深い関係にある。この現実は、哲学者の中村によれば、〈近代科学の知〉（論理性、普遍性、客観性）と、〈臨床の知〉（コスモロジー、シンボリズム、パフォーマンス）の両面から捉えられる。臨床的現実は、人類を迷路に追い込む一方、苦悩から英知をもたらしてきたが、確実性と不確実性の〈あいだ〉を覚醒させる領域でもある。臨床的現実というものは、複雑な様相を呈してわれわれの目の前に現われてくるものである。しかし、日々の臨床に追われて、過度に複雑さを回避するあまり、画一化の傾向がますます速度を増しつつある。リカバリーは、この臨床的現実の過程におけるひとつの側面を成しているが、このリカバリー自体も、画一化されプログラム化される渦巻に巻き込まれる危険性を孕んでいるではないだろうか。

2　語りの多重性——回復の語りの危険性、祈りとしてのリカバリー

近代科学の知と臨床の知のあわいにおける相互作用の生成過程を、ナラティヴ（物語、語り）論の視点からみれば、その特徴を以下のように略述可能である。

①リカバリーは物語である。
②リカバリーは文脈依存的（context-bound）なものである。なぜならば、病いは経験であり、その経験は物語として語られ、リカバリーはその病いの経験の一部を成すものだからである。
③病いとリカバリーは一対の往還的関係にある。リカバリーは、病いと同様に、いくつもの新しい歴史的・文化的環境と相互作用を及ぼし合うことによって変容する文脈依存的な過程である。
④病いとリカバリーには、人間の易傷性（ヴァルネラビリティ）とレジリアンス（しなやかさ、回復力）[1]というものが内在的に深く関係しているという意味でも文脈依存的なものなのである。
⑤このように病いは、多文脈依存性である——歴史的、社会的、文化的、制度的、家族的、個人的、生物学的など、多領域の混淆現象（しかし単なる混沌ではない）。

個人の病いは意味を切望するだろう。快癒を希求する、あるいは回復を成し遂げたのちの回復の語り。もしくは病いの意味を探し求める旅人としての探究の語りか。あるいは首尾一貫性のない、ぶつぶつと途切れた呻きのような語りなので、周りからは忌避されがちな混沌の語りなのか。病いやリカバリーの意味

は、コンテクスト（文脈）に拘束されるが、コンテクストは無限だと言ってもよい。[2] 個々のリカバリーはどのような文脈で語られるのか、あるいは語られないのか、それが問題として臨床的現実では浮上してくるだろう。さらに、リカバリーの物語あるいは回復の語り、探究の語りには、危険性が伴うことも考慮する必要がある（後述）。「自らの灰のなかから立ち上がることができなかったもの」の語り（混沌の語り）を、暗黙の内に忌避する危険性には、特に注意が必要である。

リカバリーという言葉には詩的なメタファーが含まれている。リカバリー（回復）には、「祈り」が含まれているのではないか。「他者との共存の祈り」あるいは、「他者との共存・共死の祈り（mitsein）」。しかし、「不安を掻き立てる沈黙のなかで語られる『傷ついた物語』である混沌の語り」は、その他の物語の傲慢さを暴きだすことを、忘れてはならない。

3　「往還」としての病い、リンボ界の旅としての病い

病いは、「往還」という意味を含む。「往相（ゆき）」と「還相（かえり）」の二つの方向性（ベクトル）。どこからどこへ往き、どこへ還るのか。誰がその「往還の旅人」となるのか。その旅人の同伴者はいるのか。いかなる状況でその道行きはなされるのか。

還相に参入しリカバリーする日を果てしなく待ちつづけながら不確実なままでいる、いわゆるリンボ界（地獄と天国の間に宙づりになっている状態）を旅する者の語りについて、リカバリー論は目をそむけることはできないだろう。

4 リカバリーの定義はない――「リカバリー圧力」の有害性

リカバリーの定義というものはない、と言ってもよい。なぜならば、上記したようにリカバリーは、複数の文脈に依存するものだからである。リカバリーというものに関して、一方的に、「他者」が定義し、画一化できるものではない。そのためリカバリー論の過度の精緻化への動きに「耽溺する」ことは、ある種の副作用を招く恐れがある。例えば、個々の癒しのリズムを無視した、いわば「リカバリー圧力」というものは特に有害だろう。リカバリー圧力とは、病いの回復過程を無視した一方的な〈社会への参入促迫〉のことをそう呼ぼう。あるいは「心の産毛」（中井 1998）を無視した世俗的世界への参加への性急な促しのこと。就労支援やリハビリテーションにおいても、このリカバリー圧力の副作用に留意する必要がある。リカバリー圧力は、中井の言う基本的消耗期には特に有害であり、慢性化への道を開く大きな要因となるだろう。もちろん長期在院に係わる施設症を念頭にも置いている。ところで消耗期には、当事者の身体感覚の語りに耳をすますことがコツとなる。

リカバリーはまた、政治的（ヘゲモニー関係）な側面を有し、制度分析は欠かせないものである。誰が、病者・障がい者なのか。誰が病者・障碍者だと名付けるのか。どの文脈で名づけるのか。何をリカバリーというのか。病者・障碍者はどこへリカバリー（帰還）するのか。帰還の場所性の分析、すなわちわが国の精神障碍者が生きる〝場所性の分析〟という課題の次元に、リカバリー問題は開かれていくだろう。

2　リカバリーとその条件とのエコロジカルな関係――〈闘技的対話〉の原理

1　言語ゲームとコンテクスト――その成立と不成立

リカバリーは物語（語り、ナラティヴ）である、と述べた。病いの経験は、やはり言葉をめぐって展開する過程だと言えるが、その言葉とは何か。これが問題である。言葉は、意味を獲得する、しかしそれには条件が必要だろう。つまりその条件とは、言葉が発生する場所に関わっている。その場所は、ひとつの「言語ゲーム」（ヴィトゲンシュタイン）の場[3]であると、ここでは捉えておくとよい。言語ゲームはコンテクストに縛られる（context-bound）が、コンテクストは無限だ（boundless）という視点からすれば、リカバリー概念が課題化するコンテクストが問題となってくるだろう。ここではコンテクストを、文脈であり、背景であり、母胎と言い換えてもよい。つまり「病いが帰還する場所」が問題として、リカバリーの背景にある。この時点で、リカバリーは、制度の分析が欠かせず複雑化の様相を呈するようになる。そこで、リカバリー論にはこの複雑性（complexity）を引き受けるスタンスが欠かせない。

ローカル（個別の）な臨床の場では、複数の異なる「説明モデル」（後述）が出会い、それぞれの〈あいだ〉に**ずれ**・食い違いを生じつつ、その出会いは「多声的」な「言語ゲーム」の場と化すとみなしておくことが、より実践的である。多声的とは、それぞれの意志をもった声たちが共鳴・不協和している有様のことである。

ところで、共通の場への参加が言語ゲームの成立条件であるが、この条件が成立しなければ、言語ゲームは成り立たない。臨床における、説明、実践、共感、情報などは、医療における言語ゲームの成立・不成立に左右される。精神医療の世界では、言語ゲームのパラドクス（逆説）が日々、生じているのではないか。日々の臨床の場で言語ゲームへの参加を拒否する事態が生じた際に、法的次元（精神保健福祉法）という、より大きな「所与の」言語ゲームの場が問題となるだろう。あるいは、個々の病院内で行なわれる言語ゲーム、あるいは個々の治療文化といったものが係わってくるだろう。このように、リカバリーということも、語りや、治療文化、説明モデルあるいは社会・文化的なコンテクストと相互作用し影響を受けている。

2　リカバリーの条件

わが国においてリカバリーが再考される条件とは何か。リカバリーとエコロジカルな関係にある条件、社会・文化・政治・経済的環境が係わっている。後藤（2010）は以下のように述べている。

思うに現在の日本でのリカバリー概念を巡る混乱と言われているものは、「個人のリカバリー」が語られる前提としてのノーマライゼーションと権利擁護、それというまでもない脱施設化という情況が欧米（特に米国）と異なるためであると思われる。リカバリーは脱施設化とノーマライゼーションを実現するための魔法の杖ではない。その結果なのである。

ノーマライゼーションが実現できていない日本において、個人レベルのリカバリーが目標とされることへの危険と警鐘を鳴らしているのは慧眼である。リカバリーには当事者それぞれ固有のリカバリーがあるが、他者が代理人として当事者ニーズを〈先取り〉して提供することには微妙な問題が絡む。その際、むしろ当事者のニーズというものが何かということを、本質的に、支援者は「知らない」という「無知のポジション」をとることが、臨床における初発の倫理的姿勢である。しかし正しくはこの「無知のポジション」というものは「非知のポジション」と捉えるほうがより現実的であるだろう。

3　説明モデルとリカバリー――臨床リアリティ

リカバリーと「語り」そして臨床の現実というものには密接な関連性がある。ハーバード大学の医療人類学者で、精神科医のアーサー・クラインマンの「説明モデル」もリカバリーを再考する際には、有用である（クラインマン 1992）。この概念は、「臨床リアリティ」をどう捉えるのか、という問題意識から生じたものである。臨床の場には、複数の説明モデルが対立・矛盾する、とまず捉える。専門家が依拠する理論・実践も、ひとつの説明モデルであり、ひとつの物語とみなすのである。リカバリーという言葉が語られる場合は、専門家の説明モデルと当事者の説明モデルとでは、それぞれ異なり、矛盾・対立するということは、当然であり、むしろ、ここが、「対話」というものが発生する場所となる。医師の説明モデル、看護師の説明モデル、当事者の説明モデル、家族成員の説明モデル等々。あるいは福祉モデル、社会モデル、人権モデル、障碍者モデルなども例外ではない。ここで列挙はしたが、単なる説明モデルの相対化を意味しない。ただ並列しただけの羅列的複数モデルではない。フーコー的な文脈で言えば、いわば「説明モデルの政治（Politics of Explanatory Models）」[4]が陰に陽にはたらいている。臨床現場で配慮することは、各説明モデル間の単なる交渉の過程ではなく、倫理学者のコノリーに倣えば、むしろ複数の説明モデル（物語）

間におけるネバーエンディング・ストーリーとしての「アゴーン（闘技）の過程」を自覚することである。

4　リカバリーを〈対話原理〉から見る

リカバリーを、〈対話の原理（Dialogism）〉から見れば、どう見えるだろうか。リカバリーの物語は、単独で存在するものではなく、多数の関与要因が相互に影響し合う相互作用によって生成・編成される。リカバリーは、当事者とその関与者たちの相互参加の倫理によって生成する、終わりのない〈対話〉によって導かれるのではないか。しかも、リカバリーをめぐって生成される対話の過程には、つねに政策・制度問題や権力関係がつきまとう。クラインマンのいう説明モデル概念は、固定した理論、解釈、信念として提出されたものではなく、臨床の場に参加した人々の交渉・対話の過程によって変化しうるものである。「対話こそがリカバリーをめぐるナラティヴの作者である」と言ってよい。参加とは何か、対話とは何か、ということが日々、課題となる。リカバリーは、人々の係わりと対話の相互作用による生成過程（出会いと係わり）に応じて変化し更新されてゆくだろう。ドストエフスキー研究者のバフチン（1995）のダイアローグ的原理から見れば、リカバリーはそれ自体で存在しない。支援する側、当事者側双方の〈無知・非知〉のポジションが対話の可能性を開くだろう。

3　ミクロの語り——「素の時間」「裂開相・内閉相」

1　「素の時間」——「心の産毛」

臨床という場における「交流」や関係性とは何か。若くして逝去した精神科医の樽味（2006）は、名著『臨床の記述と「義」』論集のなかで、慢性期の病者の「素の時間」について、そもそも「病的／非病的」という次元とは別のように思われる「時間帯」についてこう述べている。

「……一瞬雲間が切れて向こうの風景が流れている（来る）、あるいは弱い電波に一瞬チューニングが合い流れている（来る）という印象を受けるのである。その自然で少し親密な時間の流れは、しばらく続き、そしてそのうちに『素の時間』は『具の時間』の向こうにまぎれこみ移っていき、こちらはさっきの手がかりの感触を失い、彼女らは再び廊下を行ったり来たりし独語し出口のない妄想を訴えていく」

樽味の素の時間は、筆者（下地 2000）の以下の記述にも繋がっている。

慢性統合失調症者の世界と共世界のあいだに窓がひらき、風が流れるその**とき**を共に分かち合うという**とき**があります。やわらかに、強制感を伴わずに、ゆったりとした〈**とき**〉のおとずれを待つ、その雰囲気の醸成が治療全体のなかに流れることが前提となります。

リカバリーへの圧力ではなく、上記した樽味の臨床感覚としての「素の時間」という捉え方や、筆者の「慢性統合失調症者の世界と共世界のあいだに窓がひらき、風が流れるその**とき**を共に分かち合うという**とき**」の捉え方は、リカバリーに再考をうながしている。

2　「裂開相・内閉相」、身体の声、臨界期

上記の「素の時間のおとずれ」と「窓がひらくその**とき**」と共鳴する論考を、精神科医の加藤敏は記載している。加藤は、「共同世界に開かれるあり方」を「裂開相」と呼び、「自己に閉じこもる在り方」を「内閉相」と呼んでいる（加藤 2005）。リハビリテーションの目指すところは、「治療者が橋渡し役をして、病的な内閉相に頑なにとどまっている患者を、彼らの生身の体を包む身体の容器を提供しながら、ゆっくり社会化のレベルを上げながら、ほどよい裂開相へと順次導いていき、最終的に何らかの形で社会での生活を可能にすることである」と述べている。社会化とは、他者のまなざしと出会い、自らの生身を晒すという裂開状況である、という視点は、リカバリーを再考する際に重要である。その裂開状況にあって発露される、うめきのような語りへの細やかな傾聴というものが、どういうものであるのか、という自省が要請される所以である。

筆者の「リカバリー圧力」への警告は、加藤の「ほどよい裂開相へと順次導いていく」ということと方途を一にするものである。しかしその「ほどよさ」というものは、病者の微小な語りに耳を傾けることによってのみ感得されるものであり、画一化されたリカバリープログラムによっては、むしろ見えなくなってしまう危険性がある。同様に、「病いの気象学」の視点からすれば、秒、分、時間、日、週、月、年の

単位で推移する動態も微妙に多重化してくることを斟酌することが欠かせない。

浦河べてるの家の当事者研究に関して、向谷地（2010）は以下のように述べている。

（当事者研究は）統合失調症などのさまざまな苦労や生きづらさを持ちながら地域で暮らす当事者の活動のなかからはじまり、発展してきた。その特徴は、当事者のかかえる幻覚や妄想も含めた困難な世界に共に降り立ち、家族や専門家と当事者が連携していきながら、その苦労のパターンや成り立ちを理解し、生活のなかから生かせる対処法やアイデアを編み出していくことにある。

また、内閉相から裂開相へというベクトルと、加藤清の「往相」と「還相」という捉え方（加藤 1996）には、類似の姿勢が見える。治療の観点から提出されたこの「往相・還相」という視点には、いわば「折り返し点」という重要な視点が内在している。この時点は「往相がゆきはてるところ」と表現されている。リカバリーは、主に還相にかかわる過程であり、折り返し点は、病態の転機であるいわゆる臨界期に一致すると思うが、その際、身体症状（自律神経症状）がひとつの目安となってくる。この時期は、とても孤独になりやすく、支援者の端的なプレゼンス（寄り添い）がポイントとなるだろう。微小な言葉による語り・聞くという関係性のなかにおいて身体の声の語りに耳を澄ますゆとりというものがマトリックスとなる。

4　精神医療体制「批判」を開く可能性としての「リカバリー」

1　シニフィアンとしてのリカバリー――カセット効果

リカバリー概念は、あたかも一つの運動の様相を呈しはじめている。リカバリー概念は政策論的な次元を動かす潜在力をもちつつある。リカバリーやレジリアンスというものは、ラカンに倣えば、「シニフィアン（空っぽの形式）[5]」のようなものであると捉えておくとよいだろう。いわばこれらの用語は、現在、「カセット効果[6]」を発揮しつつあるように見える。わが国における精神保健福祉領域の時代的な変革期において、カセット効果をもつ一つのシニフィアンがリカバリー概念であるとみなしておこう。類似の効果を、エンパワメント、ストレングス、アドボカシー、そしてレジリアンスなどももっているだろう。そうみなしておけば臨床的に有用ではないだろうか。

2　〈生の闘争〉としてのリカバリー

リカバリーはその効果によって、日常世界における精神障碍者の位置づけをめぐる新しいパラダイム転換のきっかけを開く可能性をもっており、制度的変革の鍵となる側面を有し、その意味で、ひとつの〈生の闘争〉の姿でもある。リカバリー運動は、現況の「無力化させる障壁」となっているシステムの部分に挑戦する「対抗するパラダイム」を生み出しつつある在り様に対して名づけられたカテゴリーである、と言うこともできるだろう。

5 リカバリーと現代社会の病理――ソーシャル・インクルージョンと管理社会

シティズンシップ（市民権）とは、「ある共同体の完全なる成員である人々に与えられた地位身分である。この地位身分に付与された権利と義務において平等である」と定義され、「障碍者が、経済的次元、政治的次元、倫理・価値の次元のすべてにおいて、完全なる市民としてみなされたときにはじめて、サービス供給者と利用者の関係は調和するようになる」という言説がある。障碍学の第一人者であるオリバーによれば、障碍者のシティズンシップに関して、ディスアビリティとは障碍者の基本的人権の否定であり、完全なるシティズンシップとは、個人が社会に統合されるための手段であると述べている。社会的統合というものに力点が見られるようだが、しかし、細心の注意が必要である。社会的なるものと個人的なるものとの関係は、シティズンシップという概念やソーシャル・インクルージョン（社会的包摂）という概念では水漏れしてしまうほど、はるかに複雑なものである。この複雑さに照明を当てるのは、クラインマンのいう徹底的に対象化することのできない他者（相手）に係わる「モーラルな関係」という概念である。モーラルという言葉は、道徳的・人間的と翻訳されるが、かならずしも倫理的（すなわち善）であることを意味するものではない。文脈によっては、医療が関わるモーラルな現実が非倫理的で、さらには有害である場合もあることに配慮する必要がある。社会的統合は、まさに両義的なものであり、ドゥルーズのいう「管理社会」（エレクトロニクスの首輪[7]）にまで思いを広げる射程が必要である。

6　治癒力言説の歴史

1　社会的治癒力

『治癒力を鍵語にして医学の歴史を試みに区分すれば、古典の『自然治癒力』の時代から、近代の『医学的治癒力』の時代、そして『レジリアンス的治癒力』の時代を経て、『社会的身体』や『社会的苦悩』と関連する『社会的治癒力』の時代ということになるかもしれない』と、かつて記述したことがある（下地 2001）。「社会的」という言葉が付加されているのは、生物学的次元のベクトルと、文化・歴史的なベクトルとが交差するところに「近代の政治・経済的なテクノロジーの力学」そのものが「社会的」な働きとして背景をなしていることをとりあえず示すためであった。さらに、すでに記したように、同時に、多くの声が交差する「多声性（ポリフォニー）」が、響き合うことを通して、実現する事態のことを指している。しかもその多くの声は、病いやリカバリーをめぐって、予定調和的に和するのではなく、むしろ矛盾・対立するなかで、実践的に、変容・展開していくものである。

2　肉体としての人間、像としての人間

治癒力・回復力という考え方は、古典時代から連綿として続き、その表象の仕方は時代によって変遷している。最近のわが国における筆者の経験では、医学的には重度の統合失調症者が、アニミズム的シャーマニズム的風土において、神聖な存在として尊敬を得ている例もある（下地 2001）。このことも、現在の

リカバリー論は射程に入れなければならないだろう。おそらく「肉体としての人間」と「像としての人間」の差異・一致の問題が根底にあり、この問題は、最後の問題として残るだろう。

おわりに――鏡としてのリカバリー

リカバリー概念が何よりも対抗しつつあることは、疾患の生物学的決定論や宿命論という言説や、病いの個人化モデルに対してである。誰が、どのようにして、どの立場から、リカバリーという言葉を発話し定義しているのか、という文脈が検討されねばならない。

リカバリーは一つの概念装置であり、身体的次元のみならず、関係性の諸次元（ミクロの治療関係－病院制度－政策）を横断する批判的視点を提供する装置となりつつあると言ってもよい。

リカバリーは実体（本質）ではない。現在という文脈のもとでつくられた社会的に構成されたものである[8]、と捉えておくとよいだろう。この観点からすれば、文脈を越えた普遍的な定義など存在しない、と実践的にみなしておくことである。いかなる社会的文脈のもとで、いかなる精神保健福祉的政策環境のもとで、係わるものは、リカバリーというものを問題視してきたのかが問われなければならない。リカバリーは、疾患の程度や環境の文脈に依存した関数である、とみなしておこう。リカバリーは、このことについて語る人の心を映す「鏡」である、と同時に、さまざまな心がそれぞれの姿で出会う「境」でもある。

社会の危機と人間が生きる状況の不確かさが席巻するモーラルな世界の状況において、人々の係わる関係性が、病む者の経験を、文化的、実践的に意味のあるシンボルへと、唯一無二のものとして個別化する日々の微小な語り合いのなかで、お互いの、あわいに、出で、来たり、育つもの、それが、癒しである、と言えよう。クラインマンならば、不確かで危険に満ちた時代を生きるモーラルな体験には、倫理への強い希求が必要である、と言うだろう。

〝リカバリーの語り〟に交差する〝混沌の語り〟が、開かれたものとなるとき、人々の〈あいだ（the inter-human）〉で湧き上がるあの奇跡的な「笑い」(9)についても忘れてはならない。

従来の医療的単一言語ではなく、心をやわらかくして、日常の社会というもののなかで拡げられる多くの声が、向かいあい、出会う、異言語混淆の場を、「讃える」、工夫と、政策設計が課題となるだろう。

▼注

1――レジリアンスという回復力・治癒力と翻訳されるこの言葉は、「症状もひとつの生の技法である」とみなす視点を開く潜在的な方向性をもっていることを、特に強調したい。この視点からすれば、医学そのものも、人類が、病いに対処する際に、生きるために編み出したひとつの方法である、とみなすことによって、可能性が開かれていくだろう。医療自体も、人間が、病いや苦悩（危機、逆境）に対処するために、創出したきわめてレジリアントな変換活動である、とみなすことも実践的である。

2――コンテクスト（文脈）の無限性に関して、バフチンは、多くの声が互いの違いを含みつつ互いにそれぞれの声に敬意を表明することを「異言語混淆（Heteroglossia）」と呼んでいたのではないか。

3――意味を共有している場所性のこと、と理解してよい。意味していることが、他者にとって成立するとき、まさにその限りにおいてのみ、文脈が成立し、そして言語ゲームが成立する。言語ゲームを提唱したヴィトゲンシュタインは論理哲学者で、「語りうるもの」より、「語りえないもの」が重大な哲学的意味をもっていると述べ、真理について語る場面では、「言語ゲーム」の概念を挙げ、その規則に従っている限り、トートロジー（同語反復）に陥る、ということを想起したい。

4——実際の臨床過程を、患者、家族、医学、保健・福祉、行政などの種々の説明モデルの交渉過程とみなし、それぞれの関係者たちが、その交渉する実践過程に生きることであるが、その際、どの局面でどの説明モデルが、優勢となるかは、モデル間にはたらいている力関係が係わり影響を与える。つまりその交渉過程には、つねに政治的とも言える権力関係が纏わりついていることに実践的に気配りすること、が「臨床のエチカ」（倫理性）である。哲学者のフーコーは、その自由論で、人間は、すでに、（日常の生活においても）「他者（他人、相手）との間の権力関係」にさらされているので、そうした文脈（状況）において、自己表現・決定（自己への配慮）を導き出すのかが討議の的となる、と述べている。

5——ふつう記号には、シニフィアン（形）があって、裏にはシニフィエ（内容）があるとされる。しかし、形があって、内容がない場合がある。形すなわち言葉はあるが、その意味は無限大の場合もある。現在のリカバリーという言葉が、流布している状況は、まさにリカバリーというシニフィアンが優位の状況である、と捉えることもできる。シニフィアン／シニフィエとは、ソシュールの記号学の基本用語。ソシュールは、言語を一般記号と区別して考え、意味するもの（シニフィアン）と意味されるもの（シニフィエ）を分離不能で、一体化したもの（シーニュ）と捉えて、それを重視した。例えば、赤信号の場合、赤い色がシニフィアンで、危険がシニフィエであると見做す。ラカンは、シニフィアン（言葉）とシニフィエ（意味）が蝶番で固く結ばれていても、いつ外れぬとも限らないと考え、「シニフィエなきシニフィアンの連鎖」の流動性を重視した。

6——カセット効果とは、翻訳論研究者の柳父の概念。言葉はあるが、その意味がわからない場合があるが、むしろその「わからなさ」ゆえに、一層、人々に好んで乱用される場合を指している。いわば「シニフィアン効果」と言ってもよいだろう。

7——哲学者のドゥルーズは、「規律社会」にとって代わろうとしているのが、「管理社会」にほかならない、と述べた。人々は、データバンク化し、データ監視（data veillance）のもとに置かれる。管理社会で重要になるのは数字である。いわば複雑系としての個々の生身のリカバリー過程は、データと化して、サンプル化することが危惧される。

8——単に社会的に構築された固定したものではなく、係わりにあずかるそれぞれのものごとや人々の間において、繰り広げられ、生まれ、育ち、出で来るものである。いわばリカバリーとは、従来の実体概念の意味ではなく、むしろ「自然史的」な生命現象の位相に移行し、その位相における再考が要請されるものとなる。

9――笑いには、単一の観念を揺るがし、柔軟にし、可変性を与える力がある。時には固定観念に反撃を加え急激な修正を迫る衝撃力を発揮する。バフチンが述べた、単なる弱者にとって最終的手段ではない、カーニバル的笑いは貴重である。モノローグ化するシステムに裂け目や抜け穴を開け、遠い未来を切り開くはたらきと通底している。加藤敏は、「共同世界回帰的な笑い」について述べている。最初、患者は幻覚・妄想と一項的関係があり、病的な内閉相にある。ところが、幻覚・妄想を話し合うミーティングを重ねるなかで、共同性が育まれ、語りと傾聴によって分かち合うという三項関係が生じ、皆が、そのおかしさに思わず笑うという「共同世界回帰的な笑い」が生じる。これを、幻覚・妄想といった病的体験に開かれた仕方での共同性の育成であり、「狂気内包性の共同性」という。

おわりに

1　場と身体のスペクトル——多数多様な線、場（フィールド）の思考、異言語混淆（ヘテログロッシア）、徴候の技法

　この論集は、まるで「多面多様体」のようである。実に臨床の「場」というものは、「多数多様な知」を背負っているもので、「臨床のリアリティ」というものは、把捉しがたいものである。把捉しがたいのは当然で、把捉しようと努めるもの自身が、そのリアリティのなかの一部として属しているからである。しかし、一構成要素であるといっても、一方的に、規定されるばかりではなく、逆にそのリアリティに大いなる影響を与えてもいる。このような複雑さにもかかわらず、あるいは複雑系であるが故にこそ、このリアリティに迫ることにおいて、患者‐治療者関係に基づいた臨床の醍醐味がある。その醍醐味のすべては、自然の実在系とその医療系に引き寄せれば、自然治癒力に関わるものである。そして、その自然系は、それから初発した言語に係わる物語性とのあいだで生起する、新たな次元における物語性と、幾重にも多重化されている。さらにその物語性は、科学、宗教、文化、制度などのヒトの集合性や個人の主観性／主体性の次元に関わるものである。

　臨床の現実、病いの苦悩と治療の現実、人類の病いの表象（再現）、診断と治療などの〈多様な線〉が交錯しているので、なかなか単一の線のみではその豊饒さは不可視のままである。しかし人は、単一の線

のままでも、とりあえずの整合性をもった物語を作り上げることはできるが、リアルな臨床の場は、可視化以外の不可視のあるいは潜在的な多様な〈線〉に関わる物語をも捨象せず、想像し創造せよと、〈呼びかけている〉のである。この呼びかけに対する応答の方法を、創出せねばならない。この応答の鍵は、病いの身体的経験とその経験の語り、〈物語をめぐる密なるもの〉のなかにあるのではないかと思う。物語はまた、テクノピアと接続し新しい語りを誘発し、響き合うように、科学理論も共鳴しつつ変容するだろう。病いの物語は、すでにつねに、あのコスモスとも響き合っている。それぞれの物語にはみな、病いの苦痛と苦悩を超えた自然系とのあいだに内在するリズムの響きがある。

2 病いと経験

病いは苦痛であり快楽である。病いを肯定せよ、と、病いは呼びかけている。病いがあなたの呼び声となる。病いが、われわれに呼びかけることによって、〈わたし〉は〈あなた〉を認識し、〈あなた〉が〈わたし〉を認識するのである。あらためて、すべては〈経験〉から始まる、という言明をすれば何が変化するのだろうか。表現の声、それは経験から始まる。経験は語りである。語りは物語である。物語は生成消滅のプロセスにあるか。物語は、生まれ、生まれて、死に、死して、生まれる。

3 病いと線

すべての線というものは、顕在化と消滅の生成過程にある。すべての線は、産みの苦痛を伴うものであり、同時に誕生の悦びを伴うものでもある。臨床のレベルにおいては、その線の誕生と死は、歓喜と悲哀を伴っているだろう。それゆえに臨床の豊饒さの可視化への挑戦でもある。その豊饒さは、多様なもののセット（集合）、多岐に分岐する可能態、マニホルドとして、潜在し、それは仮定法化の語法で顕在化するかもしれない。線は分離するものであるが、一方では、接続するものである。が、しかし境界というものは線ではない、そのことを認識しておくことが必要である。境界というものは、文化人類学では、由緒ある主題であるが、臨床領域に引きつければ、分類や診断、治療などの物語系に深く関連しているものである。臨床のリアリティを把捉するには、境界と線を描くこととのあいだの違いに留意することが必要である。

多種多様な交差する「線」群――DSM-5の線、染色体の線、神経ネットワークの線、主体価値の線、リカバリーの線、レジリアンスの線、decision aid の線、社会脳の線、fMRI の線、乳房を口に含む乳児の満足した顔の線、NMDA の線、事実と想像力の線、「生ける直観」の線、文化の線、主観性の線、集団の線、制度の線、権力の線、スティグマ-脱スティグマの線、人権の線、そして無償の贈与と歓待、贖罪の線など、さらに無尽の未知なる線が、この臨床のリアリティに内在しつつ、生成消滅している。強い線、弱い線、太い泉、細い線、点線、力線など、状況により、固定した線、今にも消え入りそうな線などが、網状に縦横無尽に走っている。縦横無尽に走る網状の線群は、「臨床の同時性の位相」で立ち現われている。

それらは一瞬の時間断面におけるそれらの相関関係を洞察することが臨床センスとして要請されているのである。しかもその同時性の相は、日本の精神医療という場そのもの（全体構造としてのシステム）の文脈のうちに転回しているのである。臨床の同時性の位相は、おそらく、二種あるだろう。一つは、「制度」としての同時性、二つ目は、根源的な意味での、治療関係における対話過程において共有される真の〈声〉（いわば「臨床語」と呼んでいた）の響き合いの体感の場である。

〈あなた〉はどのような線を描いているのか、〈わたし〉はどのような線を描いているのか、自らの線をどのような思いで描いているのか、あるいはある単一の線に埋没（エントレイン）しているのかどうか。あなた自身が、そして、わたし自身が固定線と化している場合もあるだろう。それぞれの線の「差異」の「程度」が、問題ではなく、その差異そのものが焦点となる。しかし留意しなければならないことは、線の概念は、物語性の功罪を乗り越えるためのひとつの装置でしかないことである。進化の原点にかかわる「身体」とその身体を初源とする言語の世界に病いというものは連関している。その線というものは、自らが描いている図柄や意味（感覚、意志）を点検し、さらに、その変容を促すための誘惑子（アトラクター）にすぎないのだ。

4 病いと差異の物語

「病い」という「存在」とは、多数多様体を通して、自らを顕現して止まぬ唯一の創造的リアリティということであり、それは病い人の「心身」の「経験」として顕現し、集団の次元では集合の経験として顕現する。「個人の病い」の「経験の質」は、「関係に基づいた臨床のリアリティ」においては、「差異の物語」に他ならない。差異の物語は、移り行きの物語であり、動態そのものの謂いである。つまりある瞬間に壁に張り付けたパネルではないのである。

5 医療とフィールド——クロノトポス

一旦あるフィールド（領野、クロノトポス、位相空間）というマトリックス（母体、原初の海）が出現すれば、その内部では、ローカルな、座標系（種々の研究方法や機器を有する専門性）があたかも自動的に創出され、さらにその内部の稠密化が起きるだろう。座標系はまるで自動運動を開始させ内部の在りようは差異化を加速し多様化の道を推し進めていくだろう。その意味では医学・医療系は、多数多様体の最たるもののモデルであると言えるだろう。個々の多様体は、独自の座標系を徐々に緻密化する自己運動を開始する。医学研究領域の専門性の多枝化の動きもこれに準じている。それぞれの分野は、独自の論理体系をもち、それをさらに緻密化していく過程に突入していく。ここにおいて多数多様な専門分野間の横断性が、重要な問題系として登場するだろう。この横断性は、臨床行為の華であるとみなされるだろうが、横断性というものは、単なる連携というものではない。横断性が起きる場所とは、臨床の「創発性」が推進される磁場、あるいは個々の臨床における叡智（即興の知、推測－仮説形成の知）が生み出される場所、と言えばいいだろうか。横断性は、臨床の「苦痛」と「快楽」の特異化の場所である。つまり臨床の場は、多数多様体としてのジャンル（生物、心理、社会、政治、経済——これらは各自のエコロジーを形成している）を相互に結び合わせる「美学的な異質混淆性が現実化する場所」ではないのか。従来のコミュニティ論と地域医療論は、フィールド論として、クロノトポス論として、再考する必要がある。

6 ローカルな場と徴候の知

横断性は、「徴候の知」（ギンズブルグ）や「セレンディピティ的知」（狩人の知）、あるいはブリコルールの知（野生の知）に深く関わってくるだろう、という意味で、ここでは「美学的」という誤解を生むような言葉を使ったが、本質的に臨床関係は、**「関係を生きる双方の存在**を含めてそれとともに、**関係に根ざしていく」**ものであるということを含意したものである。これらの知は、すぐれて、ローカルな場において、発揮される。

精神医学は、ひとつの領野（形態形成場あるいは意味形成場、そして発見の場でもある）を形作っている。形成された臨床の場（フィールド）（制度形成と言ってもよい）において、これまで種々の診断・治療の方法が蓄積されてきた歴史がある。領野とは、ひとつの「枠」であり「箱庭」だとイメージしてもいいだろうが、とにかくトポスの場である（バフチンならば、わたし好みのクロノトポスと言うだろう）。この領野というものは、実に複雑なもので、人間や生命に関わるあらゆるものが潜在している場所である。この潜在可能性を発露させる工夫が望まれるのであるが、日々の実践は、多忙を極め、この複雑さを乗り切るには、とりあえずのある統一的な「型」を共有することが必要なことも否めない。しかし型にはまることの効用もあるが、はまることによる危険性も増大する。型にはまることによるもっとも有害なことのひとつは、無自覚なままに、臨床関係性を破壊することにつながる場合である。型にコミットすると同時に、その型を相対化する〈姿勢の知〉が要請される。その相対化のひとつの方法として、いわば〈線〉の概念を導入することもある程度は有効だろう。

臨床の場では、多数多様の線が交錯しているものであると仮定法化することを、私は好んでいた。そのことは、いわば臨床の方向性を単線化しようとする惰性傾向に変更を迫るひとつの方法だ、とも考えていた。しかし、単線化の有効な臨床の瞬間はかならず起きるものではある。生き生きとした単線。惰性化した単線。単線化という惰性化した陥穽からの脱出のひとつとしての〈線〉の技法の導入は、人間の病いをめぐる〈想像力〉に関わっている。それは、臨床の行き詰まりを乗り越えるひとつの「ループホール」を想像することに連関すれば幸いである。

7 親密圏と創発の場

そのループホールというものは、本質的に、非決定的なもので未知性を孕んだ可能態だと仮定しよう。この想像力の場は、「無償の贈与」と「贖罪」という軌跡的な「親密圏」においてこそ創発するだろうが、この極端な理念の言葉によっても言い尽くせない複雑さを臨床のトポスの場は胚胎している。親密性の場においてこそ、臨床の想像力は発動する、とは言ったが、親密性が生まれるのは、ひとえに「関係性」にある。時代の制約のもとに可能性と限界性をともに自覚し合う親密圏の創発（emergence）のためにこそ、種々の医療技術の意味、もある。共生の親密圏の顕現の位相においてこそ、すべての〈技〉は発揮されるだろう。医療に関わる親密圏は、きわめて二律背反性に満ちた世界であると同時に、多重化された世界であると思われる。親密圏の惰性態は、つねに制度化のうちに内在していることを相互に確認することが必要である。医療に関わる親密圏においては、個人的な親しみの次元から心の深層にまで深く関わる次元、ある面では「非情」な生物学的次元にまで及ぶ、総体に関わる態度が要請されている。その総体とは、未知なる可能態のことでもある。

臨床は実在的なものにかかわっている。病いのリアルは、その姿を照らし出す探検の方法であり冒険そのものだといってもよい。例えば、客観性の線、主観性の線が引かれるだろう。客観性の線は堂々たる装いをしているだろうが、一方、主観性の線は排除されがちである。主観／主体性は二重の顔をもつものだ。虚構の顔、実在的な顔。しかし客観性の線も近似の二重性をもっているだろう。なぜならば、どちらも「自然の系」の構成要素なのだからである。

「領野」というものの生成消滅。それにしても、医学や医療の領野は、いつ、どこで、どのようにして発生しどのように展開してきたのか。しかし、その〈初源〉をわれわれは知らない。〈初発〉を知らないが、その領野の内部で、個々の実践や理論が歴史的転回をしてきた。領野の起源を知らないが、すでにここに現存している。この領野は、実に、不思議な場所である。そこでは実は、多数多様な線が整然と時には乱舞している。それゆえに、この論集は、まるでコラージュを連想させる構成にならざるを得なかったのであり、さらに断章志向は、断章〈嗜好〉にまで逸脱しているのである。

8〈理と技〉のスペクトルの場所

「人類学的」という概念は、医学の領域および精神医学領域を横断するひとつの斜線となっている。精神医学領野には、多数の斜線が乱舞している。この領野の古典的な線群には生物学や哲学、現象学、魂の学などの分枝線がある。さらなる分岐線の増殖化、それは歓迎すべきことである。この増殖を肯定し、交錯する方法の模索が新たに模索されていく。それによって線群の集合を生きる場が、臨床の場へと変容するだろう。ときには線は、固定化するだろうが、固定化の嗜癖化を超えて、新しい創出線が引かれていくだろう。医療の領域は、多重化され、〈理と技〉のスペクトルの場所となる。そして、なによりも〈経験に基づいた対話原理〉および〈対話原理に基づいた物語〉、〈物語に基づいた臨床関係〉が、その都度、高度化する検査機器やテクノロジーと接続し、新しい物語が紡がれていくというひとつのファンタジーも一面ではまたひとつの意義があるだろう。しかし物語には、緊急避難的なものがあるが、その長期化には「物語嗜癖」へと退行する危険がつねにある。一度その嗜癖の渦中に入ると脱出するのは難しい。

9 多様なリズムの場

精神科的疾病のリアリティや医療圏（科学、技術、倫理、主観性）は、いまや異質混淆的な、異言語混淆的なものへと変容するかのようだ。この著作はこのような時代の様相に呼応するかのように編まれているが、いかにも未熟で曖昧さに満ちたものとなっている。やはりこの論集はまた新しく「何ものか」に変容していくだろう。

臨床のトポスは、実に多声的な（ポリフォニックな）な場である。潜在的な声たちが、その誕生の産声を発する瞬間を待っている。瞬間をキャッチする臨床的感性。多声化のポテンシャルの力を秘めた〈場所〉、それが臨床の場である。臨床は、繊細でささやかな、そして、不確実で危険を孕む潜在的なミクロの多声たちの対話の場（フィールド）である。対話とは、複数の言葉、身体、欲望が反響する場である。そのミクロの臨床の場では、異質混淆する多数多様な線が響き合う。画一化に収斂しがちな臨床の場が、多声的なものが共鳴する場へと差異化し変容する貴重なその〈時〉がやってくるだろう。ミクロの場は、自然‐生物系、そして他の多数の領域――個人的主観性、集団的間主観性、家族、政治‐経済など多様な領域（バフチンならばクロノトポス）などの分岐線が、分離交錯しながら、同時に、多様な接続する場へと変容する機会を待っている。声というのは、言語以前の声、あるいは感覚、あるいはフィーリングであり、リズムである、そしてそのズレをも含むものだろう。個のリズム、一対一の対のリズム、集団のリズムそしてそれらのリズムのあいだに響き渡るリズム。生体内の多様なリズムと環境のリズムなど、複雑系としてのリズムがあるだろう。

自然の領域と観念の領域、この二つの領域を区別する声が発せられたのはいつだったのか。それはどのようにして人類史的に、観念史的に〈初発〉したのだろうか。この初発の源となる場所はどこなのか。いまやすでにその場所は現存しているが、われわれはその初源の非知の場所から「臨床している」のである。

10 自然の実在系と想像力そしてテクノロジー

臨床の場において、われわれは、物質と観念、客観性と主観性を、共に、肯定的に生かす〈自然〉の過程に内在しつつ思考する外はない。「病理」と、その「病理の彼岸への超出」、身体の諸次元とそれからの〈離脱〉ということ、これを共に〈自然過程〉とみなすならば、新たに、病理やその超出というものをミクロの臨床の場において実際の病いに直面しながら再考せねばならない。その意味で、ローカルなミクロの臨床のリアリティに内在しつつ、われわれは——人々とともに専門家・病者とともに——〈想像力〉と〈テクノロジー〉で挑みつづけることだろう。

11 〈臨床する〉ということ

神経精神科医になりたての頃、ある病院の当直の夜、担当医ではなかったが、保護室の前で声を潜め格子越しに呟き合い、時に沈黙に包まれていた。呟きと沈黙の流れは格子の線の流れを切断した。これはひとつの原体験であった。その後、神経病理学の大先輩のご指導を仰ぐことになった。大脳を手掌に乗せた。これも私の原体験であったが実際的にはその後も断続的に原体験は出来事として続発してきた。原体験の「原」は、本来の意味を外れて多様化していった。

大脳を見つめ、脳標本を検索しながら、私は、ある不可思議さに、魅了されていた。過去から連綿と続く脳探索者たちのことを思った。脳を探索する者たちそれぞれの脳のことを連想した。脳が脳を研究する。これは、不可思議な出来事ではないか。

医療人類学との出会いは、文化精神医学との出会いよりも早い。精神医学領域で近似的な興味を抱く友人たちとの出会いがあった。臨床に内在する時間‐空間には画一的な線ではなく多数多様な線が引かれている。眩暈とともに、臨床には「潜在的な可能性」が内在していることを実感した。多様な線が創発され交錯しつつ多様な領域は横断され、専門性は、多くの線のなかのひとつと化していった。

中井久夫が一九七〇年代から思考を重ねて纏められた『分裂病と人類』を世に問うたのは一九八二年のことであった。その二年前に『PTSDの医療人類学』(1995)(日本語訳は二〇〇一年)の著者アラン・ヤングによって「DSM‐III革命」と言わしめたDSMシステムが出版されていた。わたしの言う人類学的精神医学の系譜は一九七〇年代からということになる。世界的には精神医学と人類学の歩み寄りの歴史は古いが、その大方は人類学への精神医学の応用やあるいはその逆が主であった。

わたしの焦点は、精神医学的還元でも人類学的還元や読解とも断絶するものであった。それにしてもなぜ「人類学的」なのか。これまでも社会や文化との関連性で精神医学の再考が蓄積されてきたが(たとえば社会精神医学、文化精神医学など)、鮮明な認識のもとで、精神病や狂気を、西洋史や日本史の流れにおいてのみならず、人類史から真摯に思考を深めてきたのは、我が国では、中井久夫を嚆矢とするだろう。

人類史的に見れば、大脳の進化、分子的進化、言葉の発生、コミュニティの変遷、国家の発生、政治経済システムの旋律、個人的‐集合的心性などが、精神と身体の病気との関わりで総合的にクロスオーバーしていることをミクロの臨床場面において注目し明確に焦点化する段階に至っている。たとえばｆＭＲＩなどで大脳の数ミリのスライス撮像が科学的分析のツールとなるが、その撮像を撮像として可視化するテクノロジーの発達やその撮像を読解する側の研究者および臨床家の認識が関与していることそのものは暗黙化されている。しかし認識者の認識は暗黙の前提の位置から表面に姿を露出せねばならない「時」が来ている。

人類史は、個別のローカルな対話の経験のなかに、「謎」として、織り込まれている。きわめて個人的な病いの臨床の経験のなかに、人類史が潜在し、その場所で、文化精神医学の線もそのひとつとして引かれている。それはある未知の〈物語〉として甦るだろう。

化学者で経済人類学者のマイケル・ポランニーの層理論やモーリス・メルロ＝ポンティの身体理論は、多くの示唆を与えるものであった。精神科医と研究機器とのあいだには、不可思議な関係性がある。単なるテクノロジーの高度化では説明できない位相（流れ）を実現している。その位相は、現実的に、機械状に、作動している。それは単なるメタファーではなく、まさに、現実化し機能しはじめているのである。それは単なるメタファーなのではない。研究機器、検査機器、診断体系、理論と個別の医師は、ひとつの接続を果たし、臨床という不思議の世界で自己産出的転回をしはじめている。多様な流れは、位相化・脱位相化の多様な線を引かれる。脱位相化の新たな多様な線とともに、まさに、新しい位相化が、当事者自身から発せられはじめている。多様な線の接続の創造的な在り様は、〈美学的なパラダイム〉へとシフトするベクトルの流れにある。

〈人間〉と〈世界〉の断絶化に抗う接続とその和解を希求することは、カルテ記録や診断分類体系や純粋論理の書ではなく、苦痛と苦悩を超えた（それに特化しない）「生命の書」を作ることへと接続すること、このようなベクトルへと誘う流れにある……。当事者は、当事者自身の生命の書、を、真の今の瞬間において、すでにつねに、リアルな身体の生を編んでいる。

この書の出版は、多くの方々との出会いによって支えられている。その出会いは、多くの「患者」との出会いであり、地域の方々との出会いであった。精神医学の道を導いていただいた故立津政順名誉教授、神経病理学の世界を享受する機会をいただいた宮川太平名誉教授には感謝を申し上げたい。宮川先生の畏友である東京大学の名誉教授である松下正明先生のアルツハイマー病脳の老人斑と神経原線維変化のあの緻密で目も眩むような分布に関するお仕事を熊本で眼前にしたときの驚異の念と感動がいまでも鮮やかに甦る。さらに精神医学を横断することによって出会うこととなった以下の方々に感謝の意を表したい（敬称略、順不同）。江口重幸、酒井明夫、宮西照夫、大月康義、小林幹穂、宮地尚子、石垣博美、松澤和正、三脇康生、松嶋健、北中淳子、野田文隆、加藤敏、中井久夫、医療人類学では、波平恵美子、池田光穂、アーサー・クラインマン、バイロン・グッド、アラン・ヤング、ローレンス・カーマイヤー。慶應義塾大学の社会人類学の宮坂敬造教授には、小林嵯峨さんの暗黒舞踏シンポジウムやカナダのマッギル大学のエレン・コリン教授を招いての「宗教と医療にみる狂気の文化的解釈」では実に享楽の時間を設定していただいた。多文化間精神医学会創立メンバーの西園昌久先生を筆頭にする仲間たち、東日本の大地震・津波・原発事故にかかわる酒井明夫教授がひきいる岩手医科大学の教室員の皆さん。特に大塚耕太郎特任教授から、わたしの妻・君代の手作りのステンドグラス作品――ヴァルター・ベンヤミンが私蔵していたパウル・クレーの〈新しい天使（Angelus Nobus）〉の絵を抽象化した作品――を、このクレーの絵の意味を感得した被災者の方々が、「こころの健康相談センター」の木造りの看板にはめこんで下さった経緯は貴重な記憶として今でも残響している。

熊本学園大学水俣学研究センターの関係者との出会いはかけがえのないものである。故原田正純先生は私の水俣病に関する恩師であるが、先生の奥様の寿美子様とともに、わたしの妻・君代をともなった医介輔研究の旅の思い出は今でも鮮明に甦る。原田先生の逝去後同研究センターの花田昌宣センター長を筆頭に、宮北隆志、中地重晴、田尻雅美、井上ゆかり、山本尚友、藤本延啓の各同志とは今でも現場にコミットしつづけている。

本書の出版に関して、金剛出版の代表取締役の立石正信氏のご尽力に感謝申し上げる。そして煩雑な事務的仕事を快くお引き受けいただいた藤井裕二氏に重ねて御礼申し上げたい。金剛出版とはこれで二度目となるお付き合いである。最初は、私にとっては記念碑的なものである、友人たちとの共著『文化精神医学序説――病い・物語・民族誌』（2001）の出版であった。本書は、熊本学園大学の出版助成を受けて刊行されたものであることをここに明記し謝意を表するものである。

二〇一五（平成二七）年九月一五日（戦後七〇年）

参考文献

序論

- Ellenberger, H.F.（1970）The Discovery of the Unconscious : The History and Evolution of Dynamic Psychiatry. Basic Books.（木村敏・中井久夫＝監訳（1980）『無意識の発見（上・下）』弘文堂）
- Hacking, I.（1999）The Social Construction of What? Harvard University Press.（出口康夫・久米暁＝訳（2006）『何が社会的に構成されているのか』岩波書店）
- Illich, I.（1976）Limits to Medicine : Medical Nemesis. Calder & Boyars Led.（金子嗣郎訳（1979）『脱病院化社会――医療の限界』（晶文社））
- 加藤敏（2009）「現代精神医学におけるレジリアンスの概念の意義」加藤敏・八木剛平＝編著『レジリアンス――現代精神医学の新しいパラダイム』金原出版
- 木村敏（1998）『分裂病の詩と真実』河合文化教育研究所
- Kleinman, A., Cohen, A.（1997）Psychiatry's Global Challenge. Scientific American. 276 ; 86-89.
- Kleinman, A.（1988）Rethinking Psychiatry : From Cultural Category to Personal Experience. Free Press.
- 宮西照夫（2010）「マヤ社会におけるトラウマを癒す伝統的システムの崩壊とＰＴＳＤ」『こころと文化』7-1 ; 56-64
- 中井久夫（2001）『治療文化論』岩波書店（初出（1983）「概説――文化精神医学と治療文化論」『岩波講座 精神の科学・第八巻』岩波書店）

●下地明友（2001）「臨床誌 clinico-graphy 試論——普遍・文化結合・個人症候群〈複合〉、臨床のエコロジーあるいは臨床トポロジー論」酒井明夫・下地明友・宮西照夫・江口重幸＝編著『文化精神医学序説——病い・物語・民族誌』金剛出版 pp.65-89
●Young, A.（1995）The Harmony of illusions : Inventing Post-Traumatic Stress Disorder. Princeton University Press.（中井久夫ほか＝訳（2001）『ＰＴＳＤの医療人類学』みすず書房

1

●Certeau, M.（1987）Arts de Faire. Union Génerale d'Editions.（山田登世子＝訳（1987）『日常的実践のポイエティーク』国文社
●Chiao, J.Y.（Ed.）（2009）Cultural Neuroscience : Cultural Influences on Brain Function. Elsevier.
●Clark, K. and Holquist, M.（1984）Mikhail Bakhtin. Harvard University Press.（川端香男里・鈴木晶＝訳（1990）『ミハイル・バフチーンの世界』せりか書房
●Frank, A.（1995）The Wounded storyteller : Body, Illness, and Ethics. Chicago.（鈴木智之＝訳（2002）『傷ついた物語の語り手——身体・病い・倫理』ゆみる出版
●Good, B.J.（1994）Medicine, Rationality, and Experience : An Anthripological Perspective. Cambridge University Press.（江口重幸・五木田紳・下地明友ほか＝訳（2001）『医療、合理性、経験——バイロン・グッドの医療人類学講義』誠信書房
●バイロン・グッド（五木田紳、江口重幸＝訳）（1998）「文化と精神療法—異文化場面における臨床的諸問題」『こころと文化』3-1 ; 4-20
●Good, M.-J. D. and Good, B.J.（1990）American oncology and the discourse on hope. Culture, Medicine and Psychiatry 14 ; 59-79.
●池田光穂（1995）「非西洋医療」黒田浩一郎＝編『現代医療の社会学』世界思想社 pp.202-224
●池田光穂（2001）『実践の医療人類学——中央アフリカ・ヘルスケアシステムにおける医療の地政学的展開』世界思想社

- Kleinman, A.（1997）On Gilles Bibeau's creolizing world. Transcultural Psychiatry 34 ; 72-77.
- Kleinman, A.（1980）Patients and Healers in the Context of Culture : An Exploration of the Borderland between Anthropology, Medicine, and Psychiatry. University of California Press.（大橋英寿・遠山宣哉・作道信介・川村邦光＝訳『臨床人類学——文化のなかの病者と治療者』弘文堂
- Leslie, C.（1992）Interpretations of illness : Syncretism in modern ayurveda. In : C. Leslie and A. Young (eds.) Paths to Asian medical Knowledge, University of California Press, pp.177-208.
- 中井久夫（2001）『治療文化論』岩波書店（初出「概説——文化精神医学と治療文化論」『岩波講座 精神の科学・第八巻』1-124, 岩波書店）
- 波平恵美子（1984）『病気と治療の文化人類学』海鳴社
- トビー・ナタン［三脇康生・村澤真保呂・江口重幸＝訳］（1999）「精神療法の未来」『こころと文化』4-1, 2 ; 87-103
- 大貫美恵子（1985）『日本人の病気観——象徴人類学的考察』岩波書店
- 佐藤純一（1995）「医学」黒田浩一郎＝編『現代医療の社会学』世界思想社 pp.2-32
- 下地明友（2001）「臨床誌 clinicography 試論——普遍－文化結合－個人症候群〈複合〉、臨床のエコロジーあるいは臨床トポロジー論」酒井明夫・下地明友・宮西照夫・江口重幸＝編著『文化精神医学序説——病い・物語・民族誌』金剛出版 pp.65-89
- 下地明友（2002）「多元性・多声性・身体性——文化と生物学の架橋にむけて」『臨床精神医学』31-6
- Tseng, W.S.（1999）Culture and psychotherapy : Review and practical guidelines. Transcultural Psychiatry 36 ; 131-179
- Welsch, R.L.（1991）Traditional medicine and western medical options among the Ningerum of Papua New Guinea. In : L.B. Romanucci-Ross (eds.) The Anthropology of Medicine. Bergin & Garvey.（波平恵美子＝監訳（1989）「ニンゲラム族における伝統医療と西洋医療の選択」『医療の人類学』海鳴社 pp.46-78

●ミハイル・バフチン［望月哲男＝訳］（1995）『ドフトエフスキーの詩学』ちくま学芸文庫

●Clark, K. and Holquist, M.（1984）Mikhail Bakhtin. Harvard University Press.（川端香男里・鈴木晶＝訳（1990）『ミハイル・バフチーンの世界』せりか書房

●Eisenberg, L.（1995）The social construction of the human brain. Am J Psychiatry 152 ; 1563-1575.

●アンリ・エランベルジェ（1999）「〝創造の病い〟という概念」中井久夫＝編訳『エランベルジェ著作集（2）』みすず書房

●Frank, A.（1995）The Wounded storyteller : Body, Illness, and Ethics. Chicago.（鈴木智之＝訳（2002）『傷ついた物語の語り手——身体・病い・倫理』ゆるみ出版）

●Good, B.J.（1994）Medicine, Rationality, and Experience : An Anthripological Perspective. Cambridge University Press.（江口重幸・五木田紳・下地明友ほか＝訳（2001）『医療、合理性、経験——バイロン・グッドの医療人類学講義』誠信書房

●ヘニング・アイヒベルク（1997）『身体文化のイマジネーション——デンマークにおける「身体の知」』新評論

●池田光穂（2001）『実践の医療人類学——中央アフリカ・ヘルスケアシステムにおける医療の地政学的展開』世界思想社

●木村敏（1994）『偶然性の精神病理』岩波書店

●Kleinman, A.（1996）Socisomatics : How the Social World Affects Bodily Processes.（『精神神経誌』98 ; 523-532）

●クロード・レヴィ＝ストロース［荒川幾男ほか＝訳］（1972）『構造人類学』みすず書房

●Murphy, R.（1987）The Body Silent. Henry Holt and Company, Inc.（辻信一＝訳『ボディ・サイレント——病いと障害の人類学』新宿書房）

●トビー・ナタン［三脇康生ほか＝訳］（1999）「精神療法の未来」『こころと文化』4 ; 87-103

●大貫美恵子（1985）『日本人の病気観—象徴人類学的考察』岩波書店

- 佐藤純一（1995）「医学」黒田浩一郎＝編『現代医療の社会学』世界思想社
- 下地明友（2001）「臨床誌 clinico-graphy 試論——普遍－文化結合－個人症候群〈複合〉、臨床のエコロジー、あるいは臨床トポロジー論」酒井明夫・下地明友・宮西照夫・江口重幸＝編集『文化精神医学序説—病い・物語・民族誌』金剛出版
- Weizsacker, V.（1988）Der Kranke Mensh. Eine Einfuhrung in die Medizinische Anthropologie. Gesammelte Schriften 9, Suhrkamp, Frankfurt am Main.（木村敏＝訳（2000）『病いと人——医学的人類学入門』新曜社）

3

- 阿部裕（1983）「一分裂病の風土論的考察」『臨床精神医学』12 ; 217-225
- 網野善彦（1978）『無縁・公界・楽』平凡社
- Bachelard, G.（1975）La Poétique de l'Espace. Press Universitaires de France.（岩村行雄＝訳（1969）『空間の詩学』思潮社）
- Balint, M.（1968）The Basic Fault : Therapeutic Aspects of Regression. Tavistock.（中井久夫＝訳（1978）『治療論からみた退行』金剛出版）
- Balint, M.（1975）The Doctor, His Patient and the Illness. Pitman.
- Bateson, G.（1979）Mind and Nature : A Necessary Unity. John Brockman Associates.（佐藤良明＝訳（1982）『精神と自然——生きた世界の認識論』思索社
- Berque, A.（1986）Le Sauvage et l'Artifice : Les Japonais devant la Nature. Gallimard.（篠田勝英＝訳（1992）『風土の日本——自然と文化の通態』（ちくま学芸文庫）筑摩書房
- Blankenburg, M.（1991）Perspektivitat und Wahn. In : Blankenburg W（Hrsg）Wahn und Perspektivitat : Forum der Psychiatrie. Ferdinand Enke Verlag, pp4-28.（河合一嘉・高橋潔＝訳（1992）「パースペクティヴ性と妄想」『イマーゴ』3 ; 66-88）
- Bollow, O.F.（1963）Mensh und Raum. W. Kohlhammer. Stuttgart.（大塚恵一ほか＝訳（1983）『人間と空間』せりか書房）

- Bourdieu, P.（1987）Choses Dites. Edition de Minuit.（石崎晴己＝訳（1988）『構造と実践』新評論）
- Casement, P.（1985）On Learning from the Patient. Tavistock.（松木邦裕＝訳（1991）『患者から学ぶ』岩崎学術出版社）
- Cassell, E.J.（1976）The Healer's Art : An Approach to the Doctor Patient Relationship. J.B. Lippincott Company.（土居健郎・大橋秀夫＝訳（1981）『癒し人のわざ――医療の新しいあり方を求めて』新曜社）
- Clark, K. Holquist, M.（1984）Mikhail Bakhtin. Harvard University Press.（川端香男里・鈴木晶＝訳（1990）『ミハイール・バフチンの世界』せりか書房
- Dean, S.R. and Thong, A.D.（1972）Shamanism versus psychiatry in Bali, "Isle of the gods" : Some modern implications. Am J Psychiatry 129 ; 59-62
- 土居健郎（1992）『新訂 方法としての面接――臨床家のために』医学書院
- 江口重幸（1993）「〝非定型精神病〟の小民族誌――病いはいかに語られ、いかに聞き取られるか」『精神科治療学』8 ; 1320-1328
- 江口重幸（1995）「宗教・身体・精神病理――医療人類学の視点から」『臨床精神病理』16 ; 125-136
- 江口重幸（1996）「病いの経験とライフヒストリー／再考―精神科コンサルテーションにおける末期患者の聞き取りから」『大正大学カウンセリング研究所紀要』19 ; 43-54
- 江原由美子（1985）『生活世界の社会学』勁草書房
- Eisenberg, L.（1979）Interfaces between medicine and psychiatry. Compr Psychiatry 20 ; 1-14.
- 藤山正二郎（1990）「イニシエーションとしての思春期の病い」波平恵美子＝編『病むことの文化――医療人類学のフロンティア』海鳴社 pp.210-233
- Geertz, C.（1973）The Interpretation of Cultures. Basic Books.（吉田禎吾ほか＝訳（1987）『文化の解釈学』岩波書店）
- Geertz, C.（1983）Local Knowledge. Basic Books.
- Gennep, A.V.（1990）Les Rites de Passage. Emille Nourry.（秋山さと子・彌永信美＝訳（1977）『通過儀礼』思索社）

- Good, B.J.（1990）Medicine, Rationality, and Experience : An Anthropology Perspective. Cambridge University Press.
- Haley, J.（1955）Paradoxes in play, fantasy, and psychotherapy. Psychiatric Research Reports 2 ; 52-58.
- 平野潔（1994）「沖縄におけるユタ（巫女）とカミダーリ（巫病）」『心理臨床』7 ; 17-22
- 星野晋（1990）「〝病気〟というカテゴリーをめぐって―― Suffering 論序説」波平恵美子＝編『病むことの文化――医療人類学のフロンティア』海鳴社 pp.67-91
- 池田光穂（1995）「苦悩と神経の医療人類学」米山俊直＝編『現代文化人類学を学ぶ人のために』世界思想社 pp.205-268
- Illich, I.（1981）Shadow Work. Marion Boyars.（玉野井芳郎・栗原彬＝訳（1982）『シャドウー・ワーク』岩波書店）
- 石垣博美（1995）「カミダーリを経てユタになった事例」『第二回 多文化間精神医学会抄録集』pp.15-16
- 石川元（1989）「家族療法の適用と手技の実際」『精神経誌』91 ; 591-598
- 木村敏（1972）『人と人との間――精神病理学的日本論』弘文堂
- 木村敏（1988）『あいだ』弘文堂
- 木村敏（1994）『心の病理を考える』岩波書店
- 木村敏（1995）「生の現象学――心身二元論の止揚へ向けて」『精神経誌』97 ; 719-723
- Kleinman, A.（1978）Concepts and a model for the comparison of medical systems as cultural systems. Soc Sci Med 12 ; 85-93.
- Kleinman, A.（1980）Patients and Healers in the Context of Culture : An Exploration of the Borderland between Anthropology, Medicine, and Psychiatry. University of California Press.（大橋英寿・遠山宣哉・作道信介＝訳（1992）『臨床人類学――文化の中の病者と治療者』弘文堂
- Kleinman, A.（1988）The Illness Narratives : Suffering, Healing and the Human Condition. Basic Books.（江口重幸・五木田紳・上野豪志＝訳（1996）『病いの語り――慢性の病いをめぐる臨床人類学』誠信書房
- 小林幹穂・日野文（1994）「フィールド・ワークと文化――津軽岩木山赤倉における治療文化のハビトゥス」『こころの臨床ア・ラ・カルト』13 ; 103-107

- Lazare, A. and Eisenthal, S., Alonso, A.（1993）Clinical evaluation : A multidimension. In : R. Michels et al.（ed.）Hypothesis Testing, Negotiated Approach. Psychiatry, Vol 1. Basic Books, pp.1-13
- Lebra, P.W.（1966）Okinawa Religion : Belief, Ritual, and Social Structure. University of Hawaii Press.
- Leiter, K.（1980）A Primer on Ethnomethodology. Oxford University Press.（高山真知子＝訳（1987）『エスノメソドロジーとは何か』新曜社
- Lemaire, A.（1970）Jacques Lacan. Charles Dessart. Bruxelles.（長岡興樹＝訳（1983）『ジャック・ラカン入門』誠信書房）
- 中井久夫（1990）『治療文化論――精神医学的再構築の試み』岩波書店
- 中村雄二郎（1989）『場所／トポス』弘文堂
- 中村雄二郎（1992）『臨床の知とは何か』岩波書店
- 波平恵美子（1984）『病気と治療の人類学』海鳴社
- 波平恵美子（1990）「幻覚と癒し」波平恵美子＝編著『病むことの文化――医療人類学のフロンティア』海鳴社 pp.236-262
- Nicher, M.（1981）Idiom of distress. Cult Med Psychiatry 5 ; 379-408.
- 大貫恵美子（1985）『日本人の病気観――象徴人類学的考察』岩波書店
- 大月康義（1996）「精神分裂病と自己治癒的コミュニタスの形成――微小文化と共通感覚の視点から」『臨床精神病理』17 ; 283-297
- 桜井徳太郎（1973）『沖縄のシャーマニズム』弘文堂
- Schütz, A.（1970）On phenomenology and social relations. In : H.R. Wagner（ed.）University of Chicago Press.（森川真規雄・浜日出夫＝訳（1980）『現象学的社会学』紀伊國屋書店）
- 清水博（1996）『生命知としての場の論理』中央公論社
- 下地明友（1990）「南島のシャマニズムと精神医学との間に立ち現われてくるもの――風土的治療文化論への一試み」『精神科治療学』5 ; 1295-1310

- 下地明友（1992）「シャマニズム的風土における風土的認識モデルと精神医学的認識モデルとの相互作用——臨床人類学的視点」『臨床精神医学』21 ; 1809-1814
- Shimoji, A.（1991）Interface between shamanism and psychiatry in Miyako Islands, Okinawa, Japan : A viewpoint from medical and psychiatric anthropology. Jpn Psychiatr Neurol 45 ; 767-774
- 下地明友（1994）「風土と臨床——臨床人類学の概念装置」『こころの臨床ア・ラ・カルト』13 ; 109-112
- 下地明友（1995）「臨床の〝とき〟と〝ところ〟」『現代のエスプリ』335 ; 154-163
- Sullivan, H.S.（1940）Conceptions of Modern Psychiatry. W.W. Norton.（中井久夫・山口隆＝訳（1976）『現代精神医学の概念』みすず書房）
- 高江洲義英（1983）「南島からみる精神医学と風土」『現代思想』一一月号
- 辰野剛（1993）「宗教が関与した精神科事例への臨床人類学的アプローチ——日常精神科臨床における cross-cultural な視点」『精神科治療学』8 ; 1447-1455
- Turner, V.W.（1969）The Ritual Process : Structure and Anti-Structure. Aldine Publishing.（富倉光雄＝訳（1976）『儀礼の過程』思索社）
- 上野千鶴子（1985）『構造主義の冒険』勁草書房
- Winnicott, D.W.（1971）Playing and Reality. Tavistock.（橋本雅雄＝訳（1979）『遊ぶことと現実』岩崎学術出版社）

4

- Fernandez, J.（1971）Persuasion and performances : Of the beast in every body and the metaphors of everyman. Daedalus 110 ; 39-60.
- Fox, R.C.（1957）Training for uncertainty. In : R.K. Merton, G. Reader and P.L. Kendall : The Student-Physician : Introductory Studies in the Sociology of Medical Education. Cambridge, Mass : Harvard University Press. pp.207-241
- Frank, A.（1995）The Wounded storyteller : Body, Illness, and Ethics. Chicago.（鈴木智之訳（2002）『傷ついた物語の語り手——身体・

病い・倫理』ゆみる出版
- Good, B.J.（1994）Medicine, Rationality, and Experience : An Anthripological Perspective. Cambridge University Press.（江口重幸・五木田紳・下地明友ほか＝訳（2001）『医療、合理性、経験──バイロン・グッドの医療人類学講義』誠信書房
- 木村敏（2010）『精神医学から臨床哲学へ』ミネルヴァ書房
- 北中淳子（2013）「社会運動としての医療化──医療人類学からみた日本の社会精神医学」『日社精医誌』22；294-300
- Kleinman, A.（1988）Rethinking Psychiatry. The Free Press.（江口重幸・下地明友・松澤和正ほか＝訳（2012）『精神医学を再考する──疾患カテゴリーから個人的経験へ』みすず書房）
- 美馬達哉（2012）『リスク化される身体』青土社
- 中井久夫（2004）『徴候・記憶・外傷』みすず書房
- 荻野恒一（1978）『文化と精神病理』弘文堂
- 下地明友（2001）「臨床誌 clinico-graphy 試論──普遍－文化結合－個人症候群〈複合〉、臨床のエコロジー、あるいは臨床トポロジー論」酒井明夫・下地明友・宮西照夫・江口重幸＝編集『文化精神医学序説──病い・物語・民族誌』金剛出版

5

- ミハイル・バフチン［鈴木哲男＝訳］（1995）『ドストエフスキーの詩学』ちくま学芸文庫
- Berger, P.（1967）The Sacred Canopy : Sociological Theory of Religion. Doubleday & Co.（薗田稔＝訳（1979）『聖なる天蓋』新曜社）
- ルートヴィヒ・クラーゲス［杉浦実＝訳］（1971）『リズムの本質』みすず書房
- Ellenberger. H.（1970）The Discovery of the Unconscious : The History and Evolution of Dynamic Psychiatry. Basic Books Inc.（木村敏・中井久夫＝監訳（1980）『無意識の発見──力動精神医学発達史（上・下）』弘文堂）
- Frank, A.（1995）The Wounded storyteller : Body, Illness, and Ethics. Chicago.（鈴木智之訳（2002）『傷ついた物語の語り手──身体・

病い・倫理』ゆみる出版）

●木村敏（2012）『臨床哲学講義』創元社

●Klages, L.（1944）Vom Wesen des Rhythmus. Verlag Gropengiesser. Zurich und Leibzig.（杉浦実＝訳（1971）『リズムの本質』みすず書房）

●Kleinman, A.（1980）Patients and Healers in the Context of Culture : An Exploration of the Borderland between Anthropology, Medicine, and Psychiatry. University of California Press.（大橋英寿・遠山宣哉・作道信介・川村邦光＝訳『臨床人類学――文化のなかの病者と治療者』弘文堂）

●Kleinman, A. (2006) What Really Matters : Living a Moral Life Amidst Uncertainty and Danger. Oxford University Press.（皆藤章＝監訳・高橋洋＝訳（2011）『八つの人生の物語』誠信書房）

●中井久夫（2001）「概説―文化精神医学と治療文化論」『治療文化論――精神医学的再構築の試み』岩波書店（初出（1983）『岩波講座 精神の科学・第八巻』岩波書店）

●西田幾多郎・上田閑照＝編（1987）『西田幾多郎哲学論集1 私と汝』岩波文庫

●酒井明夫（2005）『魔術と狂気』勉誠出版

●下地明友（1998）「臨床場の問題――風土的視点と精神科臨床」松下正明＝総編集『多文化間精神医学 第二三巻』中山書店

●島薗進（2012）『現代宗教とスピリチュアリティ』弘文堂

●Turner, V. and Bruner, E.（1986）The Anthropology of Experience. University of Illinois Press.

6

●伴信太郎（2003）「地域医療――「総合する専門医」を育てよ。私の視点」『朝日新聞』二〇〇三年一二月一九日朝刊

● Benedetto, S.（2002）「二〇〇一年 World health report——新たなる理解、新たなる希望」『精神医学』44-12 ; 1350-1359
● Certeau, M. de（1980）Arts de Faire. Union Génerale d'Editions.（山田登世子＝訳（1987）『日常的実践のポイエティーク』国文社）
● Crapanzano, V.（1980）Tuhami, Univ. of Chicago.（大塚和夫・渡部重行＝訳『精霊と結婚した男——モロッコ人トゥハミの肖像』紀伊国屋書店）
● 原田正純（1989）『水俣が映す世界』日本評論社
● Herren, H.（2002）「精神保健のストーリー——WHO西太平洋地区精神保健戦略」『精神医学』4-12 ; 1361-1365
● 池田光穂（2001）『実践の医療人類学』世界思想社
● 中井久夫（2002）「医学・精神医学・精神医療は科学か」『こころの科学』101 ; 2-12
● 中村雄二郎（1992）『臨床の知とは何か』岩波書店
● 小川寿美子・近藤久禎・長谷川敏彦（2001）「地域保健と Mid-Level Practitioner の役割——戦後沖縄の医療人材確保の事例から」『第一四回 日本国際保健医療学会』二〇〇一年一〇月 [http://www.cc.u-ryukyu.ac.jp]
● 沖縄医介輔会（1986）「沖縄と介輔」『沖縄介輔制度三五周年記念誌』
● 沖縄医介輔会（1991）「沖縄介輔史」『沖縄介輔制度四〇周年記念誌』
● 沖縄タイムス（2003）『長寿の島の岐路（九八）第五部・ゼロからの復興——医介輔の時代（四）』二〇〇三年七月二七日
● 沖縄タイムス（1992）『牛の島——黒島』平成四年一月一三日
● 太田好信（1998）『トランスポジションの思想』世界思想社
● 大嶺経勝・小渡有明・下地恵俊（1975）『離島へき地における母子保健管理』[http://webabst.niph.go.jp/content/shinshin/1975/s5008042.pdf]
● 崎原盛造（1987）「医介輔と駐在保健婦の役割」平山清武＝編『沖縄の医療と保健』24-51
● 桜井厚（1995）「生が語られるとき——ライフヒストリーを読み解くために」中野卓・桜井厚＝編『ライフヒストリーの社会学』弘文堂

●下地明友（1998）「風土的視点と精神科臨床――「臨床場」の問題」高畑直彦・田俊夫＝編『臨床精神医学講座・第二三巻――多文化間精神医学』中山書店 pp.377-390

●Shimoji, A.（2000）Culture-bound syndrome and a culturally sensitive approach : From a viewpoint of medical anthropology. Psychiatry and Clinical Neurosciences 54 ; 461-466

●下地明友（2002）「文化と伝統療法――医療人類学的視点から」『こころと文化』1 ; 168-176

7

●石牟礼道子（1969）『苦海浄土』講談社

●熊本大学医学部水俣病研究班＝編（1966）『水俣病――有機水銀中毒に関する研究』

●興人八代・二硫化炭素中毒症被害者の会（2010）『レーヨン発展のかげで――患者たちの闘いと熊本民医連』花伝社

●原田正純（1989）『水俣が映す世界』日本評論社

●原田正純（2005）「レーヨン工場における二硫化炭素中毒症の歴史と社会医学的考察―その教訓を生かすため」熊本学園大学論集『総合科学』11 ; 1-60

●原田正純（2007）『水俣への回帰』日本評論社

●原田正純（2008）『マイネ・カルテ』西日本新聞社

●堀田宣之（2004）『アジアのヒ素汚染』アジア砒素ネットワーク

●下地明友（2002）「多元性・多声性・身体性――文化と生物学の架橋に向けて」『臨床精神医学』31 ; 623-628

●下地明友（2010）「〝水俣病〟研究の方法論再考」『水俣学研究』2 ; 23-30

●下地明友（2011）「レジリアンス・病い・文化――レジリアンスの医療人類学」『こころと文化』10 ; 12-19

● 武谷三男＝編（1967）『安全性の考え方』岩波新書
● 立津政順・後藤彰夫・藤原豪（1956）『覚醒剤中毒』木村書店
● 富樫貞夫（1995）『水俣病事件と法』石風社
● Weizsacker, V. von（1935）Studien zur Pathogenese.（木村敏＝訳（1994）『病因論研究――心身相関の医学』講談社学術文庫）

8

● 原田正純（2007）『水俣への回帰』
● 原田正純（2009）「不知火海沿岸住民の保存臍帯のメチル水銀値」『水俣学研究』1-1 ; 151-167
● 石牟礼道子（1972）「流浪の都」『現代の眼』四月号
● 熊本大学医学部神経精神医学教室（主任＝立津政順教授）「水俣病論文三部作（一九六三－一九六四）（復刻）」『水俣学研究資料叢書 3』熊本学園大学水俣学研究センター
● 白木博次（1998）『冒される日本人の脳』藤原出版
● 津田敏秀（2004）『医学者は公害事件で何をしてきたか』岩波書店

9

● ミハイル・バフチン［川端香男里＝訳］（1980）『フランソワ・ラブレーの作品と中世・ルネッサンスの民衆文化』せりか書房
● Beauvoir, S. de（1970）La Vieillesse. Gallimard.（朝吹三吉＝訳（1972）『老い（上・下）』人文書院

- Chatterji, R.（1998）An ethnography of dementia : A case study of an Alzheimer's disease patient in the Netherlands. Cult Med Psychiatry 22 ; 355-382.
- Clark, M., Holquist, M.（1984）Mikhail Bakhtin. Harvard University Press.（川端香男里・鈴木晶＝訳（1990）『ミハイール・バフチーンの世界』せりか書房）
- Connoly, W.E.（1991）Identity/Difference : Democratic Negotiations of Political Paradox. Cornell University Press.（杉田敦ほか＝訳（1998）『アイデンティティ／差異――他者の政治』岩波書店）
- ジル・ドゥルーズ・サミュエル・ベケット［宇野邦一・高橋康也＝訳］（1994）『消尽したもの』白水社
- Douglas, M.（1966）Purity and Danger : An Analysis of Concepts of Pollution and Taboo.（塚本利明＝訳（1985）『汚穢と禁忌』思潮社）
- 江口重幸（2002）「老いをめぐる民族誌――老人問題への医療人類学的視点」『老年精神医学雑誌』13-5 ; 483-490
- Estes, C.L.（2000）The Enterprise Revisited in Critical Gerontology : Perspective from Political and Moral Economy.（入江公康＝訳（2000）「高齢化事業体再考」『現代思想』28 ; 126-139）
- Ginzburg, C.（1986）Miti Emblemi Spie-Morfologia e Storia. Einaudi.（竹田博英訳（1988）『神話・寓意・徴候』せりか書房）
- Guattari, F.（1989）Les Trois Ecologies. Galilée.（杉村昌昭＝訳（1993）『三つのエコロジー』大村書店）
- Herskovits, E.（1995）Struggling over subjectivity : Debates about the 〝self〟 and alzheimer's disease. Medical Anthropology Quarterly 9 ; 146-164.
- 石井毅（1993）「高齢者の生きがい」『臨床精神医学』22 ; 671-676.
- 鎌田東二（2000）『翁童のコスモロジー――翁童論IV』新曜社
- 神田橋條治（1990）『精神療法面接のコツ』岩崎学術出版社
- 片多順（1982）「文化人類学的老人研究の展望」『民族学研究』47 ; 357-375
- 川本隆史（1995）『現代倫理学の冒険』創文社
- Kleinman, A.（1988）The Illness Narratives : Suffering, Healing and Human Condition. Basic Books.（江口重幸・五木田紳・上野豪

志＝訳（1996）『病の語り――慢性の病いをめぐる臨床人類学』誠信書房）

- Lyon, D.（2001）Surveillance Society : Monitoring Everyday Life. Open University Press.（川村一郎＝訳（2002）『監視社会』青土社）
- 松下正明（2001）「百歳老人のこと」『老年精神医学』12 ; 336-337
- Merleau-Ponty, M.（1945）Phénoménologie de la Perception. Gallimard.（竹内芳郎・小木貞孝＝訳（1967）『知覚の現象学』みすず書房）
- Minois, G.（1987）Histoire de la Vieillesse en Occident, de l'Antiquité à la Renaissance. Librairie Arthème, Fayard.（大野朗子・菅原恵美子＝訳（1996）『老いの歴史――古代からルネサンスまで』筑摩書房）
- 室伏君士（1989）「痴呆性老人の理解とケア」『精神経誌』91 ; 566-584
- 中井久夫（1987）「世に棲む老い人」伊東光晴・河合隼雄・福田義也・鶴見俊輔ほか＝編『老いの発見・第四巻――老いの生きる場』岩波書店 pp.156-180
- 中井久夫（2002a）「医学・精神医学・精神療法は科学か」『こころの科学』11 ; 2-12
- 中井久夫（2002b）「発達的記憶論――外傷性記憶の位置づけを考えつつ」『治療の聲』4 ; 3-23
- 波平恵美子（1999）『暮らしの中の文化人類学（平成版）』出窓社
- 小澤勲（2001）「痴呆という生き方」『こころの科学』96 ; 19-24
- 小沢牧子（2002）『「心の専門家」はいらない』洋泉社
- Ramachandran, V.S. and Blakeslee, S.（1998）Phantoms in the Brain : Probing the Mysteries of the Mind.（山下篤子訳（1999）『脳の中の幽霊』角川書店）
- 嵯峨忠（2001）「高齢社会とケア――その倫理的側面」中山将・高橋隆雄＝編『熊本大学生命倫理研究会論集 2――ケア論の射程』九州大学出版会 pp.197-253
- 関良徳（2001）『フーコーの権力論と自由論』勁草書房
- 下地明友（1995）「臨床空間の「とき」と「ところ」――風土と精神医学」『現代のエスプリ』335 ; 154-163
- 下地明友（2002a）「多元性・多声性・身体性――文化と生物学の架橋に向けて」『臨床精神医学』31-6 ; 623-628

●下地明友（2002b）「風土と老人観――医療人類学的視点から」『老年精神医学雑誌』13-5；502-507
●菅原和孝（1993）『身体の人類学――カラハリ狩猟採集民グウィの日常行動』河出書房新社
●菅原和孝（2002）『感情の猿＝人』弘文堂
●高江洲義英・平野潔ほか（1944）「長寿国の老人たち――老年期心理への状況論的考察から心理療法的風土へ」『心理臨床』78-4；211-217
●武井麻子（2001）『感情と看護――人とのかかわりを職業とすることの意味』医学書院
●鷲田清一（1998）『悲鳴を上げる身体』PHP選書
●山中康祐（1998）『老いの魂学（ソウロロギー）』（ちくま学芸文庫）筑摩書房
●吉本隆明・三好春樹（2000）『〈老い〉の現在進行形』春秋社

10

●ミハイル・バフチン［川端香男里＝訳］（1980）『フランソワ・ラブレーの作品と中世・ルネッサンスの民衆文化』せりか書房
●シモーヌ・ド・ボーヴォワール［朝吹三吉＝訳］（1972）『老い（上・下）』人文書院
●カテリーナ・クラーク＋マイケル・ホルクイスト［川端香男里・鈴木晶＝訳（1990）『ミハイール・バフチーンの世界』せりか書房
●Good. B.J.（1994）Medicine, Rationality, and Experience : An Anthropological Perspective. Cambridge University Press.（江口重幸・五木田紳・下地明友・大月康義ほか＝訳（2001）『医療・合理性・経験――バイロン・グッドの医療人類学講義』誠信書房）
●原ひろ子（1997）「文化にとっての老い――新しい異世代共存」井上俊・上野千鶴子・大澤真幸・見田宗介ほか＝編『岩波講座 現代社会学・第一三巻――成熟と老いの社会学』岩波書店 pp.61-73

- 池上永一（2001）『風車（カジマヤー）』文芸春秋
- 今村仁司（1995）『ベンヤミンの〈問い〉』講談社
- Minois, G.（1987）Histoire de la Vieilesse en Occident, de l'Antiquité à la Renaissance. Librairie Arthème, Fayard.（大野朗子・菅原恵美子＝訳（1996）『老いの歴史――古代からルネサンスまで』筑摩書房）
- 森岡正博（1988）『生命学への招待』勁草書房
- Murphy, R.F.（1987）The Body Silent. Henry Holt.（辻信一＝訳（1992）『ボディ・サイレント――病いと障害の人類学』新宿書房）
- 中井久夫（1987）「世に棲む老い人」伊東光晴・河合隼雄・福田義也・鶴見俊輔ほか＝編『老いの発見・第四巻――老いを生きる場』156-180、岩波書店
- 波平恵美子（2000）「継承のイデオロギー」宮田登・新谷尚紀＝編『往生考――日本人の生・老・死』小学館 pp.264-275
- 小澤勲（1998）「高齢者と人権」本間昭・武田雅俊＝編『臨床精神医学講座・第一二巻――老年期精神障害』中山書店 pp.419-429
- Shimoji, A.（2000）Culture-bound syndrome and a culturally sensitive approach : From a viewpoint of medical anthropology. Psychiatry and Clinical Neurosciences 54 ; 461-466.
- 高江洲義英・平野潔・金城司郎・上里隆子ほか（1944）「長寿国の老人たち」『心理臨床』78-4 ; 211-217
- 高橋絵里香（2000）『ナーシングホームの人類学』東京大学院文化人類学修士論文
- 山中康祐（1998）『老いの魂学』筑摩書房

11

- Buggie, S.E.（1995）Superkids of the ghetto. Contemporary Psychology, 40 ; 1164-1165.
- Frank, A.W.（1995）The Wounded Storyteller. The University of Chicago Press.（鈴木智之＝訳（2002）『傷ついた物語の語り手』

ゆみる出版）
- Guess, H.A., Kleinman, A., Kusek, J.W. and Engel, L.W.（2002）The Science of the Placebo. BMJ books.
- Herman, J.L.（1992）Trauma and Recovery. Harper Collins Publishers.（中井久夫＝訳（1999）『心的外傷と回復〈増補版〉』みすず書房）
- 中井久夫（2002）『徴候・記憶・外傷』p.155´ みすず書房
- Healy, D.（1997）The Antidepressant Era. Harvard University Press.（林建郎・田島治＝訳（2004）『抗うつ薬の時代――うつ病治療薬の光と影』星和書店）
- 加藤敏・八木剛平＝編著（2009）『レジリアンス――現代精神医学の新しいパラダイム』金原出版
- Kirmayer, L.J., Kienzler, H., Afana, A.H., Pedersen, D.（2010）Trauma and disasters in social and cultural context. In : D. Bhugra and C. Morgan : Principles of Social Psychiatry. 2nd ed. Wiley-Blackwell, pp.155-177
- Kirmayer, L.J., Valaskakis G.G. eds.（2009）Healing Traditions : The mental Health of Aboriginal Peoples in Canada. UBC Press.
- Kleinman, A.（1988）Rethinking Psychiatry ? From Cultural Category to Personal Experience. Free Press.
- Masten, A.S.（2001）Ordinary magic : Resilience processes in development. American Psychologist 56-3 ; 227-238
- Pines, M.（1975）In praise of "invulnerables". APA Monitor. p.7
- Romannucci-Ross, L. et al.（1983）The Anthropology of Medicine : From Culture to Method. Bergin Publishers.（波平恵美子＝監訳（1989）『医療の人類学――新しいパラダイムに向けて』海鳴社）
- 下地明友（1998）「風土的視点と精神科臨床――〝臨床場〟の問題」高畑直彦・田俊夫＝編『臨床精神医学講座・第二三巻――多文化間精神医学』中山書店 pp.377-390
- Stories of Resilience Project［http://www.mcgill.ca/resilience］
- Washington Post（1976）Trouble, bubble to some kids. Washington Post on March 7. 1976.

- ミハイル・バフチン［望月哲男・鈴木淳一＝訳］（1995）『ドストエフスキーの詩学』ちくま学芸文庫
- 後藤雅博（2010）「〈リカバリー〉と〈リカバリー概念〉」『精神科臨床サービス』10；440-445
- 池渕恵美ほか＝編（2010）「〝リカバリー〟再考――生きがいを支援する」『精神科臨床サービス』1-4
- 加藤清監（1996）『癒しの森――心理療法と宗教』創元社
- 加藤敏（2005）『統合失調症の語りと傾聴――ＥＢＭからＮＢＭへ』金剛出版
- アーサー・クラインマン、大橋英寿ほか＝訳（1992）『臨床人類学――文化のなかの病者と治療者』弘文堂
- 向谷地宣明（2010）「当事者研究――自分自身で、ともに」『精神科臨床サービス』10；531-535
- 中井久夫（1998）『最終講義――分裂病私見』みすず書房
- 下地明友（2000）「ライフストーリーの可能性」やまだようこ＝編著『人生を物語る――生成のライフストーリー』ミネルヴァ書房 pp.73-75
- 下地明友（2001）「臨床誌 clinico-graphy 試論――普遍－文化結合－個人症候群〈複合〉、臨床のエコロジーあるいは臨床トポロジー論」酒井明夫・下地明友・宮西輝夫・江口重幸＝編著『文化精神医学序説――病い・物語・民族誌』金剛出版
- 下地明友（2010）「レジリアンス・病い・文化――レジリアンスの医療人類学」加藤敏＝編著『レジリアンス・文化・創造』金原出版 pp.2-15
- 樽味伸（2006）『臨床の記述と「義」――樽味伸論文集』星和書店

初出一覧

はじめに（書き下ろし）

序論「ためらいの普遍性――精神医学概念はあらゆる社会において普遍妥当性をもつのか」
『専門医のための精神科臨床リュミエール30・精神医学の思想』中山書店（2012）pp.51-63（原題「精神医学概念はあらゆる社会においても普遍妥当性をもつのか――「普遍性」の考古学：科学的事実と臨床的リアリティ」）

1 「文化と伝統療法」
『こころと文化』第一巻第二号（2002）pp.168-176（原題「文化と伝統療法――医療人類学的視点から」）

2 「多元性・多声性・身体性」
『臨床精神医学』第三一巻第六号（2002）pp.623-628（原題「多元性・多声性・身体性――文化と生物学の架橋にむけて」）

3 「風土的視点と精神科臨床――「臨床場」の問題」
『臨床精神医学講座 第二三巻・多文化間精神医学』中山書店（1998）pp.377-390

4 「文化精神医学と風土・民族・宗教」
『最新精神医学』第一八巻第六号（2013）pp.571-578

5 「宗教性と臨床性――多元性とケアの現実」（書き下ろし）
第二一回「宗教と社会」学術学会（二〇一三年六月一六日皇學館大学）シンポジウム「『民衆宗教』と精神医学／治療文化」

6　「沖縄の医介輔の歴史と語り」
『社会福祉研究所報』第三二巻（2004）pp.167-208（原題「沖縄における精神医療の歴史と現状」）

7　「ソーシャル・サファリング」
『日本社会精神医学界雑誌』第二二巻第三号（2013）pp.265-273（原題「ソーシャル・サファリング（social suffering）——熊本県と社会精神医学の系譜」）

8　「「水俣病」研究の方法論再考——医学的思考の新たなパラダイム転換」
『水俣学研究』第二号（2010）pp.23-30（原題「「水俣病」研究の方法論再考——医学的思考の新たなパラダイム転換」）

9　「「世に棲む老い人」の臨床人類学——〈関係性の詩学〉の人類学に向けて」
『高齢社会——どう変わる、どう生きる』九州大学出版会（2003）（原題「世に棲む老い人の臨床人類学——〈共にある身体〉あるいは〈関係性の詩学〉の人類学にむけて」）

10　「風土と老人観——医療人類学的視点から」
『老年精神医学雑誌』第一三巻第五号（2002）pp.502-507

11　「レジリアンス・病い・文化——レジリアンスの医療人類学」
『こころと文化』第一〇巻第一号（2011）pp.12-19

12　「精神医療における「リカバリー」を再考する」
『精神科看護』第三九巻第一〇号（2012）pp.10-19

おわりに（書き下ろし）

※本書収録にあたり、原題の変更および大幅に加筆・修正を施している。

著者略歴

下地明友

（しもじ・あきとも）

熊本学園大学大学院社会福祉学研究科福祉環境学専攻教授、医学博士。1973 年 熊本大学医学部卒業、1981 年 熊本大学神経精神医学講座助手、1987 年 沖縄県立宮古病院精神科医長、1993 年 熊本大学神経精神医学講師、1997 年 熊本大学神経精神医学助教授、2005 年より現職。

主著

『多文化間精神医学』（分担執筆・中山書店［1998］）、『人生を物語る――生成のライフストーリー』（分担執筆・ミネルヴァ書房［2000］）、『文化精神医学序説――病い・物語・民族誌』（分担執筆・金剛出版［2001］）、『精神医学文献辞典』（分担執筆・弘文堂［2003］）、『高齢社会――どう変わる、どう生きる』（分担執筆・九州大学出版会［2003］）、『精神医学キーワード事典』（分担執筆・中山書店［2011］）、『精神医学の思想』（分担執筆・中山書店［2012］）、『レジリアンス・文化・創造――レジリアンスの医療人類学』（分担執筆・金原出版［2012］）

翻訳

アラン・ヤング『PTSD の医療人類学』（中井久夫他との共訳・みすず書房［2001］）、バイロン・グッド『医療・合理性・経験――バイロン・グッドの医療人類学講義』（江口重幸他との共訳・誠信書房［2001］）、アーサー・クラインマン『精神医学を再考する――疾患カテゴリーから個人的経験へ』（江口重幸他との共訳・みすず書房［2012］）

〈病い〉のスペクトル
精神医学と人類学の遭遇

印刷……2015年10月10日
発行……2015年10月20日
著者……下地明友
発行者……立石正信
発行所　株式会社 金剛出版（〒112-0005 東京都文京区水道1-5-16）
電話 03-3815-6661　振替 00120-6-34848
装幀……岩瀬 聡
組版……志賀圭一
印刷・製本……シナノ印刷
ISBN978-4-7724-1454-8　C3047